全国中医药行业高等教育"十四五"规划教材
全国高等中医药院校规划教材（第十一版）

病理学基础

（新世纪第二版）

（供中药学、药学、管理学、护理学、中医康复学、
康复治疗学等专业用）

主 编 王 谦

中国中医药出版社
·北 京·

图书在版编目（CIP）数据

病理学基础 / 王谦主编 . —2 版 . —北京：
中国中医药出版社，2021.6（2024.5重印）
全国中医药行业高等教育"十四五"规划教材
ISBN 978−7−5132−6874−5

Ⅰ . ①病…　Ⅱ . ①王…　Ⅲ . ①病理学—中医学院—
教材　Ⅳ . ① R36

中国版本图书馆 CIP 数据核字（2021）第 053483 号

融合出版数字化资源服务说明

全国中医药行业高等教育"十四五"规划教材为融合教材，各教材相关数字化资源（电子教材、PPT 课件、视频、复习思考题等）在全国中医药行业教育云平台"医开讲"发布。

资源访问说明

扫描右方二维码下载"医开讲 APP"或到"医开讲网站"（网址：www.e-lesson.cn）注册登录，输入封底"序列号"进行账号绑定后即可访问相关数字化资源（注意：序列号只可绑定一个账号，为避免不必要的损失，请您刮开序列号立即进行账号绑定激活）。

资源下载说明

本书有配套 PPT 课件，供教师下载使用，请到"医开讲网站"（网址：www.e-lesson.cn）认证教师身份后，搜索书名进入具体图书页面实现下载。

中国中医药出版社出版

北京经济技术开发区科创十三街 31 号院二区 8 号楼
邮政编码　100176
传真　010−64405721
鑫艺佳利（天津）印刷有限公司印刷
各地新华书店经销

开本 889×1194　1/16　印张 12.25　字数 314 千字
2021 年 6 月第 2 版　2024 年 5 月第 5 次印刷
书号　ISBN 978−7−5132−6874−5

定价　49.00 元
网址　www.cptcm.com

服 务 热 线　010−64405720　　微信服务号　**zgzyycbs**
购 书 热 线　010−89535836　　微商城网址　**https://kdt.im/LIdUGr**
维 权 打 假　010−64405753　　天猫旗舰店网址　**https://zgzyycbs.tmall.com**

如有印装质量问题请与本社出版部联系（010−64405510）

全国中医药行业高等教育"十四五"规划教材
全国高等中医药院校规划教材（第十一版）

《病理学基础》
编 委 会

主 编

王　谦（北京中医药大学）

副主编（以姓氏笔画为序）

于兰英（长春中医药大学）　　　　　王　哲（辽宁中医药大学）

王晓敏（江西中医药大学）　　　　　石安华（云南中医药大学）

苗宇船（山西中医药大学）　　　　　周晓红（河北中医学院）

唐　群（湖南中医药大学）

编 委（以姓氏笔画为序）

王　昆（贵州中医药大学）　　　　　方　艳（陕西中医药大学）

刘　宏（黑龙江中医药大学）　　　　汤轶波（北京中医药大学）

孙　静（山东中医药大学）　　　　　李　伟（河南中医药大学）

汪丽佩（浙江中医药大学）　　　　　张云莎（天津中医药大学）

张宏颖（大连医科大学）　　　　　　陈　鲜（成都中医药大学）

林　瑶（福建中医药大学）　　　　　舍雅莉（甘肃中医药大学）

郭　炜（上海中医药大学）

学术秘书

史长华（北京中医药大学）

匡海学（黑龙江中医药大学教授、教育部高等学校中药学类专业教学指导委员会主任委员）

吕志平（南方医科大学教授、全国名中医）

吕晓东（辽宁中医药大学党委书记）

朱卫丰（江西中医药大学校长）

朱兆云（云南中医药大学教授、中国工程院院士）

刘　良（广州中医药大学教授、中国工程院院士）

刘松林（湖北中医药大学校长）

刘叔文（南方医科大学副校长）

刘清泉（首都医科大学附属北京中医医院院长）

李可建（山东中医药大学校长）

李灿东（福建中医药大学校长）

杨　柱（贵州中医药大学党委书记）

杨晓航（陕西中医药大学校长）

肖　伟（南京中医药大学教授、中国工程院院士）

吴以岭（河北中医药大学名誉校长、中国工程院院士）

余曙光（成都中医药大学校长）

谷晓红（北京中医药大学教授、教育部高等学校中医学类专业教学指导委员会主任委员）

冷向阳（长春中医药大学校长）

张忠德（广东省中医院院长）

陆付耳（华中科技大学同济医学院教授）

阿吉艾克拜尔·艾萨（新疆医科大学校长）

陈　忠（浙江中医药大学校长）

陈凯先（中国科学院上海药物研究所研究员、中国科学院院士）

陈香美（解放军总医院教授、中国工程院院士）

易刚强（湖南中医药大学校长）

季　光（上海中医药大学校长）

周建军（重庆中医药学院院长）

赵继荣（甘肃中医药大学校长）

郝慧琴（山西中医药大学党委书记）

胡　刚（江苏省政协副主席、南京中医药大学教授）

侯卫伟（中国中医药出版社有限公司董事长）

姚　春（广西中医药大学校长）

徐安龙（北京中医药大学校长、教育部高等学校中西医结合类专业教学指导委员会主任委员）

高秀梅（天津中医药大学校长）

高维娟（河北中医药大学校长）

郭宏伟（黑龙江中医药大学校长）

唐志书（中国中医科学院副院长、研究生院院长）

彭代银（安徽中医药大学校长）

董竞成（复旦大学中西医结合研究院院长）

韩晶岩（北京大学医学部基础医学院中西医结合教研室主任）

程海波（南京中医药大学校长）

鲁海文（内蒙古医科大学副校长）

翟理祥（广东药科大学校长）

秘书长（兼）

陆建伟（国家中医药管理局人事教育司司长）

侯卫伟（中国中医药出版社有限公司董事长）

办公室主任

周景玉（国家中医药管理局人事教育司副司长）

李秀明（中国中医药出版社有限公司总编辑）

办公室成员

陈令轩（国家中医药管理局人事教育司综合协调处处长）

李占永（中国中医药出版社有限公司副总编辑）

张岠宇（中国中医药出版社有限公司副总经理）

芮立新（中国中医药出版社有限公司副总编辑）

沈承玲（中国中医药出版社有限公司教材中心主任）

前　言

　　为全面贯彻《中共中央 国务院关于促进中医药传承创新发展的意见》和全国中医药大会精神，落实《国务院办公厅关于加快医学教育创新发展的指导意见》《教育部 国家卫生健康委 国家中医药管理局关于深化医教协同进一步推动中医药教育改革与高质量发展的实施意见》，紧密对接新医科建设对中医药教育改革的新要求和中医药传承创新发展对人才培养的新需求，国家中医药管理局教材办公室（以下简称"教材办"）、中国中医药出版社在国家中医药管理局领导下，在教育部高等学校中医学类、中药学类、中西医结合类专业教学指导委员会及全国中医药行业高等教育规划教材专家指导委员会指导下，对全国中医药行业高等教育"十三五"规划教材进行综合评价，研究制定《全国中医药行业高等教育"十四五"规划教材建设方案》，并全面组织实施。鉴于全国中医药行业主管部门主持编写的全国高等中医药院校规划教材目前已出版十版，为体现其系统性和传承性，本套教材称为第十一版。

　　本套教材建设，坚持问题导向、目标导向、需求导向，结合"十三五"规划教材综合评价中发现的问题和收集的意见建议，对教材建设知识体系、结构安排等进行系统整体优化，进一步加强顶层设计和组织管理，坚持立德树人根本任务，力求构建适应中医药教育教学改革需求的教材体系，更好地服务院校人才培养和学科专业建设，促进中医药教育创新发展。

　　本套教材建设过程中，教材办聘请中医学、中药学、针灸推拿学三个专业的权威专家组成编审专家组，参与主编确定，提出指导意见，审查编写质量。特别是对核心示范教材建设加强了组织管理，成立了专门评价专家组，全程指导教材建设，确保教材质量。

　　本套教材具有以下特点：

　　1.坚持立德树人，融入课程思政内容

　　将党的二十大精神进教材，把立德树人贯穿教材建设全过程、各方面，体现课程思政建设新要求，发挥中医药文化育人优势，促进中医药人文教育与专业教育有机融合，指导学生树立正确世界观、人生观、价值观，帮助学生立大志、明大德、成大才、担大任，坚定信念信心，努力成为堪当民族复兴重任的时代新人。

　　2.优化知识结构，强化中医思维培养

　　在"十三五"规划教材知识架构基础上，进一步整合优化学科知识结构体系，减少不同学科教材间相同知识内容交叉重复，增强教材知识结构的系统性、完整性。强化中医思维培养，突出中医思维在教材编写中的主导作用，注重中医经典内容编写，在《内经》《伤寒论》等经典课程中更加突出重点，同时更加强化经典与临床的融合，增强中医经典的临床运用，帮助学生筑牢中医经典基础，逐步形成中医思维。

3.突出"三基五性"，注重内容严谨准确

坚持"以本为本"，更加突出教材的"三基五性"，即基本知识、基本理论、基本技能，思想性、科学性、先进性、启发性、适用性。注重名词术语统一，概念准确，表述科学严谨，知识点结合完备，内容精炼完整。教材编写综合考虑学科的分化、交叉，既充分体现不同学科自身特点，又注意各学科之间的有机衔接；注重理论与临床实践结合，与医师规范化培训、医师资格考试接轨。

4.强化精品意识，建设行业示范教材

遴选行业权威专家，吸纳一线优秀教师，组建经验丰富、专业精湛、治学严谨、作风扎实的高水平编写团队，将精品意识和质量意识贯穿教材建设始终，严格编审把关，确保教材编写质量。特别是对32门核心示范教材建设，更加强调知识体系架构建设，紧密结合国家精品课程、一流学科、一流专业建设，提高编写标准和要求，着力推出一批高质量的核心示范教材。

5.加强数字化建设，丰富拓展教材内容

为适应新型出版业态，充分借助现代信息技术，在纸质教材基础上，强化数字化教材开发建设，对全国中医药行业教育云平台"医开讲"进行了升级改造，融入了更多更实用的数字化教学素材，如精品视频、复习思考题、AR/VR等，对纸质教材内容进行拓展和延伸，更好地服务教师线上教学和学生线下自主学习，满足中医药教育教学需要。

本套教材的建设，凝聚了全国中医药行业高等教育工作者的集体智慧，体现了中医药行业齐心协力、求真务实、精益求精的工作作风，谨此向有关单位和个人致以衷心的感谢！

尽管所有组织者与编写者竭尽心智，精益求精，本套教材仍有进一步提升空间，敬请广大师生提出宝贵意见和建议，以便不断修订完善。

国家中医药管理局教材办公室
中国中医药出版社有限公司
2023 年 6 月

编写说明

《病理学基础》是全国中医药行业高等教育"十四五"规划教材之一，是专门针对中药学、药学、管理学、护理学、中医康复学、康复治疗学等非医专业学生使用的病理学教材。本书的编写在坚持三基（基础理论、基本知识、基本技能）、五性（思想性、科学性、启发性、先进性、实用性）的基础上，还针对非医专业对病理学教学的要求，对编写内容进行了知识的简化和整合，使之更切合使用对象的教学目标。

本教材包含了病理学和病理生理学的基本内容，包括绪论，疾病概论，细胞与组织的适应、损伤与修复，局部血液循环障碍，炎症，缺氧，休克，心血管系统常见疾病，呼吸系统常见疾病，消化系统常见疾病，泌尿系统常见疾病，肿瘤和脏器功能衰竭。与以往病理学教材不同的是，为了更符合临床实际和有利于教学安排，本教材对一些内容进行了有机整合，其中，将水肿整合至局部血液循环障碍中，发热整合至炎症中，DIC整合至休克中，并对四种脏器功能衰竭进行集中编写。在编写过程中注重形态变化与机能改变的有机结合，加强基础与临床之间的联系，帮助学生理解疾病的表现和形态结构、代谢和功能变化之间的内在关联，帮助培养学生分析问题的能力。为体现新时代教育"立德树人"的根本任务，教材中还融入了课程思政内容。

教材的编写人员来自全国20所中医药院校，是具有多年的教学经验，均参与过多部教材编写的一线教师。本教材除绪论外一共有十二章，具体的编写分工是：绪论和第一章由王谦编写，第二章由王昆、舍雅莉编写，第三章由王哲、孙静编写，第四章由林瑶、于兰英编写，第五章由唐群编写，第六章由苗宇船编写，第七章由郭炜、王晓敏编写，第八章由方艳编写，第九章由陈鲜、刘宏编写，第十章由周晓红编写，第十一章由李伟、张宏颖编写，第十二章由张云莎、汤轶波、汪丽佩、石安华编写。

本教材同时配有数字化教材，教材数字化工作由王谦、唐群负责，全体编委参与。

在本版教材编写过程中得到了北京中医药大学和各参编院校的大力支持，在此一并表示感谢。

本教材凝聚了全体参编人员的心血，每位编委都尽了自己最大的努力，教材中若仍有疏漏和不足，希望广大教师和学生在使用过程中提出宝贵意见，以便再版时修订和提高。

《病理学基础》编委会

2021 年 4 月

目 录

绪　论

病理学（pathology）通过揭示疾病的原因、发展规律和机制，以阐述疾病的本质，是一门连接临床实践和基础学科的桥梁学科，它为疾病的防治提供重要的理论基础。

一、病理学的研究对象和任务

病理学的主要任务是研究疾病的原因、发病机制及疾病过程中机体的病理变化和疾病的转归，并结合患者的临床表现认识疾病的本质，为防治疾病提供根据。在临床实践中，病理学是诊断疾病的重要方法之一，故病理学也属于临床医学范畴。在病理学的理论体系中，着重研究患病机体的形态结构变化者，称为病理形态学（pathomorphology）；着重研究患病机体的功能和代谢变化者，称为病理生理学（pathophysiology）。

二、病理学在医学体系中的地位

病理学是西医学的核心学科之一，它是连接临床医学和其他基础学科的桥梁学科，在医学体系中占有重要地位。在不同病因的作用下，机体可以出现各种代谢、机能和形态的变化，要想了解疾病的本质，首先要学习这些基本的病理变化。因此，解剖学、组织胚胎学、生物化学、生理学、微生物学、寄生虫学和免疫学是学习病理学的基础。另外，病理学是学习临床医学的必要基础，为解释各种疾病的症状、体征和诊断提供了理论根据；而临床医学又不断向病理学提出新的研究课题，促进了病理学的深入发展。由此可见，病理学是医学教育中从基础走向临床的重要学科。

在中医药院校设置病理学课程，不仅可以引导学生从西医学角度对患病机体的病理变化进行深入的理解和认识；同时，可以联系中医学的有关理论，为中医学的临床实践和现代化研究奠定必要的病理学理论基础。

三、病理学的基本内容

在传统的病理学体系中，将病理学分为病理学总论（普通病理学）（general pathology）和病理学各论（系统病理学）（systemic pathology）两部分。普通病理学着重于研究在不同疾病中可共同出现的代谢、机能和形态的变化，常见的有细胞、组织的损伤和修复，局部血液循环障碍，缺氧，休克，炎症等。系统病理学着重于研究不同器官在疾病过程中的特殊改变，如心血管系统疾病、呼吸系统疾病、消化系统疾病和泌尿系统疾病等的病理变化。系统疾病是由不同的基本病理变化组合而成，如肺炎有炎症、局部充血、细胞坏死、组织修复等多种病理变化。所以，普通病理学是系统病理学的基础，系统病理学是对普通病理学知识的综合运用。两者相互联系，在病理学中构成统一的整体，在学习时不可偏废。

病理学是一门实践性很强的具有临床性质的学科，主要有两个分支，解剖病理学（anatomic pathology）和临床病理学（clinical pathology）。解剖病理学主要是通过对组织、器官和人体进行肉眼观察、镜下观察和分子检测以诊断疾病，如细胞病理学、外科病理学等。临床病理学是指用化学、微生物学等方法，研究患病机体的血液、尿、胸腹水等的变化，以帮助临床医生对疾病做出诊断、判断治疗效果及了解疾病进展的一门应用病理学。

四、病理学的研究方法

根据研究对象的不同，病理学可分为人体病理学和实验病理学，二者有不同的研究方法。

（一）人体病理学研究

1. 尸体剖检（autopsy）　是病理学的基本研究方法之一。通过对死亡机体的检查，不但可以明确患者的死亡原因，还可以验证患者生前的诊断是否正确，从而明确临床治疗是否恰当。因此，尸体剖检可以提高临床医疗的质量，使医生快速成长；还可以为深入研究疾病和培养医学人才积累大量的素材；也广泛用于医疗纠纷的证据获取中。同时，尸体剖检还能及时发现和诊断新发疾病。

2. 活体组织检查（biopsy）　用局部切除、钳取、穿刺等方法，从患者体内获取病变组织进行病理检查，做出明确诊断。活体组织检查能及时诊断疾病，尤其对肿瘤的诊断和治疗具有重要意义。

3. 细胞学检查（cytology）　采集病变处的细胞，如脱落的细胞、穿刺的细胞等，通过各种方法鉴定细胞的性质。此方法操作简便，患者痛苦少，可反复取材，但只能观察细胞的形态变化，存在一定的局限性。

（二）实验病理学研究

1. 动物实验（animal experiment）　在动物身上复制某些人类疾病的模型，以便研究疾病的病因、发病机制、病理变化，以及药物或其他因素对疾病的影响等。动物实验可以根据不同的目的设计相应的实验，如药物的治疗效果、毒性研究；还可以利用动物实验实现在人体无法完成的一些研究，这对于研究人类疾病有着非常重要的意义。但动物与人类间存在物种差异，动物实验的结果不能直接应用于人体。

2. 组织和细胞培养（tissue and cell culture）　在体外模拟人体的环境培养某种组织或细胞，可用于研究单一细胞或组织对于不同作用因素的反应。目前，该方法广泛用于生物学、医学、药学等多个领域。

随着科技的不断发展，越来越多的新技术、新方法被应用到病理学的研究中，如分子生物学技术、流式细胞术、激光共聚焦扫描显微镜技术等的应用，使病理学的研究从器官、组织水平深入到细胞、分子水平，并将形态结构的变化与功能、代谢的改变有机地联系起来，更全面地解释疾病的本质。

五、病理学发展简史

病理学（pathology）是由两个希腊词 pathos 和 logos 合并而成，本义是苦难和逻辑，引申为疾病和学问的意思。病理学的发展史就是一部医学史。

在史前时代，人们认为鬼神以有形体或无形体侵入人体内而引发疾病，这是对于疾病发生原因的最早学说——"鬼神说"。

在我国的先秦时期，《黄帝内经》中就有关于疾病发生及死后解剖的记载。隋唐时代巢元方的《诸病源候论》、南宋时期著名法医学家宋慈所著《洗冤集录》和清代王清任的《医林改错》分别从疾病发生的原因、发生机制、尸体解剖等方面对病理学的发展做出了很大贡献。

在西方，经验医学的发展随着哲学的发展而逐渐兴盛。恩培多克勒（Empedocles，493—435 B.C.）提出了"四元素说"，认为宇宙由水、气、火、土所构成。古希腊名医希波克拉底（Hippocrates，460—377B.C.）将四元素学说进一步发展成体液病理学。他认为，整个宇宙分别由具有特定性质（湿、干、热和冷）的四种基本元素（水、气、火和土）所构成，人体重要的体液都是由不同比例的血（热而湿）、黏液（冷而湿）、黄胆汁（热而干）和黑胆汁（冷而干）组成的，四种基本体液配合失调即可引起疾病。

文艺复兴使病理学有了突破性的发展。比利时的安德烈亚斯·维萨里（Andreas Vesalius，1514—1564）的伟大著作《人体构造》奠定了现代解剖学的基础。18世纪，意大利的莫尔加尼（Morgagni，1682—1771）在《疾病的位置与病因》中，根据大量尸体解剖，把器官病变与疾病的临床表现联系起来，创立了器官病理学（organ pathology）。19世纪中叶，德国病理学家鲁道夫·魏尔啸（Rudolf Virchow，1821—1902）通过显微镜对病变组织进行研究，创立了细胞病理学（cellular pathology）。他认为细胞是组成机体的基本单位，疾病是由于细胞异常所致。细胞病理学成为西医学理解疾病病因、过程和结局的基础，引起了医学的一次革命，对病理学的发展具有深远的意义。

20世纪60年代，由于电子显微镜技术的发展，病理形态学研究进入到超微结构水平，由此构建了超微结构病理学（ultrastructural pathology）。近30年来，随着现代免疫学、细胞生物学、分子生物学、现代遗传学的兴起和发展，大量新技术应用于病理学研究，对病理学发展产生了深刻的影响。学科间的相互渗透为病理学的发展带来了动力和机遇，使病理学产生出许多新的分支，如免疫病理学（immunopathology）、分子病理学（molecular pathology）、遗传病理学（genetic pathology）和定量病理学（quantitative pathology）等，促使病理学从细胞和亚细胞水平深入到分子水平、遗传基因水平研究疾病。这些发展大大加深了对疾病本质的认识，为疾病的防治提供了重要依据。

我国分别在1954年成立中华医学会病理学分会和1985年成立中国病理生理学会，带领中国病理学和病理生理学领域的工作者，通过研究疾病的病因、发病机制，以及疾病过程中出现的形态结构、功能和代谢等方面的改变，揭示疾病的本质，为诊断、治疗和预防疾病服务。当今社会，科技发展日新月异，病理学的发展也迎来了新的机遇。数字切片的普及为远程医疗提供了便利，人工智能与病理学的融合，为病理学的发展提供了无限可能。新兴交叉学科不断出现，病理学的研究手段不断丰富，同世界病理学工作者进行密切的交流，推动我国病理学工作的普及和发展，与临床紧密联系，是病理学今后的发展方向。

第一章

疾病概论

第一节　健康与疾病的概念

一、健康

曾经，人们认为健康（health）就是机体的结构完整，功能正常。但这是把人仅仅作为一种生物而形成的健康概念。随着社会的发展，人们意识到，人除了具有生物属性，还具有社会属性。因此，世界卫生组织（WHO）提出了新的健康理念，健康是人的身体、生理和心理所处的一种良好的状态。

二、疾病

疾病是相对于健康而言的一种状态。目前认为，疾病是在一定病因和条件的作用下，机体的稳态被破坏而发生的异常生命活动。在疾病的发生发展过程中，机体对各种损伤产生的一系列抗损伤反应，表现为组织和细胞功能代谢和形态结构的变化，可引起临床上出现各种症状、体征和异常社会行为。

在不同疾病中共有的、具有内在联系的功能代谢和形态结构变化的综合过程即为病理过程（pathological process），是构成疾病的基本组成成分。病理过程可以局部表现为主，如血栓形成、栓塞、梗死、炎症等；也可以全身表现为主，如发热、休克等。

病理状态（pathological state）是发展缓慢或相对稳定的局部形态变化，常为病理过程的结果，如外伤后形成的瘢痕。

第二节　病因学概论

病因学（etiology）主要研究疾病发生的原因和条件。

一、疾病发生的原因

疾病发生的原因称为病因，是指能引起疾病发生的特异性因素，即能直接导致某种疾病的发生，并决定该疾病特异性的因素。病因的种类有很多，一般可以分成以下几类。

1. 生物性因素　是临床最常见的致病因素，包括各种病原微生物和寄生虫，如细菌、真菌、病毒、螺旋体、立克次体、衣原体、支原体及原虫、吸虫、蠕虫等。这些生物可以在人体内繁殖并存在于疾病的始终。

2. 物理性因素　包括机械力、高温或低温、电流、电离辐射等。物理性因素是否致病与其作用强度、持续时间有关。

3. 化学性因素　包括无机化学物质和有机化学物质，如强酸、强碱、农药等，当化学性因素对人体作用达到一定强度后即可致病。

4. 营养性因素　为了维持正常的生命活动，人体必须摄入足够的营养，其中有蛋白质、糖、脂肪、维生素、水、无机盐和微量元素等。当营养缺乏和营养过剩，即可致病，如热量摄入过多导致的肥胖、蛋白质缺乏导致的水肿等。

5. 遗传因素　遗传物质的变化可直接导致疾病的发生，即遗传性疾病，如基因突变引起的白化病、染色体畸变导致的唐氏综合征等。而有些疾病的发生与否并不仅仅是由遗传物质的变化决定，还与外界环境有关，这类疾病称为遗传易感性疾病，如恶性肿瘤、糖尿病、高血压病等。

6. 先天性因素　是在遗传物质没有改变的情况下，能够损害正在发育的胎儿的因素。如风疹病毒感染可引起胎儿发生先天性心脏病，孕早期叶酸缺乏可引起胎儿脊柱裂等。

7. 免疫性因素　异常的免疫反应可以引起疾病。机体对一些抗原产生过于强烈的反应，能造成组织的结构损害和功能障碍，这种异常免疫反应称为超敏反应（hypersensitivity），如花粉所致支气管哮喘；机体对自身组织产生免疫反应并造成自身组织的损伤则称为自身免疫性疾病，如系统性红斑狼疮。

8. 心理和社会因素　随着社会－心理－生物医学模式的逐步建立，心理和社会因素对健康的影响越来越受到关注，该因素不仅可引起心理性疾病，还可引起生理性疾病。长期的恐惧、悲伤等不良情绪和强烈的精神刺激可导致精神分裂、抑郁症等精神疾病，也可以导致溃疡病、高血压病等器质性疾病。

二、疾病发生的条件

在病因的作用下，能影响疾病发生的其他因素是疾病发生的条件。条件不能决定疾病的特异性，仅能促进或延缓疾病的发生、发展。条件中能促进疾病发生的因素是诱因，如大叶性肺炎的病因是肺炎链球菌感染，疲劳、受凉等因素可促进大叶性肺炎的发病，即为大叶性肺炎发生的诱因。

疾病发生的条件有很多种，总体上可分为内部条件和外部条件。内部条件主要是机体自身的因素，如年龄、性别、免疫状态等；外部条件主要包括自然条件和社会条件，如气候、生活环境、工作环境等。

原因和条件相互影响，联合起来发挥致病作用。一种疾病中的原因，在另一种疾病中可能是条件。如流感病毒感染是发生流行性感冒的原因，而流感引起全身抵抗力下降，患者可能发生肺炎，因此，流感病毒就是肺炎发生的条件。

第三节　发病学概论

发病学（pathogenesis）主要研究疾病发展过程中共同的基本规律和机制。

一、疾病发展的基本规律

1. 疾病过程中的损伤和抗损伤　在疾病的发展过程中，由于病因的作用，机体出现了各种损伤性改变；另一方面，机体也出现了各种抗损伤性反应。两者相互联系又相互对抗，贯穿于疾病的始终，共同推动疾病的发展。如高血压病的细动脉玻璃样变性是一种损伤性改变，这种损伤引起的心脏肥大在一定范围内是一种抗损伤性反应，肥大的心脏可以提高心输出量，保证重要脏器的血液供应。

损伤和抗损伤之间的力量对比可以决定疾病发展的方向。若以损伤性改变为主，疾病会逐渐恶化直至死亡；若以抗损伤反应为主，则疾病逐渐好转直至康复。

在疾病的发展中，损伤与抗损伤反应并不是绝对的，一些抗损伤反应可以转化为损伤性改变。如高血压引起的心脏肥大，在一定范围内是一种抗损伤反应，但当心脏过于肥大，其本身就可以引起心功能下降，就变成了一种损伤性改变。

2. 疾病过程中的因果转化　原始病因作用于机体后引起了一些改变（结果），这些改变又可以作为新的病因引起另一些结果。这样，原因和结果不断地进行转换，推动疾病的发展。若疾病向着恶化的方向发展，称为恶性循环。临床治疗就是要打断这种恶性循环，促进患者康复（图1-1）。

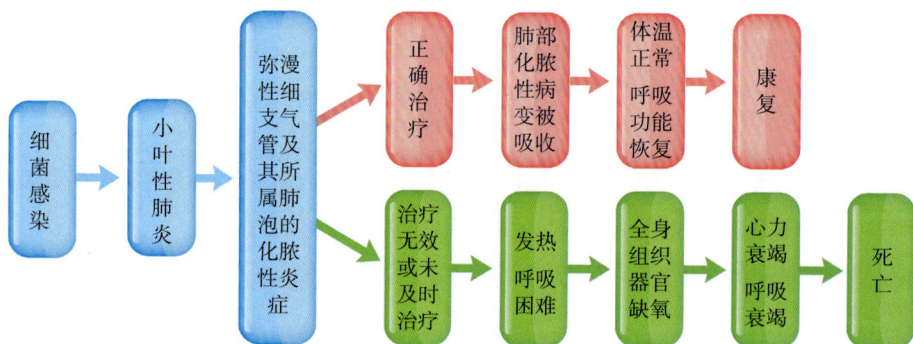

图1-1　小叶性肺炎的因果转化

3. 疾病过程中的局部和整体　所有的疾病都是整体疾病。疾病所导致的组织和器官的病理变化是全身性疾病的局部表现，局部病变可以通过神经和体液途径影响全身，而全身的整体反应也影响局部病变的发展。局部和整体相互联系、相互影响，在疾病的过程中不断变化。

二、疾病发生发展的基本机制

疾病发生发展的基本机制是存在于不同疾病中所共有的机制，可归纳为以下几种。

1. 神经机制　神经系统调控着人体的生命活动，神经系统的变化与疾病的发生发展密切相关，神经机制参与了许多疾病的发生。有些疾病是通过直接损伤神经系统的组织结构而引起的，如流行性乙型脑炎病毒可直接破坏神经细胞；有些疾病的发生是通过神经反射引起相应器官的功能代谢变化，或者影响神经递质的合成、释放和分解所致，如长期精神紧张导致大脑皮质功能紊乱，可引起高血压病。

2. 体液机制　体液是人体内的水和溶解在水中的各种物质的总称，体液调节是维持机体内环境稳定的重要因素。当体液的质量或数量发生变化，即可造成内环境紊乱而导致疾病的产生。体液调节可通过以下三种方式进行：①内分泌，如各种激素通过血液循环到达靶器官起到生物学效应；②旁分泌，细胞产生的一些化学物质可在局部组织液内扩散，作用于邻近的组织细胞；③自分泌，细胞分泌的信号分子作用于自身。体液调节常受到神经系统的调节，因此，疾病的发生常常是由于神经－体液因素的共同作用。

3. 组织细胞机制　无论何种致病因素作用于人体，最终都会造成细胞结构和功能的异常，进而引起疾病的发生。有些致病因素可以直接损伤细胞结构，有些可以造成细胞膜或细胞器的功能障碍。如机械力可以直接损伤细胞，炎症可以影响线粒体的功能而造成细胞能量供应不足，最终均可导致细胞功能降低或死亡。

4. 分子机制　蛋白质和核酸是有机体生命现象的主要分子基础。各种致病原因可以通过不同的途径影响蛋白质和核酸，导致组织细胞损伤而引起疾病的发生。其机制可以分成以下四类：①血浆蛋白或细胞结构蛋白结构异常，如地中海贫血是由于珠蛋白结构异常，使红细胞表面的亲水性降低，血红蛋白的稳定性被破坏所导致的。②酶的缺陷，由于编码酶的基因缺陷引起酶的结构和功能异常，此类疾病被称为遗传性酶病。如苯丙酮尿症是由于肝脏中苯丙氨酸羟化酶缺陷，使得苯丙氨酸不能转变为酪氨酸，导致苯丙氨酸及其酮酸蓄积，并从尿中大量排出。③受体异常，是由于受体数量、结构和功能异常所致的疾病，如家族性高胆固醇血症和重症肌无力。④膜转运障碍，是由于细胞膜特异性载体蛋白缺陷造成的疾病。如肾性糖尿病的原因是遗传缺陷引起肾小管上皮细胞膜吸收糖类的载体蛋白缺乏。

第四节　疾病的经过与转归

一、疾病的经过

疾病的发展过程可以分为四个阶段：①潜伏期：是从病因入侵人体到出现临床症状的阶段。不同疾病的潜伏期长短不一，与病因的性质、疾病的种类和机体本身的状态有关。②前驱期：是从潜伏期后到开始出现明显症状前的一段时期。前驱期可以出现一些非特异性的症状，如全身不适、食欲减退、乏力、发热等。③临床症状明显期：是出现该疾病特征性临床症状的阶段。这个时期的特殊症状和体征是诊断疾病的重要依据，时间长短不一，主要取决于疾病的特异性和机体的反应性，临床表现有轻有重或时轻时重。④转归期：是疾病发展的最终阶段，有康复和死亡两种转归。疾病的转归如何，主要取决于致病因素作用于机体后发生的损伤与抗损伤反应的力量对比。

二、疾病的转归

疾病的转归有康复和死亡两种形式。

（一）康复

康复可分为完全康复和不完全康复。

1. 完全康复　是指疾病的损伤性变化完全消失，结构改变全面修复，功能代谢恢复正常，又称为痊愈。

2. 不完全康复　是指机体的损伤性变化没有完全消失，但已得到控制，临床主要症状消失，但机体还留有一定的功能和（或）结构的改变，如烫伤后留下的瘢痕。

（二）死亡

死亡是指机体作为有机整体的功能永久性结束。

1. 死亡的原因 死亡可分为生理性死亡和病理性死亡。生理性死亡是机体自然衰老的结果。病理性死亡常由重要器官（心、脑、肝、肾等）发生严重的不可复性损伤，慢性消耗性疾病如恶性肿瘤、结核病等引起全身极度衰竭，中毒、窒息、电击等引起呼吸、循环功能急剧障碍所致。

2. 死亡的过程 死亡是一渐进性过程，可以分为三个阶段：

（1）濒死期 是脑干以上大脑处于深度抑制状态，机体各系统功能发生严重障碍，表现为反应迟钝、意识模糊、心跳和呼吸微弱、血压下降。

（2）临床死亡期 呼吸、心跳停止，各种反射消失。在一定的时间内，处于临床死亡期的患者，尤其是急性死亡的人员，机体仍有微弱的代谢活动，经一系列紧急抢救可以使患者复活。

（3）生物学死亡期 是死亡的最后阶段。机体各器官的代谢活动停止，出现不可恢复的改变，尸体逐渐表现出死后的变化，如尸冷、尸僵、尸斑，最后开始腐败。

3. 脑死亡 是全脑功能不可逆的永久性停止。脑死亡的主要指征是：①自主呼吸停止；②不可逆性深度昏迷，对外界刺激无反应；③脑干反射消失；④脑电图呈持续平坦波形；⑤自主性肌肉活动完全停止。若患者仍有自主呼吸和脑干反射，则称为"植物状态"。

脑死亡的诊断是一个复杂和严肃的问题，由于各个国家在思想和文化方面的差异，对于脑死亡的诊断标准和接受程度不同，有的国家已经明确立法承认脑死亡，我国尚未实施脑死亡相关法律。

第二章

细胞与组织的适应、损伤及修复

扫一扫，查阅本章数字资源，含 PPT、音视频、图片等

正常细胞的生命活动是在内外环境的动态平衡过程中进行的。细胞、组织或器官能耐受内外环境中各种有害因子的刺激作用而得以存活的过程，称为适应（adaptation）。适应在形态上一般表现为萎缩、肥大、增生及化生，涉及细胞数目、细胞体积或细胞类型的改变（图 2-1）。细胞和组织遭受不能耐受的有害因子刺激时，则可引起损伤（injury），表现出代谢、功能和形态结构的变化。损伤造成机体部分细胞和组织丧失后，机体对其缺损进行修补恢复的过程，称为修复（repair），修复后可完全或部分恢复原组织的结构和功能。

正常细胞、适应细胞和损伤细胞在形态学上是一个连续变化的过程，在一定条件下可以相互转化，界限有时不甚清楚。

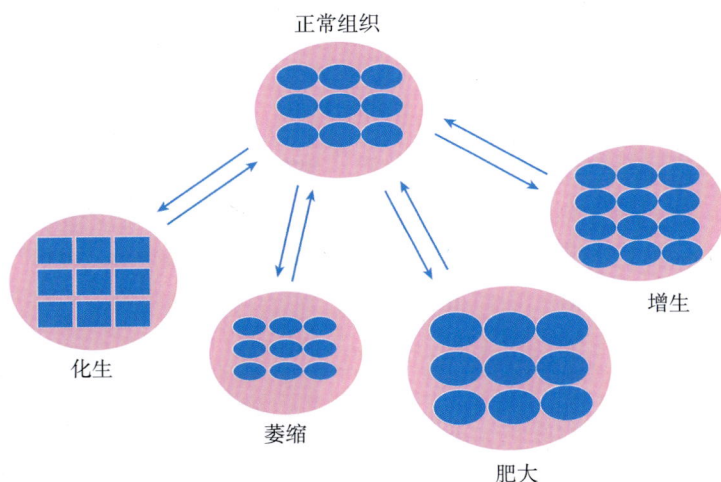

图 2-1 正常组织、细胞与组织适应性变化之间的关系

第一节 细胞和组织的适应

一、萎缩

萎缩（atrophy）是指已发育正常的细胞、组织或器官的体积缩小，可伴有细胞数量的减少。当实质细胞萎缩时，常继发间质结缔组织增生，有时使组织、器官的体积比正常还大，称为假性肥大（见于萎缩的胸腺、肌肉等）。器官或组织未充分发育至正常大小或根本未发育，分别称为

发育不全（hypoplasia）和不发育（agenesis），并非萎缩。

（一）类型

萎缩可分为生理性萎缩和病理性萎缩两类。生理性萎缩是生命过程中的正常现象，当机体生长发育到一定阶段时，有些组织和器官逐渐出现萎缩，如青春期后胸腺组织的萎缩、更年期后的性器官萎缩等。病理性萎缩是受到一定的有害刺激后发生的，按其发生范围可分为全身性萎缩和局部性萎缩。

1. 全身性萎缩　是由于机体摄入营养物质不足，或因疾病使营养物质消耗过多（如慢性消耗性疾病及晚期恶性肿瘤）而引起的全身性萎缩。这种萎缩常先累及脂肪组织，其次为骨骼肌、平滑肌、脾、肝等组织器官，心、脑萎缩最后发生。

2. 局部性萎缩　是在某些局部因素影响下发生的局部组织和器官的萎缩。常见有：

（1）营养不良性萎缩　多因组织与器官血液供应不足所致。如动脉粥样硬化引起心、脑、肾的萎缩。

（2）压迫性萎缩　因组织与器官长期受到压迫所致。如肾盂积水长期压迫肾实质引起的萎缩。

（3）失用性萎缩　可因器官组织长期工作负荷减少或功能代谢低下所致。如骨折后肢体长期固定而不活动所致的肌肉萎缩。

（4）去神经性萎缩　因神经损伤引起的效应器萎缩。如脑、脊髓神经损伤所致的肌萎缩。

（5）内分泌性萎缩　由于内分泌功能下降，靶器官缺乏正常刺激而引起的萎缩。如席汉综合征（Sheehan syndrome）引起的甲状腺、肾上腺及性腺萎缩。

（二）病理变化

1. 肉眼观察　萎缩器官或组织体积缩小、重量减轻、颜色变深或呈褐色。当萎缩伴有间质结缔组织增生时，质地可变韧。萎缩器官的包膜可因结缔组织增生而稍增厚。例如，肾压迫性萎缩时，切面可见肾盂极度扩张，肾实质长期受压迫而萎缩变薄（图2-2）。

2. 镜下观察

（1）光镜　萎缩器官的实质细胞体积缩小或伴有细胞数目减少，可见间质结缔组织增生。萎缩细胞胞质浓缩，胞核深染，胞质中常可见褐色颗粒，称脂褐素（lipofuscin），在心肌细胞及肝细胞内多见，且常位于胞核的两端或周围。当这种脂褐素明显增多时，器官可呈棕褐色，故有褐色萎缩之称。

（2）电镜　萎缩细胞的细胞器如线粒体、内质网等减少，自噬泡增多。自噬泡可将细胞器碎片进行消化，不能被消化的物质则以膜包绕的形式存在于细胞质内，形成残存小体，即光镜下的脂褐素。

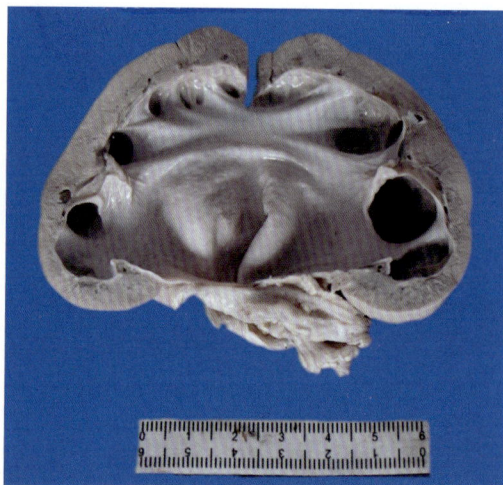

图2-2　肾压迫性萎缩
肾盂及度扩张，肾实质变薄

(三)后果

萎缩器官、组织和细胞的功能大多下降。如肌萎缩时，收缩力降低；脑组织萎缩时，智力和记忆力减退等。萎缩一般是可复性的，去除病因后，萎缩的器官、组织和细胞可以逐渐恢复；如病因长期存在，则萎缩的细胞最终可死亡。

二、肥大

由于实质细胞体积增大引起组织和器官的体积增大，称为肥大（hypertrophy），有时肥大也可伴有细胞数量的增多。肥大可分为生理性肥大和病理性肥大，如妊娠期子宫的肥大属生理性肥大，高血压病导致的左心室心肌细胞肥大则属于病理性肥大。

按照诱发因素的不同，肥大又可分为代偿性肥大（compensatory hypertrophy）和内分泌性肥大（endocrine hypertrophy）。如病理状态下，高血压患者左心室心肌肥大即属于代偿性肥大。妊娠期子宫和哺乳期乳腺发生的生理性肥大，属于内分泌性（激素性）肥大。

细胞的肥大导致由其组成的组织和器官体积增大、重量增加和功能增强。因代偿而肥大的器官超过其代偿限度时便会失代偿（decompensation），如肥大心肌的失代偿引发心力衰竭。

三、增生

器官或组织内实质细胞的数目增多称为增生（hyperplasia）。细胞增生可使该组织、器官体积增大。细胞增生常与激素和生长因子的作用有关，受机体调控的细胞增生可随其引发因素的去除而停止，这种适应性增生显然不同于肿瘤性增生。但是，过度增生的细胞有可能演变为肿瘤性增生。

根据增生的性质不同，可将其分为生理性和病理性两种：女性青春期乳腺和妊娠期子宫的增生均属生理性增生，雌激素水平过高所致的子宫内膜和乳腺增生则属病理性增生。

四、化生

一种分化成熟的细胞类型被另一种分化成熟的细胞类型所取代的过程，称为化生（metaplasia）。化生通常只发生于同源性的组织细胞，即上皮组织之间或间叶组织之间。

常见的化生类型有：①鳞状上皮化生：柱状上皮（如支气管黏膜上皮）、移行上皮等化生为鳞状上皮。②肠上皮化生：慢性萎缩性胃炎时胃黏膜腺上皮发生肠上皮化生（图 2-3）。③间叶组织化生：在间叶组织中，纤维组织可化生为软骨组织或骨组织（如骨化性肌炎时的骨组织形成）。

化生的生物学意义利害兼有，如支气管的假复层纤毛柱状上皮发生鳞状上皮化生后，可增强局部抵御刺激的能力，但却减弱了黏膜的自净能力。此外，化生的上皮可以恶变，如支气管黏膜的柱状上皮化生为鳞状上皮后有可能发生鳞状细胞癌，胃黏膜发生肠上皮化生后可发生肠型腺癌等。

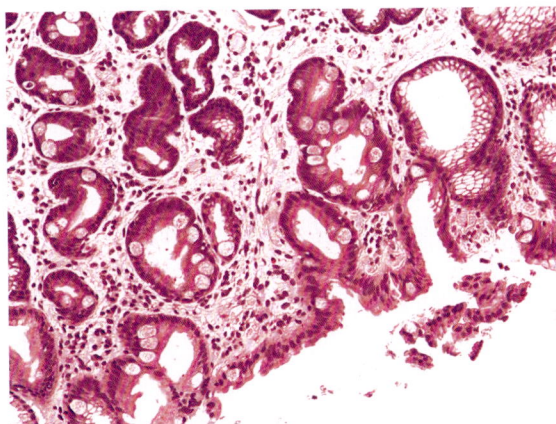

图 2-3 慢性萎缩性胃炎肠上皮化生
胃黏膜发生肠上皮化生，腺上皮内有大量分泌黏液的杯状细胞

第二节 细胞和组织的损伤

当有害因素的刺激超过细胞和组织的适应范围时，可以出现代谢、功能和形态结构的变化，称为损伤。大部分轻、中度细胞损伤在刺激因素去除后可以恢复正常，称为可逆性损伤（reversible injury）。当细胞发生严重的代谢、功能和形态障碍时，可引起细胞死亡，是细胞的不可逆性损伤（irreversible injury）。细胞死亡主要有两种类型，分别是坏死和凋亡。在此仅讲述坏死。

一、细胞和组织损伤的原因

引起细胞和组织损伤的原因多种多样，可分为生物性、理化性、营养性、免疫、遗传变异、先天性因素，以及社会、精神和医源性因素等。有的因素引起可复性损伤，有的则引起严重的不可复性损伤，导致细胞和组织的死亡，损伤性质的不同取决于引起损伤的因素作用的强弱、因素的性质、持续的时间等。

二、细胞和组织损伤的机制

细胞损伤的发生机制主要体现在细胞膜和线粒体的损伤、活性氧类物质和胞质内游离钙的增多、化学毒性和遗传变异等几个方面。

（一）细胞膜的破坏

机械力的直接作用、酶性溶解、缺血缺氧、活性氧类物质、感染、免疫性损伤等，都可破坏细胞膜结构的完整性，改变细胞膜的通透性，影响细胞内外的信号转导、物质交换、免疫应答及细胞分裂与分化等功能。

（二）缺氧导致损伤

线粒体是缺氧损伤的主要结构载体。线粒体损伤后，可发生肿胀，线粒体嵴变短、减少甚至消失。线粒体的功能下降，使ATP生成减少，细胞膜钠泵和钙泵功能障碍，细胞内蛋白质合成和脂肪代谢异常。缺氧还可引起细胞内酸中毒，溶酶体破裂，最终导致细胞死亡。

（三）活性氧类物质导致损伤

活性氧类物质（activated oxygen species，AOS）包括超氧化物自由基、羟自由基、单线态氧和过氧化氢等。细胞内既有AOS的生成体系又有AOS的清除体系，当AOS的生成过多或清除不足时，可以通过对脂质、蛋白质的氧化作用而引起细胞损伤。

（四）胞质内游离钙导致损伤

细胞内的磷脂、蛋白质、ATP和DNA等能被胞质内磷脂酶、蛋白酶、ATP酶和核酸酶等降解，此过程需要游离钙的活化。正常时，细胞内游离钙贮存于内质网、线粒体中。细胞缺氧、中毒时，ATP减少、细胞膜对钙通透性增高等使细胞内游离钙增多，促进上述酶的活化而损伤细胞。细胞内高游离钙是许多因素损伤细胞的终末环节。

（五）化学性损伤

药物等许多化学物质都可造成细胞损伤。化学损伤可分为全身性或局部性，一些化学物质的作用具有器官特异性。化学性损伤的途径有：①化学物质的直接细胞毒作用。如氰化物能迅速封闭线粒体内的细胞色素氧化酶系统，导致猝死。②代谢产物对靶细胞的细胞毒作用。如 CCl_4 在肝细胞内转化为有毒性的·CCl_3 自由基后，便引起脂肪代谢障碍。③诱发免疫损伤。如青霉素引发 I 型超敏反应。④诱发 DNA 损伤。化学性损伤的程度、速度与部位与化学物质和药物的剂量、作用时间、吸收蓄积和代谢排出的部位，以及代谢速率的个体差异等有关。

（六）遗传变异

遗传变异损伤可能是先天遗传或胚胎发生期获得，也可为出生后获得。化学物质、药物、病毒、射线等，均可损伤核内 DNA，诱发基因突变和染色体畸变，使细胞发生遗传变异。通过引起机体结构蛋白合成低下、重要功能细胞核分裂障碍、合成异常生长调节蛋白、引发先天性或后天性酶合成障碍等，使细胞因缺乏生命必需的代谢机制而发生死亡。

三、变性

当细胞发生损伤后，由于物质代谢和功能障碍所致的某些形态学变化，表现为细胞内和（或）细胞间质中出现异常物质或正常物质异常蓄积，称为变性（degeneration），通常伴有细胞功能低下。

（一）细胞水肿

细胞水肿（cellular swelling），或称水变性（hydropic degeneration），是胞质中水分积聚过多导致细胞体积增大，是细胞损伤中最早出现的形态学改变。常见于肝、肾、心等器官的实质细胞。

1. 细胞水肿的机制　主要是由于缺氧、感染等因素使细胞能量代谢异常，ATP 生成不足，引起细胞膜 Na^+–K^+ 泵功能障碍，导致细胞内钠离子和水分子积聚。

2. 细胞水肿的病理变化　肉眼观察，细胞水肿的组织、器官体积增大，重量增加，颜色苍白，边缘圆钝，包膜紧张，切面隆起。镜下观察，病变早期，细胞质内有红染细颗粒状物质，此为肿胀的线粒体和内质网等细胞器，因此称为颗粒样变性。细胞水肿严重时，细胞明显肿大，胞质高度疏松，细胞核也可肿胀，胞质甚至异常疏松透明，称为气球样变或水样变，如病毒性肝炎。轻度的细胞水肿在光镜下不易识别。

（二）脂肪变性

脂肪变性（fatty degeneration，steatosis）是指非脂肪细胞的细胞质中出现明显脂肪滴（主要是甘油三酯）。在石蜡切片的制作过程中，这些脂滴被有机溶剂溶解，故脂滴呈空泡状。在冷冻切片中，应用苏丹Ⅲ等特殊染色方法可将脂肪染色，以便观察。脂肪变性多发生于肝细胞、心肌细胞、肾小管上皮细胞和骨骼肌细胞等。其发生与感染、酗酒、中毒、缺氧、营养不良、糖尿病及肥胖等因素有关。

1. 脂肪变性的机制　脂肪变性的发生机制尚不完全清楚。以最常见的肝细胞脂肪变性为例，其发生机制如下：①肝细胞胞质内游离脂肪酸增多：如高脂饮食摄入过多，或营养不良使体内脂肪组织过度分解，过多的游离脂肪酸被运送至肝脏；肝脏对脂肪的代谢能力下降，如因缺氧等造成脂肪酸的氧化障碍。②甘油三酯合成过多：如酗酒可改变线粒体和滑面内质网的功能，促进 α-磷酸甘油合成新的甘油三酯。③脂蛋白合成减少：缺血、缺氧、中毒或营养不良时，肝细胞中脂蛋白合成减少，使脂肪在肝细胞内堆积。

2. 脂肪变性的病理变化　　肉眼观察，轻度脂肪变性的器官可无明显变化。随着病变的加重，脂肪变性的器官体积增大，表面光滑，颜色淡黄，边缘圆钝，切面有油腻感。光镜下可见脂肪变性的细胞质中出现大小不等的圆形脂滴。

肝细胞是脂肪代谢的重要场所，是最常发生脂肪变性的器官。轻度肝脂肪变性一般没有明显的形态变化和功能障碍，重度肝脂肪变性多伴有肝功能异常，甚至可发展为肝坏死或肝硬化。镜下可见肝细胞胞质内有多量大小不等的脂肪空泡，严重时可形成较大脂滴，并将细胞核挤至一侧（图 2-4）。脂肪变性在肝小叶内的分布与病因有 定的关系，如慢性肝淤血时，小叶中央区缺氧严重，故首先发生脂肪变性；而磷中毒时，小叶周边带肝细胞受累明显。

慢性乙醇中毒或缺氧可引起心肌脂肪变性，常累及左心室内膜下和乳头肌部位。严重贫血时，脂肪变性的心肌呈黄色，与正常暗红色的心肌形成黄红相间的条纹，称为"虎斑心"。

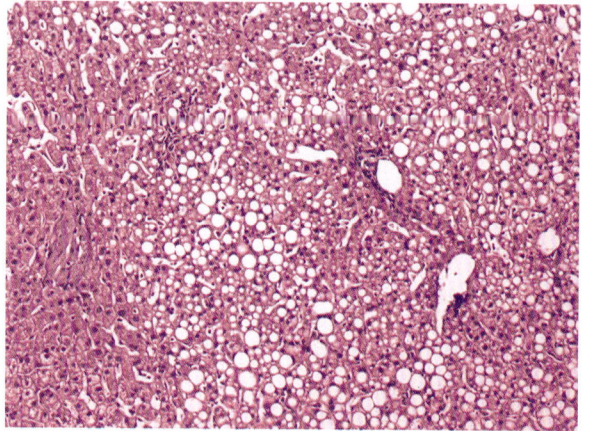

图 2-4　肝细胞脂肪变性
肝细胞胞质内可见大小不等的脂肪空泡

肾小管上皮细胞也可发生脂肪变性。肉眼观察，肾脏体积略增大，切面皮质增厚，呈淡黄色。光镜下，脂滴主要位于肾近曲小管细胞的基底部，为过量重吸收原尿中的脂蛋白所致。

脂肪变性是一种可复性改变，早期去除病因后可恢复正常结构和功能，若病因长期存在，可导致细胞坏死。

（三）玻璃样变性

玻璃样变性又称透明变性（hyaline degeneration），是指细胞内或间质中出现蛋白质蓄积，HE 染色呈红染、半透明、均质状。玻璃样变性是一组物理学与形态学特征相似，但其发生机制和化学成分各异的病变。

根据病变部位的不同，玻璃样变性有以下三种。

1. 结缔组织玻璃样变性　　见于增生的结缔组织。可能是由于胶原纤维增粗变宽，胶原蛋白交联、变性、融合所致。肉眼观察呈灰白色、半透明、质地较韧。常见于瘢痕组织、动脉粥样硬化纤维斑块及机化的坏死组织内（图 2-5）。

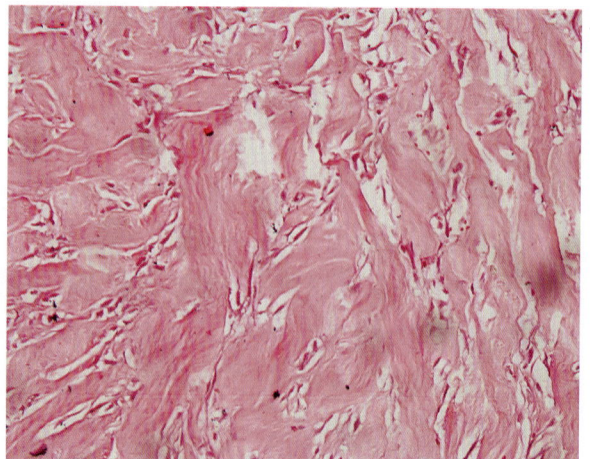

图 2-5　结缔组织玻璃样变性
胶原纤维融合，呈嗜伊红宽带状结构

2. 细动脉壁玻璃样变性 常见于良性高血压病和糖尿病的肾、脑、脾等器官的细小动脉。其形成原因是血浆蛋白质渗入内膜和基膜代谢产物沉积，使细小动脉管壁增厚。病变的细动脉管壁弹性下降，管腔狭窄，甚至闭塞，被称为细动脉硬化（arteriolosclerosis）。

3. 细胞内玻璃样变性 是细胞胞质内出现均质红染的圆形小体。如肾小管上皮细胞重吸收原尿中的蛋白质，形成玻璃样小滴；酒精性肝病时，肝细胞胞质中细胞中间丝前角蛋白变性，形成 Mallory 小体。

（四）黏液样变性

细胞间质内黏多糖类和蛋白质的蓄积称为黏液样变性（mucoid degeneration）。黏液样变性可分为局部性和全身性两种。局部性黏液样变性常见于间叶组织来源的肿瘤、动脉粥样硬化斑块、风湿病灶等。全身性黏液样变性常见于甲状腺功能低下时的皮肤与皮下组织，黏液样物质蓄积，形成特征性的黏液性水肿（myxedema）。镜下观察黏液样变性的组织，可见在疏松的灰蓝色黏液基质内，有多突起的星芒状细胞。

（五）病理性色素沉着

病理情况下，某些色素增多并积聚于细胞内或间质内，称为病理性色素沉着（pathological pigmentation）。色素可以由体内自身合成，如含铁血黄素、脂褐素、黑色素及胆红素等；也可以来源于体外，如炭尘、煤尘和文身色素等外源性色素。

1. 含铁血黄素（hemosiderin） 是巨噬细胞吞噬并降解红细胞内的血红蛋白所产生的 Fe^{3+} 与蛋白质结合而成的铁蛋白微粒聚集体。巨噬细胞破裂后，此色素亦可见于细胞外。镜下呈棕黄色或褐色，可被普鲁士蓝染成蓝色。含铁血黄素的沉积可分为全身性沉积和局限性沉积。生理情况下，肝、脾内可有少量含铁血黄素形成；病理情况下，如陈旧性出血灶内有含铁血黄素异常蓄积。溶血性疾病时，可有全身性含铁血黄素沉积。

2. 脂褐素（lipofuscin） 是细胞自身代谢产生的不溶性黄褐色微细颗粒，系细胞自噬溶酶体内未被消化的细胞器碎片残体，其成分是磷脂和蛋白质的混合物。正常情况下，附睾管上皮细胞、睾丸间质细胞和神经节细胞胞质内可含有少量脂褐素。老年人和慢性消耗性疾病患者，其萎缩的心肌细胞及肝细胞核周围出现大量脂褐素，是细胞受到自由基、脂质过氧化损伤的标志，故脂褐素又有消耗性色素之称。

3. 黑色素（melanin） 是黑色素细胞胞质中的黑褐色微细颗粒，在垂体促肾上腺皮质激素（ACTH）和黑色素细胞刺激素（MSH）的作用下，在酪氨酸酶的催化下，由酪氨酸经多巴聚合而产生。某些慢性炎症及色素痣、黑色素瘤、基底细胞癌，其黑色素可局部性增多。肾上腺皮质功能低下的 Addison 病患者，亦可出现全身性皮肤、黏膜的黑色素沉着。

（六）病理性钙化

病理性钙化（pathological calcification）系骨骼和牙齿之外的组织中有固态钙盐沉积。钙盐的主要成分是磷酸钙和碳酸钙。肉眼观察，钙化灶呈细小颗粒状或团块状，触之有沙砾感或硬石感。病理性钙化在显微镜下呈蓝色颗粒状（图 2-6）。

病理性钙化有营养不良性钙化和转移性钙化两种。

1. 营养不良性钙化（dystrophic calcification） 指由于全身钙磷代谢正常时，钙盐沉积于坏死组织或异物中。常见于结核病、血栓、动脉粥样硬化斑块、心脏瓣膜病变及瘢痕组织等，可能与局部碱性磷酸酶增多有关。

2.转移性钙化（metastatic calcification） 由于全身钙磷代谢失调（高血钙）而致钙盐沉积于正常组织内。如甲状旁腺功能亢进、维生素 D 摄入过多、肾衰及某些骨肿瘤时，在血管、肾、肺和胃的间质组织中常发生转移性钙化。

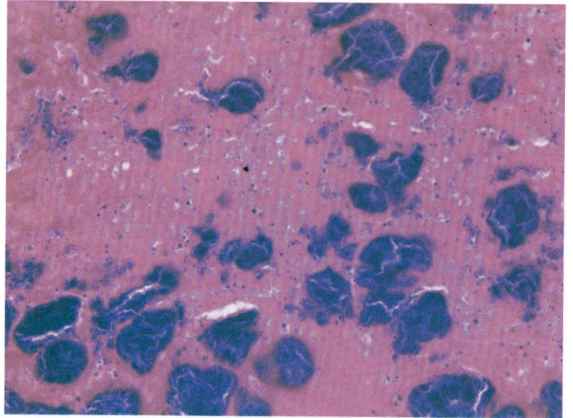
图 2-6　病理性钙化
蓝色团块物质为钙化病灶

四、坏死

坏死（necrosis）是活体内局部组织、细胞的死亡。坏死可因致病因素较强直接导致，但大多由可逆性损伤发展而来。

（一）坏死的基本病理变化

1.细胞核的变化 是细胞坏死的主要形态学标志，主要有三种形式。

（1）核固缩（pyknosis） 核染色质凝聚，核膜皱缩，核体积缩小，嗜碱性增强。

（2）核碎裂（karyorrhexis） 核染色质崩解，核膜破裂，细胞核碎裂成小块分散于胞质中。

（3）核溶解（karyolysis） 核 DNA 和核蛋白被激活的 DNA 酶和蛋白酶降解，核染色质染色浅淡，死亡细胞的核在 1～2 天内将会完全消失。

核固缩、核碎裂、核溶解的发生不是一个循序渐进的过程，不同病变或不同类型的细胞坏死时，核的变化不同（图 2-7）。

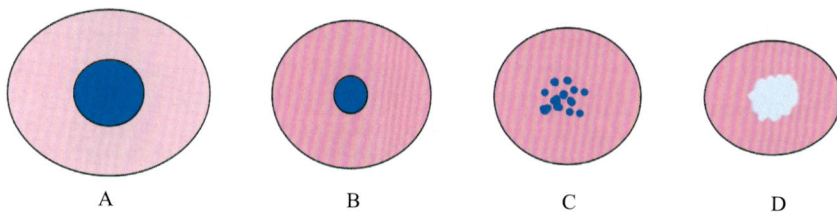
图 2-7　细胞坏死的细胞核变化示意图
A 正常细胞核；B 核固缩；C 核碎裂；D 核溶解

2.细胞质的变化 由于核糖体减少、变性蛋白质增多等原因，坏死细胞胞质的嗜酸性增强，染色更红。细胞坏死时，细胞质的主要超微结构变化是线粒体和内质网肿胀。

3.间质的变化 间质对损伤的耐受性较实质细胞更强，故间质出现损伤的时间较晚。细胞坏死后，细胞外基质也逐渐崩解液化，最后形成模糊的无结构物质。

组织坏死后颜色苍白，弹性丧失，温度降低，正常感觉和运动功能丧失，血管无搏动，切割无新鲜血液流出，临床上谓之失活组织，应予及时切除。

（二）坏死的类型

根据组织的形态表现，坏死可分为以下几个类型。

1.凝固性坏死（coagulative necrosis） 坏死组织凝固，呈固体状态，多见于心、肝、肾和脾等实质器官，常因缺血缺氧等引起。肉眼观察，坏死组织呈灰白或灰黄色，干燥，质地坚实，与周围正常组织间界限明显，坏死组织周围常有充血、出血带。凝固性坏死主要是由于蛋白质凝固所致（图2-8）。镜下观察，细胞微细结构消失，而组织结构轮廓在一定时间内仍可存在。

2. 液化性坏死（liquefactive necrosis） 细胞组织坏死后发生溶解液化，称为液化性坏死。液化性坏死的发生常是由于坏死组织中富含水分和磷脂，含蛋白质少，如脑软化。也可见于细菌感染引起的脓肿，由于坏死组织中有大量中性粒细胞，可释放大量蛋白水解酶，将坏死组织降解，形成液体（图2-9）。

3. 纤维素样坏死（fibrinoid necrosis） 旧称纤维素样变性，是结缔组织及小血管壁常见的一种坏死类型。镜下表现为细丝状、颗粒状或小条块状无结构物质，由于其与纤维素的形态和染色特点相似，故名纤维素样坏死。见于某些超敏反应性疾病，如风湿病、结节性多动脉炎及恶性高血压等，其发生可能与胶原纤维肿胀崩解、结缔组织免疫球蛋白沉积及血浆纤维蛋白渗出有关。

4. 干酪样坏死（caseous necrosis） 是凝固性坏死的特殊类型。常见于结核病时，因病灶中含脂质较多，肉眼可见坏死区干燥、淡黄色，状似干酪，故称为干酪样坏死。镜下观察，表现为无结构的颗粒状红染物质，坏死组织的原有结构消失。干酪样坏死物不易发生溶解，也不易被吸收。

5. 坏疽（gangrene） 是指较大范围组织坏死并伴发腐败菌感染，使坏死组织呈黑褐色。坏疽可分为干性、湿性和气性坏疽等三种类型：

（1）干性坏疽（dry gangrene） 常发生于动脉阻塞但静脉回流仍然畅通的四肢末端。由于静脉回流通畅，坏死肢体水分散失，故坏死区干燥皱缩呈黑色，与正常组织界限清楚，腐败菌感染较轻（图2-10）。

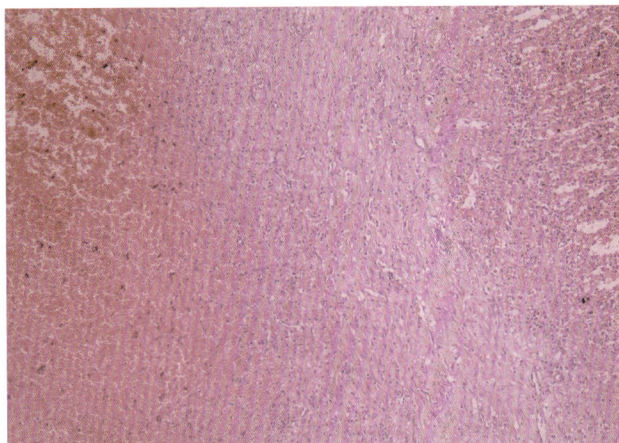

图 2-8　脾凝固性坏死
可见脾组织结构，坏死组织与正常组织之间有结缔组织

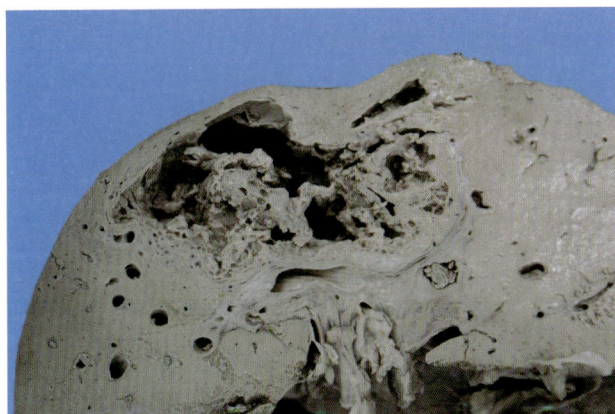

图 2-9　肝液化性坏死
坏死肝组织呈空腔状（坏死物质流出）

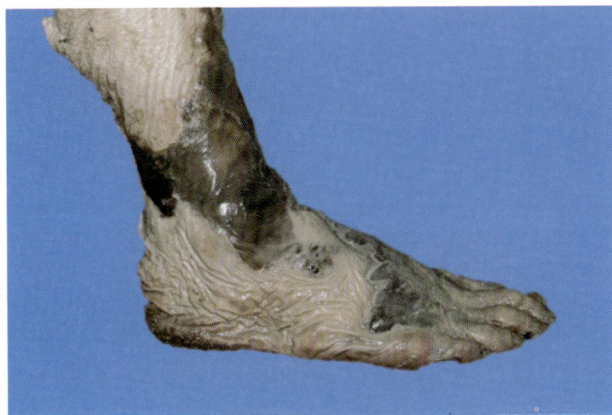

图 2-10　足干性坏疽
坏死组织呈黑褐色，与正常组织分界清楚

（2）湿性坏疽（moist gangrene） 多发生于与外界相通的脏器，如肺、肠、子宫、阑尾等，也可发生于动脉阻塞且静脉回流受阻的四肢。由于坏死区水分含量较多，利于腐败菌繁殖，故组织肿胀明显，呈黑绿色，与周围正常组织界限不清，全身中毒症状明显。

（3）气性坏疽（gas gangrene） 多见于深达肌肉的开放性创伤合并产气荚膜杆菌等厌氧菌感染。因厌氧菌产生大量气体，故按之有捻发音。气性坏疽发展迅速，死亡率较高。

（三）坏死的结局

根据坏死发生的部位、范围及有无感染等，坏死可有以下几种结局。

1. 溶解吸收 范围较小的坏死灶，由坏死细胞及周围中性粒细胞释放水解酶，使坏死组织溶解液化，进而由淋巴管或血管吸收；不能吸收的坏死组织和细胞碎片，则由巨噬细胞吞噬清除。

2. 分离排出 表皮或黏膜的坏死组织可被分离，形成局部组织缺损。皮肤、黏膜的表浅的组织缺损称为糜烂（erosion），较深的组织缺损称为溃疡（ulcer）。肺、肾等脏器坏死物液化后，经支气管、输尿管等自然管道排出，所残留的空腔称为空洞（cavity）。

3. 机化 新生肉芽组织长入并完全取代坏死组织的过程，称为机化（organization）。机化的肉芽组织最终可形成瘢痕。

4. 包裹、钙化 如坏死组织太大，不能被肉芽组织完全取代，则由周围增生的肉芽组织将其包围，称为包裹（encapsulation）。坏死组织未被及时清除，可引起钙盐的沉积，导致营养不良性钙化。

（四）坏死的后果

坏死组织的功能完全丧失，对机体的影响与坏死细胞的种类、范围及细胞的再生能力和坏死所在器官的代偿能力等因素有关。如心、脑等重要组织的坏死后果严重；大面积的坏死可导致机体死亡；表皮等再生能力强的细胞坏死后结构和功能易于恢复，而心肌坏死后则无法再生，对机体影响较大；肾脏的功能储备较强，部分组织坏死后，功能可被代偿，后果较轻。

第三节 损伤的修复

组织缺损后，由邻近健康组织细胞分裂、增生进行修补和恢复的过程，称为修复（repair）。修复可有两种形式：①由损伤周围的同种细胞来修复，完全恢复原有的组织结构和功能，称为完全修复；②由纤维结缔组织进行修复，称为纤维性修复，因后形成瘢痕组织，也称为瘢痕修复。

一、再生

（一）概念

在损伤修复过程中，参与修复的细胞的分裂、增生称为再生（regeneration）。再生可分为生理性及病理性两种：在正常生命活动过程中，许多组织、细胞不断衰老死亡，由同种细胞进行补充更新，这种再生称为生理性再生。如皮肤鳞状上皮表层细胞不断角化脱落，由基底细胞不断增生补充。在病理状态下，细胞或组织受损坏死后，由新生的细胞和组织取代坏死细胞，称为病理性再生。

（二）组织细胞的再生能力

机体各种组织、细胞的再生能力不一。按再生能力的强弱，可将人体细胞分为三类：

1. 不稳定细胞（labile cells） 再生能力较强。在正常情况下不断进行增生，以补充衰老或被破坏的细胞，如表皮细胞、淋巴细胞、造血细胞、黏膜及腺体的上皮细胞等。

2. 稳定细胞（stable cells） 这类细胞在正常情况下增生不明显，只有在遭受损伤或某种刺激的情况下才发生再生。这类细胞包括各种腺体或腺样器官的实质细胞（如肝、肾、胰腺、涎腺、汗腺、皮脂腺等）及间叶组织细胞（如成纤维细胞、骨母细胞、软骨母细胞、平滑肌细胞、内皮细胞等）。

3. 永久性细胞（permanent cells） 这类细胞缺乏再生能力，神经细胞、骨骼肌和心肌细胞属此类。中枢神经细胞及周围神经的神经节细胞损伤后，皆永久缺失而不能再生。若神经细胞未坏死，仅神经纤维损伤，则仍可再生，因受损的神经纤维有着活跃的再生能力。骨骼肌或心肌细胞损伤后，虽然有微弱再生能力，但对修复亦无多大意义，组织缺损基本上由瘢痕取代。

（三）各种组织的再生过程

1. 上皮组织的再生

（1）被覆上皮再生 鳞状上皮缺损时，由创缘或底部的基底细胞分裂、增生，向缺损中心迁移，先形成单层上皮，以后增生、分化为鳞状上皮。黏膜（如胃肠黏膜）上皮缺损后，同样也由邻近的细胞分裂、增生来修补。

（2）腺上皮再生 腺上皮再生能力较强，如果有腺上皮的缺损而腺体的基膜未被破坏，可由残存细胞分裂、增生而完全恢复原来的腺体结构；如果腺体的基膜被破坏，则难以再生恢复原有的腺体结构。

2. 纤维组织的再生 在损伤的刺激下，受损处的成纤维细胞可分裂、增生。成纤维细胞可由静止的纤维细胞转变而来，或由未分化的间叶细胞分化而来。成纤维细胞胞体大，两端常有突起呈星状，胞质略呈嗜碱性，胞核体积大，染色淡，有1～2个核仁。成纤维细胞合成蛋白的功能很活跃。当成纤维细胞逐渐成熟，胞质愈来愈少，胞核深染，则逐渐变成长梭形的纤维细胞。

3. 血管的再生

（1）毛细血管的再生 以生芽（budding）方式来完成，又称为血管形成（angiogenesis）。首先是基膜被蛋白酶分解，该处的内皮细胞分裂、增生形成突起的实心细胞索，随后便可出现管腔，形成新生的毛细血管，进而彼此吻合成毛细血管网。增生、分化成熟后的内皮细胞和周围的成纤维细胞分泌蛋白质以形成基膜，成纤维细胞则成为血管外膜细胞。新生毛细血管的通透性较高。有些毛细血管逐渐改建为小动脉、小静脉，其管壁的平滑肌细胞可能是由血管外未分化的间叶细胞分化而来。

（2）大血管的修复 大血管离断后需手术吻合，吻合处两侧的内皮细胞分裂增生，互相连接，恢复原来的内膜结构。但离断的平滑肌不能完全再生，而由结缔组织取代，形成瘢痕。

4. 神经组织的再生 脑及脊髓内的神经细胞破坏后不能再生，由神经胶质细胞及其纤维修补形成胶质瘢痕。外周神经受损时，如果与其相连的神经细胞仍然存活，则可完全再生，此过程常需数月以上才能完成。若离断的两端相隔太远，或者两端之间有瘢痕或其他组织阻隔，或者因截肢失去远端，则再生轴突不能到达远端，而与增生的结缔组织混杂在一起，卷曲成团，形成创伤性神经瘤，可发生顽固性疼痛。

二、肉芽组织

肉芽组织（granulation tissue）是指由新生毛细血管和成纤维细胞构成的幼稚结缔组织。因肉眼观常呈鲜红色、颗粒状，质地柔软湿润，似鲜嫩肉芽，故名肉芽组织。

1. 肉芽组织的结构 镜下，肉芽组织由下列三种成分构成：①新生毛细血管：常由损伤组织周围毛细血管以出芽方式增生形成。新生毛细血管以小动脉为轴心，向创面垂直生长，并在周围形成袢状弯曲的毛细血管网，与成纤维细胞构成小团块，突出于创面，构成红色颗粒状肉芽。②成纤维细胞：在新生毛细血管之间有大量成纤维细胞，这些成纤维细胞随着肉芽组织的形成，有的转变为血管外皮细胞，有的变为纤维细胞。③炎细胞：肉芽组织内常有不同程度的炎细胞浸润，常见的炎细胞有中性粒细胞、巨噬细胞、淋巴细胞、浆细胞和嗜酸性粒细胞等。炎细胞的多少和种类与组织损伤性质及感染状况有关。肉芽组织早期不含神经纤维，故无痛觉（图2-11）。

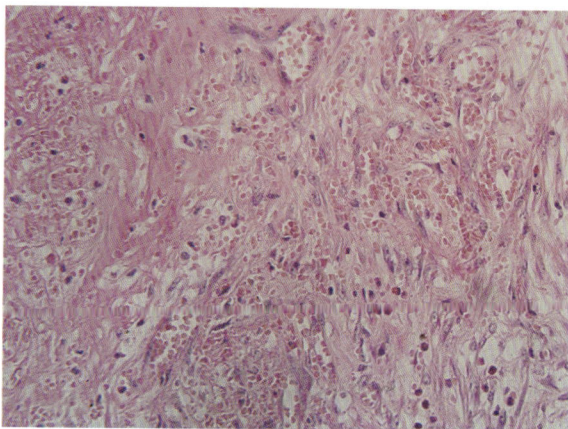

图2-11 肉芽组织
由新生的毛细血管、成纤维细胞及各种炎细胞构成

2. 肉芽组织的作用及结局 肉芽组织在组织修复过程中具有重要作用：①抗感染，保护创面；②填补创口及其他组织缺损；③机化或包裹坏死组织、血栓、炎性渗出物及其他异物。

肉芽组织在形成的初期，细胞间含有大量液体成分。随着时间的推移，肉芽组织中的炎细胞减少并逐渐消失，细胞间水分逐渐吸收减少，成纤维细胞产生越来越多的胶原纤维，同时成纤维细胞数目逐渐减少，并转变为纤维细胞。部分毛细血管逐渐闭合消失，残留的毛细血管管壁增厚而成为小动脉和小静脉，肉芽组织逐渐纤维化。这种纤维化的肉芽组织呈灰白色，质较硬，缺乏弹性，并呈收缩状态，称为瘢痕组织（scar）。

瘢痕组织在形成过程中胶原纤维可发生玻璃样变，或在胶原酶作用下部分被降解吸收；同时瘢痕组织内的液体成分明显减少，使瘢痕组织体积显著缩小，此即瘢痕收缩。瘢痕组织对机体影响有利有弊。有利的一面是，瘢痕组织可以取代坏死组织，使损伤后修复的组织器官保持其坚固性；不利的一面是，瘢痕组织收缩和粘连可影响器官的功能，如发生在关节附近，常引起关节挛缩或活动受限；如发生在消化道、泌尿道等腔室器官，则引起管腔狭窄；器官内广泛纤维化及玻璃样变可导致器官硬化。

瘢痕组织过度增生，可突出于皮肤表面，称为瘢痕疙瘩（keloid），临床上称为"蟹足肿"。

三、创伤愈合

创伤愈合（wound healing）指机体遭受外力作用后，损伤的组织通过再生、肉芽组织增生、瘢痕形成进行修复的过程。

（一）创伤愈合的基本过程

各种创伤的轻重程度不一。轻者仅为皮肤及皮下组织断裂；严重的创伤可有肌肉、肌腱、神经的断裂，甚至骨折。现以皮肤伤口为例叙述创伤愈合的基本过程。

1. 创口的早期变化 创口局部组织有不同程度的坏死和血管断裂出血，一般小血管出血可自行停止，较大血管出血则需人工止血。数小时内，创伤局部便出现炎症反应。

2. 创口收缩 2～3天后，创口边缘的皮肤及皮下组织向中心移动，创面逐渐缩小，直至14天左右停止，创口缩小的程度因创口部位、创口大小及形状而不同。创口收缩的机制，目前认为是创口边缘新生肌成纤维细胞的收缩牵拉引起，与胶原形成无关。

3. 肉芽组织增生和瘢痕形成 大约从第3天开始，创口底部及边缘长出肉芽组织，并向创口中的血凝块内延伸，机化血凝块，填平创口，大约经过3周或更长时间，肉芽组织逐渐转化为瘢痕组织。

4. 表皮及其他组织再生 创口边缘的上皮基底层细胞在损伤后24小时开始移动并呈出芽状生长。48小时后，增生和移动的细胞在创面形成一层菲薄的上皮层，通过增生分化，逐步恢复复层鳞状上皮结构。健康肉芽组织对表皮再生十分重要，可提供上皮再生所需的营养及生长因子。皮肤附属器（毛囊、汗腺、皮脂腺）遭到完全破坏，则不能再生，将由瘢痕取代。若创口过大，则再生表皮很难将创口完全覆盖，往往需要植皮。

（二）创伤愈合的类型

根据创伤的程度和有无感染，创伤愈合可分为一期愈合和二期愈合两种类型。

1. 一期愈合（healing by first intention） 见于组织损伤范围小、缺损少、创缘整齐、对合严密、无切口感染的创口，如无菌手术切口。在切口被缝合后的第1～2天，再生的上皮细胞可覆盖创面。第3天，肉芽组织可以填满切口。第5～7天，创口两侧出现胶原纤维连接，此时达到临床愈合标准，可以拆线。肉芽组织仍继续增生，并不断产生胶原，至第2周末，形成瘢痕组织。一期愈合所需时间短，形成瘢痕小。

2. 二期愈合（healing by second intention） 见于组织损伤范围及缺损大，创缘不整、哆开，无法整齐对合，或伴感染，炎症反应明显的创口。由于创口大而敞开，故常由创口底部及边缘向上、向内长入较多肉芽组织才能填补。二期愈合所需时间较长，形成的瘢痕也较大（表2-1）。

表 2-1 一期愈合与二期愈合的比较

内容	一期愈合	二期愈合
损伤范围	缺损少	缺损较大
创缘是否整齐	整齐	不整齐、哆开
创缘对合	严密整齐	不整齐
感染及炎症	无感染，炎症反应轻微	有感染，炎症反应明显
愈合时间	短	较长
瘢痕大小	小	大

四、骨折愈合

骨的再生能力很强，骨折发生后，可由骨外膜或骨内膜细胞完成修复。骨折愈合的好坏、所需时间的长短与骨折的部位、性质、错位程度、患者年龄及引起骨折的原因等因素有关。骨折（bone fracture）通常可分为外伤性骨折和病理性骨折两大类。一般复位良好的骨折，几个月便可完全愈合。骨折愈合（bone fracture healing）过程如下。

1. 血肿形成　骨组织和骨髓都有丰富的血管，骨折时大量出血形成的血肿填充在骨折的两断端及其周围组织内。数小时后，血肿发生凝固，同时出现轻度的炎症反应。

2. 纤维性骨痂形成　骨折后的 2～3 天，血肿开始随着新生毛细血管及成纤维细胞的长入而被机化，继而发生纤维化，形成纤维性骨痂。纤维性骨痂在骨折局部呈梭形肿胀。约 1 周后，增生的肉芽组织和纤维组织可形成透明软骨。

3. 骨性骨痂（bony callus）形成　纤维性骨痂可逐渐分化出骨母细胞，形成类骨组织，以后钙盐沉积，形成编织骨（woven bone），即骨性骨痂。纤维性骨痂中的软骨组织也可演变为骨组织，形成骨性骨痂。

4. 骨痂改建或再塑　编织骨由于结构不够致密，骨小梁排列紊乱，并不能满足正常功能的需要。为了适应人体功能的需要，在破骨细胞的骨质吸收及骨母细胞新骨质形成的协调作用下完成骨改建，编织骨逐渐成为成熟的板层骨，骨小梁按承力线方向排列。

五、影响再生修复的因素

全身和局部的因素均可影响再生修复。

（一）全身因素

1. 年龄　青少年的组织再生能力强，愈合快。老年人则相反，组织再生能力低，愈合慢，这可能与老年人血管硬化，血液供应减少有关。

2. 营养　严重的蛋白质、氨基酸缺乏影响肉芽组织及胶原纤维的生成，可使组织再生缓慢。当维生素 C 缺乏时，成纤维细胞合成前胶原蛋白障碍，影响胶原纤维的形成。微量元素锌对创伤愈合有重要作用，手术后伤口愈合迟缓的患者，皮肤中的含锌量大多比愈合良好的患者低，因此补锌能促进愈合。

3. 激素及药物　机体的内分泌功能状态对修复有重要影响。如肾上腺皮质激素能抑制炎症渗出、毛细血管新生和巨噬细胞的吞噬功能，同时还可影响成纤维细胞增生和胶原合成。因此，在创伤愈合过程中，要避免大量使用这类激素。一些药物亦可影响再生修复，如青霉胺可使伤口愈合延迟及抗张力强度减弱，其原因可能是青霉胺能与胶原 α‑肽链上的醛基结合，干扰胶原分子内及分子间的交联形成，使胶原纤维不稳定，可溶性胶原增多，从而促进胶原纤维的分解吸收。

（二）局部因素

1. 感染与异物　感染对再生修复的妨碍甚大，因感染而产生的大量炎性渗出物和坏死组织可引起局部创口张力增加，无法愈合，甚至可使正在愈合的或缝合的创口裂开。故对感染的伤口，首先应施行清创术以清除坏死组织、异物和细菌，然后新生肉芽组织才能填补缺损。

2. 局部血液循环　良好的局部血液循环可保障组织再生所需的氧和营养的供应，有利于坏死物质吸收及控制局部感染。因此，动脉硬化、静脉曲张时，局部血液供应不良，妨碍组织的再生修复。

3. 神经支配　神经支配对组织再生有一定作用。如麻风引起的溃疡不易愈合，是因为神经受累致使局部神经营养不良的缘故；自主神经的损伤，使局部血液供应发生变化，对再生的影响则更为明显。

正常血液循环和体液内环境稳定是保证组织细胞正常活动的必要条件。在正常情况下，血管壁的完整性和通透性、血管内血容量、血液的凝固性、血管内外的渗透压等可在一定的生理范围内波动，并达到相应的平衡。一旦上述平衡被打破，即可引起血液循环障碍。血液循环障碍分为全身性和局部性两类，两者既有区别又有联系。局部血液循环障碍多由局部因素引起，也可以是全身血液循环障碍的局部表现；全身血液循环障碍见于心力衰竭、休克等，也可表现为局部组织、器官等局部血液循环障碍。

局部血液循环障碍表现为：①局部组织、器官血管内血量异常：包括充血和缺血；②血液内出现异常物质：血液凝固形成的血栓及血管内出现的空气、脂滴、羊水等异常物质可阻塞局部血管，造成血管栓塞，引起组织梗死；③血管壁通透性或完整性异常：包括水肿和出血。

第一节　充　血

充血（hyperemia）是指局部组织或器官血管内血液含量增多，分为动脉性充血和静脉性充血。

一、动脉性充血

局部组织或器官因动脉血输入量增多而发生的充血，称为动脉性充血（arterial hyperemia），简称充血。动脉性充血是一个主动过程，又称主动性充血。

（一）常见类型

凡能引起细、小动脉扩张的任何原因，都可引起局部组织、器官充血。动脉性充血分为生理性充血和病理性充血两种类型。

1. 生理性充血　是指为适应组织、器官生理需要和代谢增强需要而发生的充血。如进食后的胃肠道黏膜充血、运动时的骨骼肌充血、妊娠时的子宫充血等。

2. 病理性充血　是指各种疾病状态下器官或局部组织的充血。常见的有：

（1）炎性充血　是较为常见的病理性充血。炎症早期，由于致炎因子的作用引起的神经轴突反射使血管舒张神经兴奋，以及血管活性胺等炎症介质的作用，使细动脉扩张，引起局部动脉性充血。

（2）减压后充血　是一种特殊的病理性充血。局部组织或器官长期受压，使局部血管张力降低，一旦压力突然降低或解除，局部细、小动脉可发生反射性扩张，导致局部充血。例如，腹水压迫腹腔内器官，组织内血管张力降低。若一次大量放腹水，局部压力下降，受压组织内的细动脉发生反射性扩张，可使腹腔内细动脉扩张充血。

（二）病理变化

肉眼观，充血的局部组织、器官体积轻度增大；由于氧合血红蛋白增多，局部组织器官颜色鲜红；同时由于局部动脉扩张，造成血流加快，物质代谢增强，温度升高，功能活动也随之增强，如黏膜腺体分泌增多等。光镜下，可见局部细、小动脉和毛细血管扩张充血。

（三）结局

动脉性充血为短暂血管反应，原因去除后，可恢复正常，对机体影响不大。而且由于动脉性充血可供应氧和营养物质，对改善代谢、增强功能具有积极作用。但在有高血压或动脉粥样硬化疾病的基础上，严重充血会造成血管破裂。

二、静脉性充血

器官或局部组织由于静脉回流受阻，血液淤积于小静脉和毛细血管内，导致局部组织器官含血量增多，称为静脉性充血（venous hyperemia），简称淤血（congestion）。静脉性充血是一个被动过程，故又称被动性充血。

（一）原因

1. 静脉受压　多种原因可导致静脉受压，管腔变窄或闭塞，血液回流受阻，引起器官或组织淤血。如妊娠时增大的子宫压迫髂总静脉可引起下肢淤血；肿瘤、炎性包块等压迫局部静脉可引起相应器官或组织的淤血。

2. 静脉腔阻塞　静脉内血栓形成或静脉内栓子可引起静脉腔阻塞，血液回流受阻，导致器官或组织淤血。但是一般情况下，由于组织内静脉有较多分支且相互吻合，不易发生淤血。只有当侧支循环未能有效建立时，才会发生局部组织或器官淤血。

3. 心力衰竭　心力衰竭时心输出量减少，导致心腔内血液滞留，压力升高，静脉回流受阻，引起器官或组织淤血。如高血压病后期左心衰竭时，心输出量减少，肺静脉回流受阻引起肺淤血；慢性阻塞性肺疾病引起右心衰竭时，导致体循环淤血，主要表现为肝淤血等。

（二）病理变化

肉眼观，淤血的器官或组织体积增大，被膜紧张，重量增加。由于脱氧血红蛋白增多，局部组织器官颜色暗红，若发生在皮肤和黏膜则呈紫蓝色，称发绀（cyanosis）。由于局部血流停滞，代谢减慢，导致局部组织器官温度较低。光镜下，局部组织器官内小静脉和毛细血管显著扩张充血。

（三）结局及后果

淤血对机体的影响取决于淤血器官或组织的性质、淤血的程度、淤血持续的时间以及侧支循环是否建立等因素。长时间淤血可引起以下后果：

1. 淤血性水肿　淤血时，小静脉和毛细血管扩张，导致毛细血管内流体静压升高，同时缺氧等使血管壁通透性增高，水、盐和少量蛋白质漏出，漏出液潴留在组织内引起淤血性水肿，也可淤积在体腔内引起胸腔积液、腹水和心包积液等。

2.淤血性出血　严重淤血时，淤血区域毛细血管通透性进一步增高，红细胞从血管内漏出，引起淤血性出血。

3.实质细胞损伤　由于长时间慢性淤血，导致局部组织缺氧、营养物质供应不足和代谢产物堆积，实质细胞发生萎缩、变性甚至坏死。

4.淤血性硬化　长时间慢性淤血导致局部实质细胞损伤，间质纤维组织增生，组织内网状纤维胶原化，使器官逐渐变硬，引起淤血性硬化。

（四）重要器官淤血

临床上常见的重要器官淤血为肺淤血和肝淤血。

1.肺淤血　左心衰竭时，由于左心输出量减少，左心腔内血量增加，肺静脉回流受阻，引起肺淤血。

急性肺淤血时，肉眼观，肺体积增大，颜色暗红，切开时有红色泡沫状液体流出。光镜下，急性肺淤血的特征是肺泡隔毛细血管扩张充血，可伴有肺泡隔水肿，部分肺泡腔内充满水肿液及漏出的红细胞。

慢性肺淤血时，肉眼观，肺体积增大，重量增加，被膜紧张，颜色暗红，质地变硬。镜下观察，小静脉及肺泡隔毛细血管扩张淤血，纤维组织增生，肺泡隔增厚；部分肺泡腔内有水肿液、少量红细胞和巨噬细胞。红细胞被巨噬细胞吞噬，血红蛋白被分解为棕黄色的含铁血黄素颗粒，这种吞噬有含铁血黄素颗粒的巨噬细胞称为心力衰竭细胞（heart failure cell）（图3-1）。慢性肺淤血晚期，肺质地变硬，肉眼呈棕褐色，称为肺褐色硬化。

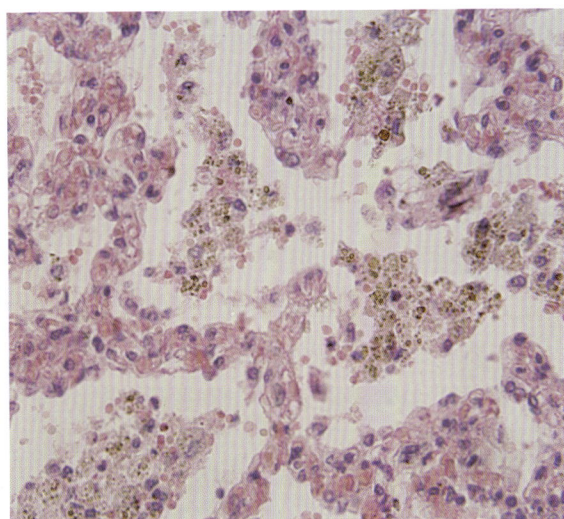

图3-1　慢性肺淤血
肺泡腔内充满大量吞噬棕褐色含铁血黄素颗粒的巨噬细胞

肺淤血的患者临床上可出现呼吸困难、面色灰白或发绀、烦躁、咳嗽、咳粉红色泡沫痰等症状。

2.肝淤血　右心衰竭时，由于右心输出量减少，右心腔内血量增加，肝静脉回流受阻，引起肝淤血。

急性肝淤血时，肉眼观，肝脏体积增大，颜色暗红。光镜下可见小叶中央静脉及肝窦扩张充血，严重时可见小叶中央肝细胞萎缩、坏死。小叶门管区附近肝细胞因靠近小动脉，缺氧较轻，可只发生肝脂肪变性。

慢性肝淤血时，肉眼观，肝脏体积增大，重量增加，被膜紧张，表面呈暗红色，质地变实。切面出现红（淤血区）黄（肝脂肪变区）相间的花纹状结构，状似槟榔的切面，故称槟榔肝（nutmeg liver）（图3-2）。光镜下，肝小叶中央静脉及附近肝窦高度扩张淤血、出血。肝小叶中央区的肝细胞因缺氧和

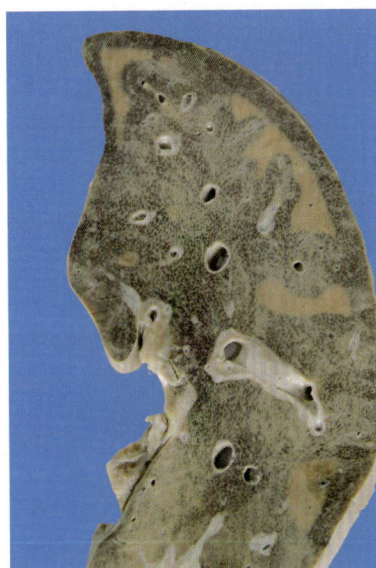

图3-2　慢性肝淤血（槟榔肝）
切面可呈红黄相间的花纹状结构，状似槟榔的切面

受压发生萎缩甚至消失，小叶周边的肝细胞发生脂肪变性。长期肝淤血时，小叶中央肝细胞广泛萎缩、坏死，纤维组织增生，使肝质地变硬，形成淤血性肝硬化（congestive liver cirrhosis）。

第二节　出　血

血液自心腔或血管逸出，称为出血（hemorrhage）。根据发生部位不同，出血可分为内出血和外出血。逸出的血液进入器官、组织间隙或体腔称为内出血，流出体外称为外出血。

一、病因和发病机制

出血有生理性和病理性两种。正常月经的子宫内膜出血为生理性出血；由创伤、血管病变及凝血功能障碍等引起的出血为病理性出血。按照血液逸出的机制，病理性出血可分为破裂性出血和漏出性出血两类。

（一）破裂性出血

破裂性出血是指由心脏或血管壁破裂所致的出血，一般出血量较多。引起破裂性出血的原因如下。

1. 血管壁机械性损伤　如切割伤、枪伤、刺伤等。
2. 血管壁或心脏病变　如心肌梗死形成的室壁瘤、主动脉瘤、静脉曲张破裂等。
3. 血管壁周围病变侵蚀　如消化性溃疡病、结核性空洞和恶性肿瘤等侵蚀破坏血管壁等。
4. 毛细血管破裂　如局部软组织损伤。

（二）漏出性出血

由于微循环毛细血管壁的通透性增加，血液通过扩大的内皮细胞间隙和受损的基底膜漏出血管外，称为漏出性出血。常见原因如下。

1. 血管壁的损害　是常见的出血原因。严重缺氧、败血症、药物、超敏反应等均可引起血管壁损伤，导致其通透性增加。维生素 C 缺乏可引起毛细血管基质形成不足，导致其脆性和通透性增加。

2. 血小板减少或血小板功能障碍　再生障碍性贫血、白血病等均可使血小板生成减少，脾功能亢进、细菌毒素等均可使血小板破坏过多。在血小板数少于 $5 \times 10^9/L$ 时，即可有出血倾向。另外，血小板功能障碍常见的疾病有两种：一是先天性血小板缺陷，见于巨血小板综合征，血小板无力症等；二是获得性血小板缺陷，见于尿毒症，骨髓异常综合征，药物引起血小板功能障碍。

3. 凝血因子缺乏　如纤维蛋白原、凝血酶原、Ⅳ、Ⅴ、Ⅶ、Ⅷ、Ⅸ、Ⅹ、Ⅺ等凝血因子的先天性缺乏，肝实质病变致合成凝血因子Ⅶ、Ⅸ、Ⅹ减少，弥散性血管内凝血（DIC）时凝血因子大量消耗等。

二、病理变化

新鲜的出血呈红色，以后随红细胞降解而呈棕黄色。光镜下可见出血部位组织的血管外见红细胞和巨噬细胞。

临床上对于一些部位的外出血有专门的名称。如鼻黏膜的出血称鼻衄；呼吸道出血经口排出，称为咯血；上消化道出血经口排出，称为呕血；消化道出血经肛门排出，称便血；泌尿道出血随尿排出，称为尿血；子宫腔大出血称血崩；皮肤、黏膜和浆膜面较小的出血点（直径 1～2mm）称为瘀点（petechiae），稍大范围的出血（直径 3～5mm）称为紫癜（purpura），直径 1～2cm 以上的皮下出血灶称为瘀斑（ecchymosis）。

内出血可见于体内任何部位，血液积聚于体腔内称体腔积血，如胸腔积血、腹腔积血。在组织内局限性的大量出血称为血肿，如皮下血肿、脑硬膜下血肿。

三、后果

出血对机体的影响与出血的类型、出血量、出血的速度和出血部位有关。缓慢少量出血，多可自行止血，不引起严重后果；小量持续或慢性反复的出血，可引起缺铁性贫血；出血广泛或急性大量出血，短时间内丧失循环血量的 20%～25% 时，可发生失血性休克；发生在重要器官的出血，如心脏破裂、脑干出血等，即使出血量不多，亦可引起严重后果，甚至死亡。

第三节 血栓形成

在活体的心脏或血管内，血液的有形成分凝集形成固体质块的过程，称为血栓形成（thrombosis），所形成的固体质块称为血栓（thrombus）。

一、血栓形成的条件和机制

血液中存在着相互拮抗的凝血系统和抗凝血系统。在生理状态下，血液中的凝血因子不断、有限地被激活，形成微量纤维蛋白（即纤维素），沉着于血管内膜上，随即这些微量的纤维蛋白又被激活的纤维蛋白溶解系统（简称纤溶系统）所溶解，同时激活的凝血因子也可不断地被单核吞噬细胞系统及抗凝物质清除或灭活。凝血系统和抗凝血系统的动态平衡，既保证了血液潜在的可凝固性，又保证了血液的流体状态。在一定条件下，这种动态平衡被破坏，凝血过程得到增强，便可在心血管腔内形成血栓。血栓形成的条件包括以下三个方面：

（一）心血管内皮细胞的损伤

心血管内膜的内皮细胞具有抗凝和促凝两种特性。正常情况下，完整的内皮细胞主要起抑制血小板黏集和抗凝血作用，但在内皮细胞损伤时则引起局部凝血（图 3-3）。

1. 内皮细胞的抗凝作用

（1）屏障作用 完整的内皮细胞覆盖在血管或心脏的内表面，形成薄膜屏障，把血液中的凝血因子、血小板和能促发凝血的内皮下细胞外基质（extracellular matrix，ECM，主要成分为胶原）隔离开来。

（2）抗血小板黏集 内皮细胞能合成前列环素（prostacylin，PGI_2）、一氧化氮（nitric oxide，NO），这些物质具有很强的扩张血管和抑制血小板黏集的作用；内皮细胞能合成二磷酸腺苷酶（ADP 酶），降解 ADP，进而抑制血小板黏集。

（3）抗凝血作用 内皮细胞能合成膜相关肝素样分子（硫酸乙酰肝素），位于细胞表面，与抗凝血酶Ⅲ结合，灭活凝血酶和凝血因子Ⅸa、Ⅹa。内皮细胞合成凝血酶调节蛋白（又称血栓调节蛋白，thrombomodulin），为凝血酶受体，凝血酶与之结合后转化为抗凝物质，进而激活抗凝血因子蛋白 C（肝脏合成的一种血浆蛋白），在蛋白 S（由内皮细胞合成）的协同下，灭活凝血

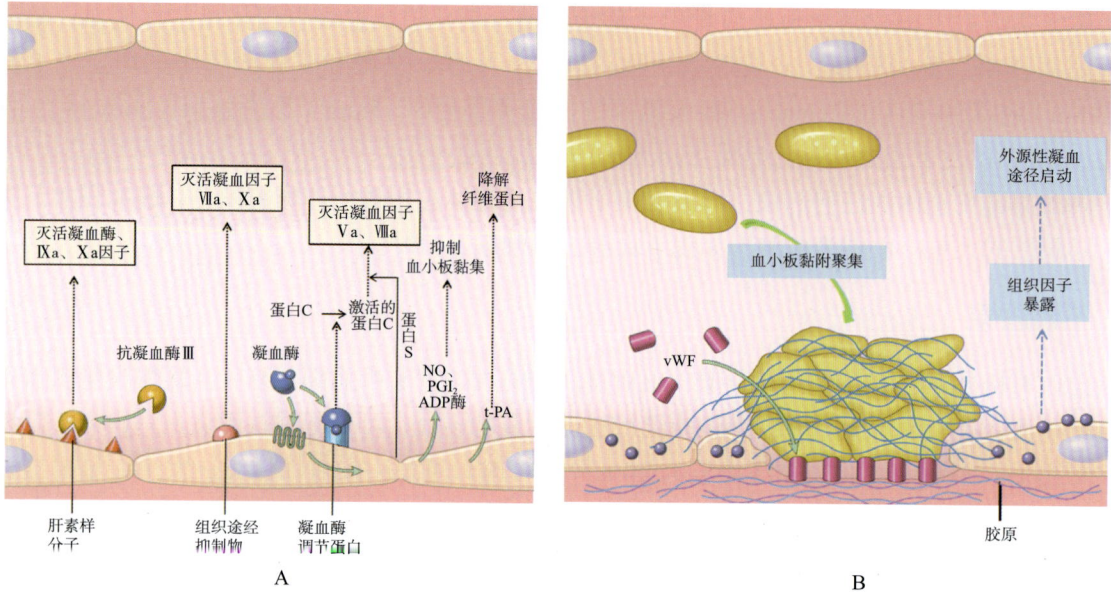

图 3-3　内皮细胞的抗凝和促凝作用
A 内皮细胞抑制血栓形成和抗凝血；B 内皮细胞损伤，血小板堆形成

因子 Ⅴa 和Ⅷ a。

（4）促进纤维蛋白溶解　内皮细胞能合成组织型纤溶酶原活化因子（tissue type plasminogen activator，t-PA），有促进纤维蛋白溶解的作用，以清除沉着于内皮细胞表面的纤维蛋白。

2. 内皮细胞的促凝作用

（1）启动内源性和外源性凝血途径　内皮细胞损伤后，屏障作用丧失，其下的胶原纤维暴露，接触并激活血液中凝血因子Ⅻ，从而启动内源性凝血途径。受损内皮细胞释放组织因子（凝血因子Ⅲ），激活凝血因子Ⅶ，启动外源性凝血途径。

（2）辅助血小板黏附　内皮细胞损伤时释放出血管性假血友病因子（von Willebrand factor，vWF），在血小板与胶原黏附中起桥梁作用。

（3）抑制纤维蛋白溶解　内皮细胞分泌纤溶酶原激活物的抑制因子（inhibitors of plasminogen activator，PAIs），抑制纤维蛋白溶解。

心脏和血管内皮细胞的损伤是血栓形成的最重要和最常见的原因。

在血栓形成过程中，血小板起着极为重要的作用，主要包括以下三个连续的反应：①血小板的黏附：血小板在 vWF 的桥梁连接作用下，黏附于损伤局部的胶原上。②血小板的活化：血小板黏附于胶原纤维后，其胞质内微丝和微管收缩而发生变形，称为黏性变态（viscous metamorphosis）。同时分泌 α 颗粒（含有纤维蛋白原、纤维连接蛋白、Ⅴ 因子、vW 因子、血小板第Ⅳ因子、血小板源性生长因子及转化生长因子等）和 δ 颗粒（又称致密颗粒，含有丰富的 ADP、Ca^{2+}、组胺、5- 羟色胺、肾上腺素等），并将这两种颗粒内的物质释放出来。血小板的黏性变态和颗粒释放过程称为活化。③血小板的黏集：血小板活化之后出现血小板黏集。最初的血小板黏集主要由 ADP、血栓素 A_2（thromboxane A_2，TXA_2）和 Ca^{2+} 的共同作用，启动自动催化过程，使血小板彼此黏集成堆并逐渐增大，此时形成的血小板黏集堆是可逆的。但随着内、外源性凝血过程启动，凝血酶产生并与血小板表面的受体结合，血小板黏集堆进一步增大、收缩，变为不可逆性血小板融合团块。同时，在血小板团块中，凝血酶将纤维蛋白原转变为纤维蛋白，将血小板紧紧地交织在一起，成为血栓形成的起始点。

临床上，心、血管内皮细胞损伤导致的血栓形成多见于风湿性和细菌性心内膜炎的病变瓣膜、心肌梗死区的心内膜、静脉内膜炎、动脉粥样硬化斑块溃疡处、创伤性或炎症性的血管损伤部位。缺氧、休克、败血症和细菌内毒素等可引起全身广泛的内皮细胞损伤，激活凝血过程，引起弥散性血管内凝血，在全身微循环内形成微血栓。

（二）血流状态的异常

血流状态改变主要指血流缓慢和产生漩涡等。正常血流中，有形成分如红细胞、白细胞及血小板在中轴流动（轴流），外层是血浆（边流），血浆将血液的有形成分与血管壁隔开，阻止血小板与内膜接触而被激活。血流减慢或产生漩涡时可使正常的血流状态发生改变，表现为轴流变宽或层流状态紊乱，血小板进入边流，增加与血管内膜接触的机会并增大与内膜黏附的可能；同时，被激活的凝血因子和凝血酶能在局部达到凝血过程所必需的浓度。此外，血流缓慢导致的缺氧及涡流产生的离心力均可造成内皮细胞损伤，暴露内皮下的胶原，从而可能促发内源性和外源性的凝血过程。

临床中，静脉血栓的发生比动脉血栓多4倍，而下肢深静脉和盆腔静脉血栓常发生于心力衰竭、久病和术后卧床患者，也可发生于大隐静脉曲张的静脉内。静脉血栓多见的原因为：①静脉内有静脉瓣，瓣膜内的血流不但缓慢，而且出现漩涡，所以静脉血栓形成往往以瓣膜为起始点；②静脉没有搏动，血流有时可出现短暂的停滞；③静脉壁较薄，容易受压；④血流通过毛细血管到静脉后，血液的黏性有所增加。

心脏和动脉内的血流快，不易形成血栓，但二尖瓣狭窄时的左心房、动脉粥样硬化斑块溃疡灶、动脉瘤、室壁瘤或血管分支处血流缓慢及出现涡流时，则易并发血栓形成。

（三）血液的高凝状态

血液的高凝状态是指血液中血小板或凝血因子增多、血小板黏性增大或纤维蛋白溶解系统活性降低，可见于遗传性（原发性）或获得性（继发性）疾病。

1. 获得性高凝状态 指继发于其他疾病的血液高凝状态。在严重创伤、大面积烧伤、大手术后或产后大失血时，血液浓缩、黏稠度增加，同时凝血因子、纤维蛋白原增加和抗凝血酶Ⅲ减少，以及血中补充了黏性较大的幼稚血小板，易于发生黏集，形成血栓。广泛转移的晚期恶性肿瘤，由于癌细胞释放出促凝因子，如组织因子等，出现多发性、反复发作的血栓性游走性脉管炎或非细菌性血栓性心内膜炎。此外，妊娠期高血压、高脂血症、肥胖、吸烟、冠状动脉粥样硬化等，也可因血小板增多或黏性增高诱发血栓形成。

2. 遗传性高凝状态 最常见的为第Ⅴ因子基因突变和凝血酶原基因突变。据报道，患有复发性深静脉血栓形成的患者中，第Ⅴ因子基因突变率高达60%。突变的第Ⅴ因子编码的蛋白能抵抗激活的蛋白C对其的降解，因此造成血液高凝状态。凝血酶原基因3'端非翻译区的突变致使凝血酶原水平升高，容易形成静脉血栓。少数情况下，遗传性高凝状态还与抗凝血酶Ⅲ、蛋白C或蛋白S先天缺乏有关。

血栓形成往往是上述三个因素综合作用的结果。各因素之间相互影响，在不同情况下，往往是以其中某一因素为主。

二、血栓形成的过程与类型

血栓形成过程包括血小板黏集和血液凝固两个基本过程。在血栓形成过程中，首先是血小板黏附于内皮损伤后裸露的内皮下胶原纤维，血小板被活化，即发生黏性变态和脱颗粒，再从颗粒中释放出 ADP、TXA_2 及血小板第Ⅳ因子等物质，使血流中的血小板不断在局部黏集，形成血小板堆。此时的血小板堆是可逆的，可被血流冲散。同时，内皮损伤还可通过暴露胶原、激活Ⅻ因子及释放组织因子而启动内源性和外源性凝血途径，使凝血酶原变为凝血酶，凝血酶将纤维蛋白原转变为纤维蛋白。纤维蛋白与受损处的内膜基质中的纤维连接蛋白结合，形成纤维蛋白网，使黏附的血小板堆牢固附着于受损的血管内膜表面，成为不可逆的血小板血栓，并作为血栓的起始点（图 3-4）。

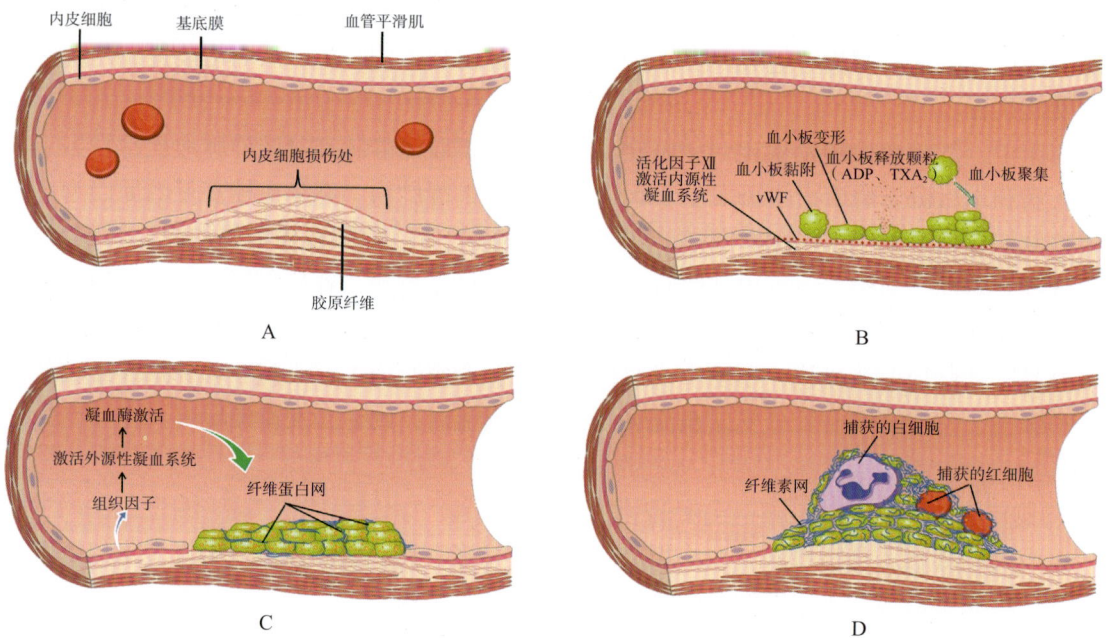

图 3-4　血栓形成过程示意图
A 血管内皮细胞损伤，暴露内皮下胶原；B 血小板黏附于损伤处，释放出 ADP、TXA_2 等物质；C 内皮受损，
激活内源性凝血途径，纤维蛋白沉积在血小板堆上；D 血小板和纤维蛋白不断堆积，
纤维蛋白形成网状结构，网中有白细胞和红细胞

血小板黏集堆的形成是血栓形成的第一步，此后血栓形成的发展及血栓的形态、组成及大小取决于血栓发生的部位和局部血流的状态。血栓类型一般分为以下四种：

（一）白色血栓

由于心血管内皮细胞损伤，血小板黏附聚集于受损的心血管内膜处，并不断增大而形成白色血栓（pale thrombus）。肉眼观：白色血栓呈灰白色，表面粗糙，质硬，与血管壁紧密黏着。光镜下：白色血栓主要由血小板及少量纤维素构成。白色血栓常位于血流较快的心瓣膜、心腔和动脉内，例如急性风湿性心内膜炎时在二尖瓣闭锁缘上形成的赘生物为白色血栓。在静脉血栓中，白色血栓位于血栓的起始部，即构成延续性血栓（propagating thrombus）的头部。

（二）混合血栓

白色血栓形成后，其下游的血流变慢并出现漩涡，导致新的血小板堆形成。如此反复进行，血小板黏附形成分枝状或不规则的珊瑚状突起，称为血小板梁。在血小板梁之间，血流几乎停滞，血液发生凝固，纤维蛋白形成网状结构，网内充满大量红细胞。这种由灰白色的血小板和纤维素层及暗红色的红细胞层交错而构成的血栓称为混合血栓（mixed thrombus），也称为层状血栓，成为静脉延续性血栓的体部。单一的混合血栓见于动脉瘤、室壁瘤或动脉粥样硬化溃疡部位的附壁血栓及扩张的左心房内的球形血栓。

肉眼观：血栓呈粗糙、干燥的圆柱状，与血管壁黏着，有时可见灰白色与红褐色相间的条纹。光镜下：血小板小梁呈珊瑚状，表面有许多中性粒细胞附着，这是由于纤维蛋白降解产物对白细胞的趋化作用所致。小梁之间纤维素成网状，网眼内含有大量红细胞和少许白细胞（图 3-5）。

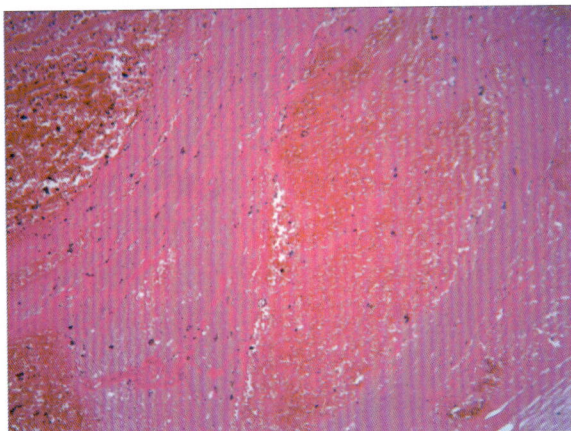

图 3-5　混合血栓
淡红色为血小板梁，之间为红细胞和纤维素网

（三）红色血栓

红色血栓（red thrombus）主要见于静脉。随着混合血栓逐渐延长增大，阻塞血管腔，其下游的血流停止，迅速凝固形成红色血栓，也称为凝固性血栓，构成延续性血栓的尾部。红色血栓形成过程与血管外凝血过程相同。

肉眼观：呈暗红色，新鲜的红色血栓湿润，有一定的弹性；陈旧的红色血栓由于水分被吸收，变得干燥易碎，失去弹性，并易于脱落，造成栓塞。光镜下：主要为大量的红细胞，可见少量纤维素及分散于其中的白细胞，其细胞比例与正常血液相似。

（四）透明血栓

透明血栓（hyaline thrombus）发生于微循环的毛细血管及小静脉内，主要由纤维素构成，又称为纤维素性血栓。只能在显微镜下看见，故又称微血栓，见于弥散性血管内凝血。

三、血栓的结局

1. 溶解、吸收或脱落　由于激活内源性凝血途径的同时也激活纤溶系统，血栓内纤溶酶原的激活和白细胞崩解释放的蛋白溶解酶，可使血栓溶解。溶解的快慢取决于血栓的大小和新旧程度。小而新鲜的血栓可被完全溶解之后被完全吸收。大的血栓仅部分溶解，被血流冲击可形成碎片或整个脱落，形成血栓栓塞。

2. 机化与再通　如果纤溶系统活性不足，血栓长时间不被溶解，则由血管壁向血栓内长入新生的肉芽组织，逐渐取代血栓成分，这个过程称为血栓机化（thrombus organization）。血栓机化一般于血栓形成后 1～2 天开始，至 3～4 天即可使血栓较牢固地附着于血管壁上。中等大小的血栓经过 2～4 周左右即可完成机化。在机化过程中，因水分被吸收，血栓干燥收缩或部分溶解，其内部或与血管壁间出现裂隙，新生的内皮细胞长入并被覆其表面形成新的血管并相互吻合沟通，形成血栓内或血栓旁的血管新通道，使血栓上下游的血流得以部分恢复，这种现象称为再通（recanalization）。

3. 血栓的钙化　陈旧的血栓未完全机化时，可发生钙盐沉着，称为血栓钙化，形成静脉石（phlebolith）或动脉石（arteriolith）。

四、血栓对机体的影响

当血管破裂后，在血管损伤处形成血栓，可封闭伤口，具有止血作用；在炎症病灶周围小血管内血栓形成，有防止出血和局部感染蔓延的作用。因此，在一定条件下，血栓形成可看作是机体的一种防御性措施。但在多数情况下，血栓形成对机体是不利的，主要表现为：

1. 阻塞血管　如动脉不完全性阻塞，可引起局部组织、器官缺血而萎缩。若动脉完全性阻塞，又缺乏有效侧支循环时，则引起局部组织缺血性坏死，即梗死，例如心冠状动脉血栓形成可引起心肌梗死。如阻塞静脉，则引起局部组织淤血、水肿、出血，甚至坏死。

2. 栓塞　血栓一部分或全部脱落，随血流运行而被带至他处引起栓塞。严重的栓塞可使脏器发生梗死，甚至导致患者死亡。如果栓子内含有细菌，则细菌可随栓子运行而蔓延扩散，引起败血症或脓毒血症等严重后果。

3. 心瓣膜变形　心瓣膜上的血栓机化后，可引起心瓣膜增厚变硬、瓣叶间粘连等，造成瓣膜口狭窄；瓣膜卷曲缩短，则引起瓣膜关闭不全。临床常见于慢性风湿性心内膜炎。

4. 出血或休克　见于弥散性血管内凝血，微循环内广泛的微血栓形成，消耗了大量的凝血因子和血小板，从而造成血液的低凝状态，可引起全身广泛性出血和休克。

第四节　栓　塞

循环血液中出现不溶于血液的异常物质，随血液流动阻塞血管腔的现象称为栓塞（embolism），造成栓塞的异常物质称为栓子（embolus）。栓子可以是固体、液体或气体，其中最常见的是部分或全部脱落的血栓，较少见的为脂肪滴、空气、肿瘤细胞团、细菌和羊水等。

一、栓子的运行途径

栓子的运行途径一般与血流方向一致，常停留在口径与其相当的血管，并阻断血流，罕见情况下也可逆血流运行引起栓塞（图 3-6）。

1. 右心或体静脉系统的栓子　来自右心或体静脉系统的栓子随血流阻塞于肺动脉的主干或其分支，引起肺动脉系统的栓塞。体积甚小又富于弹性的气体、羊水或脂肪栓子可以通过肺泡隔毛细血管进入肺静脉系统，回流至左心，再进入体循环，继而引起动脉分支的栓塞。

2. 左心和主动脉系统的栓子　来自左心和主动脉系统的栓子随动脉血流运行，阻塞于各器官的小动脉，常见于脾、肾、脑、下肢等部位。

3. 门静脉系统的栓子　来自肠系膜静脉等门静脉系统的栓子随血流进入肝脏，引起肝内门静脉分支的栓塞。

4. 交叉性栓塞　较少见，在有房、室间隔缺损或动 - 静脉瘘的患者，栓子可以由压力高的一侧通过缺损处进入压力低的一侧，即动、静脉系统的栓子发生交叉运行，形成交叉性栓塞现象。

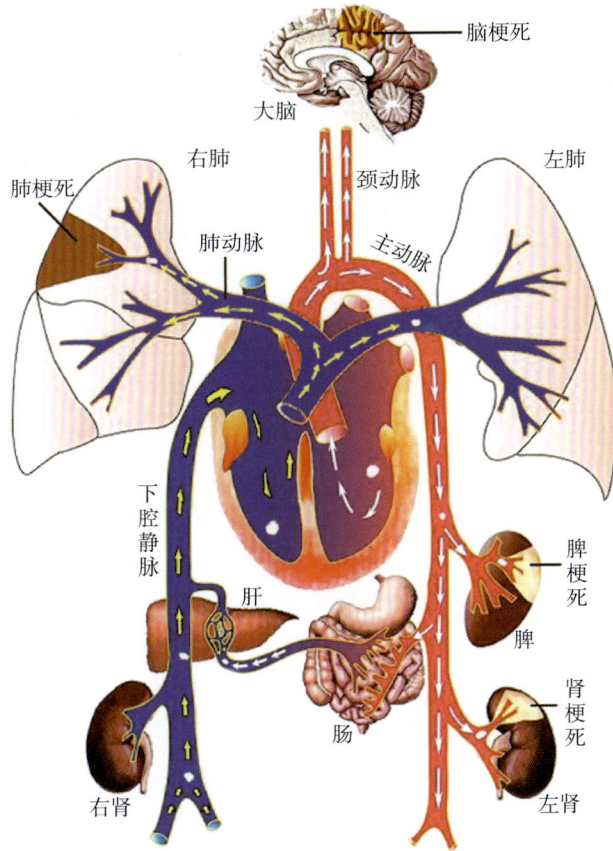

图 3-6　栓子的运行途径与栓塞模式图

5. 逆行性栓塞　罕见，偶尔见于下腔静脉内的栓子，当胸、腹内压力突然升高（如剧烈咳嗽、呕吐等）时，栓子逆向运行，在下腔静脉所属分支（如肝、肾、髂静脉等处）引起栓塞。

二、栓塞的类型和对机体的影响

由于栓子的类型不同，可引起不同类型的栓塞。栓塞对机体的影响则因栓子的类型、栓塞的部位及侧支循环建立的状况而异。

（一）血栓栓塞

由血栓脱落引起的栓塞，称为血栓栓塞（thromboembolism）。临床上 99% 以上的栓塞是由血栓栓子所致，是栓塞中最常见的类型。栓子的来源、大小、数量和栓塞部位不同，对机体的影响也不相同。

1. 肺动脉栓塞　造成肺动脉栓塞的血栓栓子约 95% 来自下肢深部静脉，特别是腘静脉、股静脉和髂静脉，偶可来自盆腔静脉或右心附壁血栓。根据栓子的大小、数量及心肺功能状况，其引起的后果不同：①中、小栓子栓塞在肺动脉的小分支，一般情况下不出现任何临床症状，因为肺具有肺动脉和支气管动脉双重血液供应，两者之间有丰富的吻合支，常可由侧支循环代偿，栓子进而在肺内被溶解；若在栓塞前，肺已有严重的淤血，致微循环内压升高，使支气管动脉供血受阻，可引起肺组织的出血性梗死；如果较长一段时间内，反复发生小的肺动脉栓塞，可以引起肺动脉高压、右心衰竭。②栓子栓塞肺动脉主干或大分支，患者可突然出现呼吸困难、发绀、休克等症状，严重者可因急性呼吸循环衰竭而猝死。③若栓子小但数目多，可广泛地栓塞肺动脉多数小分支，也可引起右心衰竭（急性肺源性心脏病）而猝死。

一般认为肺动脉栓塞引起猝死的机制有：①肺动脉主干或大分支栓塞时，肺动脉内阻力急剧增加，致急性右心衰竭。②肺栓塞刺激迷走神经，通过神经反射引起肺动脉、冠状动脉、支气管动脉和支气管的痉挛，导致急性右心衰竭和窒息；肺栓塞的血栓栓子内血小板释出 5-HT 及 TXA_2，亦可引起肺血管的痉挛。

2. 体循环动脉栓塞 栓子大多（80%）来自左心，常见有心肌梗死时的附壁血栓、二尖瓣狭窄时左心房的附壁血栓和亚急性细菌性心内膜炎时的心瓣膜赘生物，其次有来自动脉粥样硬化溃疡和动脉瘤内的附壁血栓。动脉栓塞的主要部位为下肢、脑，少数情况下也可见于小肠、脾和肾等处。栓塞的后果取决于栓塞的部位、局部侧支循环及组织对缺氧的耐受性。当栓塞的动脉缺乏有效的侧支循环时，则局部可发生梗死，如栓塞发生在冠状动脉或脑动脉分支，常可引起严重后果，甚至危及生命。

（二）脂肪栓塞

循环血流中出现较大游离脂肪滴并阻塞血管，称为脂肪栓塞（fat embolism）。长骨粉碎性骨折和脂肪组织的严重创伤、烧伤时，脂肪细胞破裂释放出脂肪滴，由破裂的骨髓窦状隙和静脉进入血液循环引起脂肪栓塞。脂肪肝时，由于上腹部受到猛烈挤压、撞击，使肝细胞破裂释放出脂滴进入血液。脂肪栓塞也可见于非创伤性的患者如糖尿病时的血脂过高、酗酒和慢性胰腺炎等，由于血脂的乳化状态失去稳定性，而游离形成脂滴；或精神受到强烈刺激，过度紧张使机体处于应激状态下，导致儿茶酚胺大量分泌，过多动员储备脂肪，增高血脂，形成过多的乳糜微粒并相互融合，形成脂滴。

脂肪栓子随静脉进入右心到肺，直径大于 20μm 的脂滴栓子引起肺动脉分支、小动脉和毛细血管的栓塞；直径小于 20μm 栓子通过肺泡隔毛细血管经肺静脉进入左心到达体循环的分支，可引起全身多器官的栓塞，最常见的为脑血管栓塞，引起脑水肿和血管周围点状出血。

脂肪栓塞的后果取决于栓塞的部位和脂滴的数量。少量脂滴由巨噬细胞吞噬或被血管内皮细胞分泌的脂酶所分解，对机体无影响。若短期大量脂滴（9～20g）进入肺循环，肺血管广泛受阻，可引起急性右心衰竭甚至死亡。脂滴还可损伤血管内皮细胞，引起肺水肿、肺出血及肺不张，严重时影响气体交换，导致窒息或急性右心衰竭而死亡。

（三）气体栓塞

大量空气迅速进入血液循环或原来溶解于血液内的气体迅速游离，形成气泡而阻塞心血管，称为气体栓塞（gas embolism）。常见以下两种类型。

1. 空气栓塞（air embolism） 多由于静脉损伤破裂，外界空气由静脉缺损处进入血流所致。如颈胸部外伤和手术、使用正压静脉输液、人工气胸或气腹误伤静脉时，空气可在吸气时因被静脉腔内的负压吸引，通过静脉破裂处进入血液循环。分娩或流产时，子宫强烈收缩，将空气挤入子宫壁破裂的静脉窦内。

空气进入血液循环的后果取决于进入的速度和气体量。少量空气入血，可被溶解或吸收，一般不引起严重后果。若大量空气（多于 100mL）迅速进入静脉，随血流进入右心后，由于心脏搏动的"搅拌"作用，使空气与血液混合成泡沫状，由于泡沫具有压缩性和弹性，可随心脏收缩而缩小，随心脏舒张而扩大，使血液在心脏舒张期不能有效地回流，收缩期不能有效射出，造成严重的血液循环障碍，患者可出现呼吸困难、发绀而猝死。

2. 氮气栓塞（nitrogen embolism）　又称为减压病（decompression sickness）或沉箱病（caisson disease）。人体从高气压环境迅速进入常压或低气压环境，如潜水员由水底迅速升向水面，或飞行员从地面迅速飞向高空时，原来溶解于血液和组织液中的大量气体迅速游离出来，氧和二氧化碳可重新溶于体液内而被吸收，氮气在体液内溶解迟缓，导致在血液和组织内形成无数小气泡或融合成大气泡，造成气体栓塞。氮气栓塞可因气体所在部位不同，其临床表现也不同。氮气栓塞位于富含脂肪的皮下时，可引起皮下气肿；位于肌肉、肌腱、韧带内，引起肌肉和关节的疼痛；位于局部血管内引起局部缺血和梗死，如股骨头、胫骨和髂骨的无菌性坏死；全身性尤其是四肢、肠道等末梢血管阻塞则引起痉挛性疼痛；若短期大量气泡阻塞多数血管，可导致严重血液循环障碍甚至死亡。

（四）其他类型的栓塞

羊水栓塞（amniotic fluid embolism）是由于分娩或胎盘早期剥离时羊膜破裂，尤其又有胎儿阻塞产道时，子宫强烈收缩，宫内压增高，将羊水压入破裂的子宫壁静脉窦，经血液循环进入肺动脉分支及毛细血管内引起栓塞所致。羊水栓塞是分娩过程中一种罕见的严重并发症，多见于高龄产妇，发病急骤，出现呼吸困难、发绀和休克，多数导致死亡。羊水栓塞引起猝死的机制包括：羊水中的角化上皮、胎毛、胎脂、胎粪和黏液等造成肺循环机械性阻塞；羊水中胎儿代谢产物入血引起过敏性休克；羊水中的凝血激活酶样物质等引发弥散性血管内凝血。

瘤细胞栓塞可造成远处器官肿瘤转移。寄生虫及其虫卵、细菌或真菌团栓塞，可引起病变的播散蔓延。偶尔异物入血也可引起栓塞。

第五节　梗　死

局部组织或器官由于血流阻断而引起的缺血性坏死，称为梗死（infarction）。

一、梗死形成的原因和条件

（一）梗死形成的原因

血管阻塞尤其是动脉阻塞引起的梗死多见而严重，是梗死发生的主要原因。但静脉阻塞、局部血流停滞和缺氧亦可引起梗死，常见的原因如下。

1. 血栓形成　是梗死最常见的原因。如冠状动脉和脑动脉粥样硬化继发血栓形成，引起心肌梗死和脑梗死；伴有血栓形成的足背动脉闭塞性脉管炎可引起足部梗死（坏疽）。

2. 动脉栓塞　多为血栓栓塞，在肾、脾和肺的梗死中，由动脉栓塞引起者远比血栓形成多见。

3. 动脉痉挛　在动脉管腔已狭窄（如动脉粥样硬化）的基础上，诱因刺激血管发生强烈和持续的痉挛，可致血流中断而发生梗死。

4. 血管受压闭塞　如肿瘤对局部血管的压迫所引起的局部梗死；肠套叠、肠扭转和嵌顿疝时肠系膜动脉、静脉受压引起肠梗死；卵巢囊肿或睾丸扭转致血流中断引起的坏死。

（二）梗死形成的条件

血管阻塞是否造成梗死，还与下列因素有关。

1. 供血血管的类型　有双重血液供应的器官，如肺由肺动脉和支气管动脉供血，肝由肝动脉和门静脉供血；平行动脉供血，如前臂和手由两条平行的桡动脉和尺动脉供血；吻合支丰富，如肠动脉的各分支。这些类型的供血方式，其中一条动脉阻塞，可由另一条血管维持供血，因此很少发生梗死。一些终末动脉供血器官如肾、脾及脑等的动脉吻合支少，一旦动脉发生阻塞，极易发生梗死。

2. 血流阻断发生的速度　缓慢发生的血流阻断可为吻合支血管逐步扩张，建立侧支循环提供时间，不易发生梗死；反之则易发生梗死。

3. 组织对缺氧的耐受性　脑组织对缺氧的耐受性最低，血液供应中断3～4分钟，即可引起梗死；心肌细胞缺氧20～30分钟发生坏死；骨骼肌、纤维结缔组织对缺氧耐受性较强，较少发生梗死。

4. 血液的含氧量　严重贫血、心力衰竭时血氧含量低，当动脉供血不足时，对缺氧耐受性低的心、脑等易发生梗死。

二、梗死的类型和病理变化

（一）贫血性梗死

贫血性梗死（anemic infarct）常发生在组织结构较致密并由终末动脉供血的器官，如心、肾、脾等。当其动脉阻塞发生梗死时，它所属的分支和邻近的动脉发生反射性痉挛，将梗死区内循环血液排挤到周围组织中；同时，局部组织因缺血缺氧而坏死崩解，局部胶体渗透压升高，吸收水分而体积略胀大，进一步挤走间质内的残留循环血液；再加上组织致密，出血量少，残留的红细胞很快崩解，血红蛋白被溶解吸收。这些因素导致梗死区呈灰白色或灰黄色，故又称为白色梗死。

病理变化：贫血性梗死区的形状与动脉分布方式有关。脾、肾等器官的血管呈锥形分布，故梗死灶呈锥体形，切面呈扇形或三角形，尖端位于血管阻塞处，常指向脾门、肾门，底部朝向脏器表面。心冠状动脉分布不规则，故心肌梗死灶的形状也不规则，呈地图状。新鲜梗死灶常稍肿胀，表面隆起，与正常组织交界处因炎症反应出现充血出血带，数日后因红细胞被巨噬细胞吞噬形成含铁血黄素而变成黄褐色。晚期梗死灶变干、变硬，表面稍凹陷，可部分或完全被肉芽组织取代，最终形成瘢痕。光镜下，梗死灶多数呈凝固性坏死

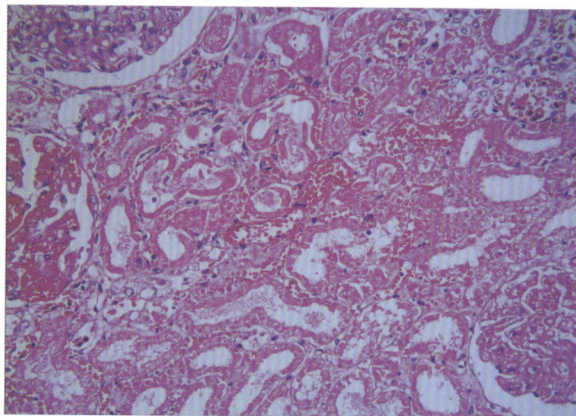

图3-7　肾贫血性梗死
梗死组织尚有轮廓，细胞核消失

（脑梗死灶为液化性坏死），可见细胞核呈固缩、碎裂、溶解等改变，组织的结构轮廓尚保存（图3-7）。晚期病灶呈均质性结构，边缘有肉芽组织长入，最终被瘢痕组织取代。

（二）出血性梗死

出血性梗死（hemorrhagic infarct）常发生于组织疏松且具有双重血液循环或血管吻合支丰富的器官，如肺、肠等，梗死灶有明显的弥漫性出血而呈红色，又称为红色梗死（red infarct）。此

种梗死的形成除有动脉阻塞外，还须具有下列条件：

1. 严重淤血 是出血性梗死形成的重要先决条件。由于器官严重淤血，静脉和毛细血管流体静脉压升高，妨碍了侧支循环的建立，故局部组织可因动脉阻塞而发生坏死。组织坏死后，淤积在静脉内的血液经坏死的血管壁而漏出至坏死组织中，造成弥漫性出血。

2. 双重血液循环 肺具有肺动脉和支气管动脉双重血液循环，一般不容易发生梗死，但在器官有严重淤血时，当一支动脉被阻塞，另一支动脉由于不能克服静脉淤血的阻力，以致局部血液循环障碍而发生梗死。梗死后，外周血液通过吻合支而流入梗死区，造成弥漫性出血。

3. 组织疏松 肺和肠的组织结构疏松，组织间隙可容纳多量出血。局部血管发生反射性痉挛和坏死组织膨胀时，均不能把血液挤出梗死灶外，血液存留于局部小血管和毛细血管内，进而发生出血。

病理变化：出血性梗死的形状与贫血性梗死基本相似，即与血管分布一致。肺出血性梗死多发生于肺下叶，呈锥体形；而肠出血性梗死常发于小肠，呈节段状。因梗死区有大片出血，为暗红色。光镜下，梗死区组织坏死，结构消失，可见大量红细胞。

此外，梗死区内伴有细菌感染者，称为败血性梗死（septic infarct），主要由含有细菌的栓子阻塞血管引起。常见于急性感染性心内膜炎时，心瓣膜上含有细菌的赘生物脱落，顺血流运行而引起相应组织器官的栓塞，导致梗死。梗死灶内可见细菌团块和炎细胞浸润，若为化脓菌感染，可出现栓塞性脓肿。

三、梗死的结局和对机体的影响

梗死灶形成时，引起病灶周围发生炎症反应，可见中性粒细胞和巨噬细胞渗出和浸润。在梗死发生24～48小时后，肉芽组织即从周围长入梗死灶内。小的梗死灶可被肉芽组织完全取代，即机化，以后变为瘢痕。大的梗死灶不能完全机化时，则形成纤维包裹，梗死灶内可发生钙化。脑梗死可液化形成囊腔，最后形成胶质瘢痕。

梗死对机体的影响与梗死发生的部位、范围大小及有无细菌感染等有关。若发生在重要器官，如心、脑等的梗死，轻者出现功能障碍，重者危及生命。脾、肾等的小范围梗死对机体影响不大，仅引起局部症状，如脾梗死累及被膜，患者可觉刺痛，肾梗死可引起腰痛、血尿。肺梗死可引起咯血及并发肺炎；肠梗死时常出现剧烈的腹痛、血便和肠穿孔后腹膜炎的症状；肺、肠、四肢的梗死若继发腐败菌感染，可引起坏疽，后果严重。败血性梗死的梗死灶内可出现脓肿。

第六节 水 肿

过多的液体在组织间隙或体腔中积聚称为水肿（edema），体腔内过多的液体积聚称为积水或积液，如胸腔积液、心包积液、脑积水等。

按水肿波及的范围，可分为全身性水肿和局部性水肿。按发病原因，分为肾性水肿、肝性水肿、心性水肿、营养不良性水肿、淋巴性水肿、炎性水肿等。按水肿发生的部位，可分为脑水肿、肺水肿、皮下水肿等。

一、水肿的发生机制

正常人体组织液总量的相对恒定有赖于血管内外液体交换和体内外液体交换保持动态平衡。如果这两个平衡失调，组织液生成增多和（或）水、钠潴留，可导致水肿的发生。

（一）血管内外液体交换失衡——组织液生成增多

血管内外液体交换受毛细血管血压、组织间液流体静压、血浆胶体渗透压和组织间液胶体渗透压的影响。正常情况下，组织液和血浆之间不断进行液体交换（图3-8），毛细血管动脉端组织液的生成略多于静脉端的回流，剩余部分形成淋巴液，淋巴回流把不断生成的组织液送回血液循环系统内，维持血管内外液体交换处于动态平衡。因此，毛细血管流体静压增加、血浆胶体渗透压下降和淋巴回流障碍等均导致组织液增多，引起水肿的发生。

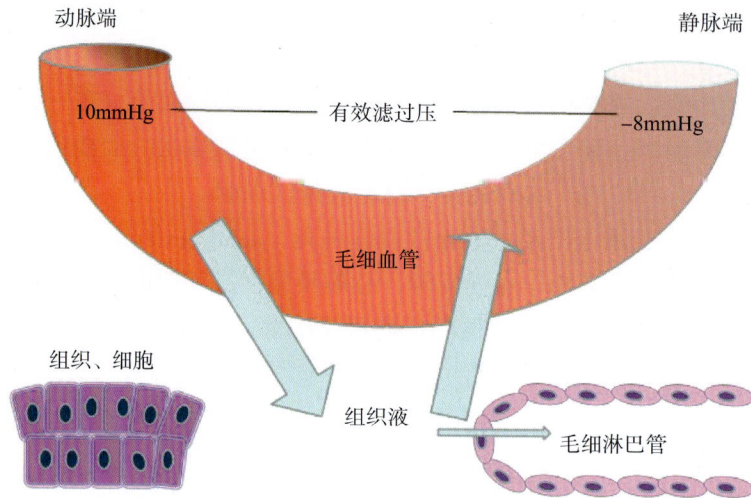

图 3-8   组织液生成与回流示意图

1. 毛细血管流体静压增高   局部毛细血管流体静压增高时，毛细血管动脉端生成的组织液增多，静脉端回流入血的组织液减少，超过淋巴回流的能力时，便可引起水肿。如肿瘤压迫静脉或静脉血栓形成可使毛细血管的流体静压增高，引起局部水肿。全身性静脉流体静压增高往往是由于充血性心力衰竭引起，是全身水肿的重要原因。

2. 血浆胶体渗透压降低   血浆胶体渗透压是限制血管内液体向血管外滤过的主要力量，其大小主要取决于血浆蛋白特别是白蛋白的含量。当血浆白蛋白合成减少或大量丢失时，血浆胶体渗透压下降，组织液生成增加。引起血浆白蛋白含量下降的原因有：①蛋白质摄入不足，见于食物中蛋白质供给不足或胃肠道吸收障碍；②蛋白质合成障碍，见于肝硬化或严重营养不良；③蛋白质丢失过多，见于肾病综合征时大量的蛋白质从尿中丢失；④蛋白质分解代谢增强，见于慢性消耗性疾病，如结核、恶性肿瘤等。

3. 毛细血管壁通透性增高   当毛细血管壁通透性增高时，血浆蛋白可从毛细血管滤出，导致毛细血管静脉端胶体渗透压下降而组织液的胶体渗透压上升，进一步促进液体滤出。主要见于感染、烧伤、冻伤及昆虫咬伤等，这些因素可直接损伤毛细血管壁或通过组胺、缓激肽等炎性介质的作用使毛细血管壁通透性增高。

4. 淋巴回流受阻   正常情况下，淋巴回流不仅能把组织液及其所含蛋白质回收到血液循环，而且在组织液生成增多时还能代偿性增加回流，因此具有重要的抗水肿作用。当淋巴道堵塞时，淋巴回流受阻，含蛋白的水肿液在组织间隙中积聚，形成淋巴性水肿。常见的原因有恶性肿瘤侵入并堵塞淋巴管，丝虫病时淋巴管内皮细胞增生及纤维化使淋巴管狭窄或阻塞。

（二）体内外液体交换失衡——水、钠潴留

正常人体水、钠的摄入量和排出量保持动态平衡，从而保持体液量的相对恒定。肾脏对水、钠平衡的调节起重要作用。在正常情况下，肾小球的滤过功能与肾小管的重吸收功能保持动态平衡，肾小球滤过的水、钠总量，约99%被肾小管重吸收，只有1%左右排出体外。近端小管钠和水的重吸收率占肾小球滤过率的65%～70%，这一现象称为球–管平衡。某些因素导致球–管失衡，即可导致水、钠潴留，引起水肿（图3–9）。

1. 肾小球滤过率下降　引起肾小球滤过率下降的常见原因有：肾小球广泛病变，使滤过面积减少，见于急、慢性肾小球肾炎；有效循环血量减少，使肾血流量减少及肾血管收缩，见于心力衰竭。

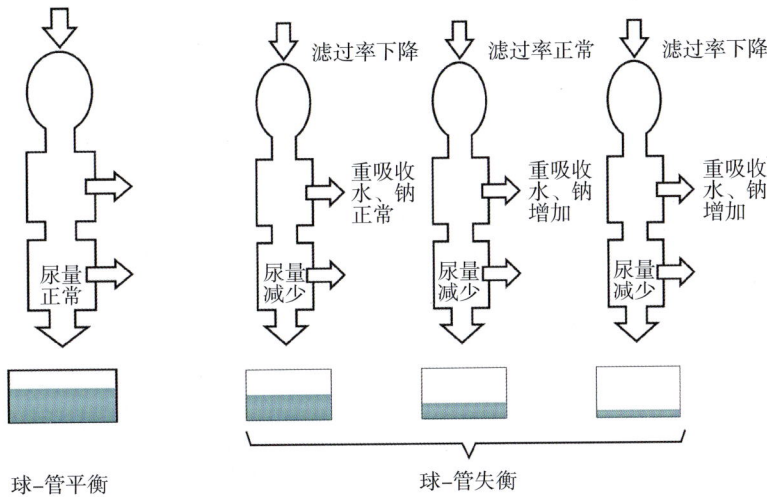

图 3–9　球 – 管失衡

2. 肾小管重吸收水、钠增多　引起肾小管对水、钠重吸收增加的原因主要如下。

（1）肾血流重新分布　正常情况下，约90%的肾血流量通过皮质肾单位，10%的肾血流量通过髓旁肾单位。皮质肾单位的髓袢短，不进入髓质高渗区，对水、钠重吸收能力相对较弱；而髓旁肾单位髓袢很长，深入髓质高渗区，对水、钠重吸收能力较强。当有效循环血量减少时，交感神经兴奋，引起肾血流重新分布，即通过皮质肾单位的血流明显减少，较多的血流转入髓旁肾单位。其直接后果是水、钠重吸收增多，导致水、钠潴留。

（2）心房钠尿肽（ANP）分泌减少　ANP可抑制近端小管对钠的主动重吸收，还可抑制醛固酮的分泌。当有效循环血量减少和血压下降时，心房的牵张感受器兴奋性降低，致使ANP分泌减少，促进近曲小管对水、钠的重吸收和醛固酮的分泌，引起水、钠潴留。

（3）醛固酮增多　醛固酮具有促进远曲小管重吸收水、钠的作用，醛固酮增多可引起水、钠潴留。醛固酮增加的常见原因为：①分泌增加：当有效循环血量下降或其他原因使肾血流量减少时，一方面可刺激入球小动脉壁的牵张感受器，另一方面肾小球滤过率降低使流经致密斑的钠量减少，这两方面均可使近球细胞分泌肾素增加，肾素–血管紧张素–醛固酮系统被激活，血中醛固酮浓度增加。②灭活减少：肝功能严重损害时，肝细胞灭活醛固酮减少，也可引起血中醛固酮浓度增加。

（4）抗利尿激素（ADH）增加　ADH 具有促进远曲小管和集合管对水重吸收的作用，ADH 增加是引起水、钠潴留的重要原因之一。引起 ADH 增加的原因有：①充血性心力衰竭：有效循环血量减少使左心房壁和胸腔大血管的容量感受器所受的刺激减弱，反射性地引起 ADH 分泌增加。②肾素 - 血管紧张素 - 醛固酮系统激活：血管紧张素 Ⅱ 生成增多，促进下丘脑 - 神经垂体分泌和释放 ADH 增加；同时醛固酮分泌增加，使肾小管重吸收钠增多，引起血浆渗透压增高，进而刺激下丘脑渗透压感受器，使 ADH 的分泌与释放增加。③灭活减少：肝功能严重损害时，肝细胞灭活 ADH 减少，也可引起血中 ADH 浓度增加。

二、水肿的特性和对机体的影响

（一）水肿的病理变化

水肿的肉眼改变为组织肿胀，颜色苍白，质地变软，切面有时呈胶冻样。镜下见水肿区域为透亮空白区，细胞外基质被水肿液分隔变得疏松。

（二）水肿液的性状

根据蛋白含量的不同，水肿液分为漏出液和渗出液。一般把比重低于 1.018 的水肿液称为漏出液，比重高于 1.018 的称为渗出液。

（三）水肿的皮肤特点

皮下水肿是全身或躯体局部水肿的重要体征。当皮下组织有过多的液体积聚时，皮肤肿胀、颜色苍白，用手指按压时可留有凹陷，称为凹陷性水肿（pitting edema），又称显性水肿（frank edema）。实际上，全身性水肿患者在出现凹陷之前已有组织液的增多，并可达原体重的 10%，称为隐性水肿（recessive edema）。

（四）全身性水肿的分布特点

最常见的全身性水肿是心性水肿、肾性水肿和肝性水肿，其水肿分布各不相同。心性水肿首先出现在身体低垂部位，如立位时下肢特别是足踝部位出现最早并且明显，之后向上扩展。肾性水肿先表现为眼睑或面部水肿，然后向下扩展。肝性水肿则主要表现为腹水，而躯体其他部位不明显。

（五）水肿对机体的影响

在特定条件下，水肿对机体有一定的有利效应，如炎性水肿时，水肿液有稀释毒素、输送抗体等抗损伤作用。但水肿对机体的不利影响是十分明显的，其影响的大小取决于水肿的部位、程度、发展速度及持续时间。水肿液在组织间隙中大量积聚可增大组织细胞与毛细血管间的距离，造成物质交换障碍，引起组织细胞营养障碍。局部皮肤水肿影响伤口的愈合和感染的清除。肺水肿时，水肿液聚集在肺泡隔毛细血管周围，阻碍气体交换；水肿液聚集在肺泡腔内，可形成有利于细菌生长的环境。脑水肿使颅内压增高，形成脑疝或压迫脑干引起死亡。急性喉头水肿可引起气道阻塞，严重者窒息死亡。心包积液妨碍心脏舒缩功能，可引起心力衰竭。

扫一扫，查阅本章数字资源，含PPT、音视频、图片等

第一节　炎症的概念与病因

一、炎症的概念

炎症（inflammation）是具有血管系统的活体组织对损伤因子所发生的以防御为主的反应。其基本病理变化包括变质、渗出和增生。临床上，发生炎症的机体除在炎区局部可出现红、肿、热、痛及功能障碍外，还有不同程度的全身性反应，如发热和白细胞增多等。损伤与抗损伤反应贯穿于炎症过程的始终，并主导着炎症的发生、发展、转归和结局。

二、炎症的病因

任何能够引起器官、组织和细胞损伤的因子都可成为炎症的病因，称为致炎因子。常见的致炎因子有：

（一）理化性因子

物理性因子，如高温、低温、放射线、紫外线和机械性创伤等。化学性因子包括外、内源性化学物质。外源性化学物质有强酸、强碱、各种毒气、松节油和巴豆油等。内源性化学物质包括体内堆积的代谢产物（如尿酸、尿素等）和组织细胞坏死后的崩解产物。

（二）生物性因子

细菌、病毒、螺旋体、立克次体、支原体、真菌、寄生虫等是引起炎症最常见的原因，由其引起的炎症通常称为感染（infection）。

（三）异常免疫反应

当机体免疫反应状态异常时，可引起不适当或过度的免疫反应，造成组织细胞损伤，形成炎症。

损伤因子作用于机体后是否引起炎症，以及炎症反应的强弱，既与损伤因子的性质、强度和持续时间有关，还与机体的防御功能和反应性有关，机体的内在因素在炎症的发生和发展上起着重要的作用。

第二节　炎症的基本病理变化

炎症的基本病理变化包括变质（alteration）、渗出（exudation）和增生（proliferation）。一般病变的早期以变质和渗出为主，病变的后期以增生为主。

一、变质

炎症局部组织发生的变性和坏死，称为变质（alteration）。是由于致炎因子的直接损伤、局部血液循环障碍、局部异常代谢产物堆积、炎症介质产生以及细胞坏死释放的多种蛋白水解酶等综合作用的结果。

（一）形态变化

实质细胞常见的变质性改变有细胞水肿、脂肪变性、凝固性坏死和液化性坏死等。间质的变化有黏液样变性、纤维素样坏死等。

（二）代谢变化

变质区组织的代谢变化有：分解代谢过程加快，无氧糖酵解过程增强，局部酸中毒和渗透压增高等。这些变化主要由致炎因子直接作用或由炎症介质引起。

（三）炎症介质（inflammatory mediator）

又称化学介质，是在炎症过程中产生并参与引起炎症反应的化学物质。炎症介质可来自细胞和血浆，其中来自血浆的炎症介质是以前体的形式存在，需经蛋白酶裂解才能激活。炎症介质的主要作用包括扩张细动脉和细静脉，促使血管壁通透性增高，白细胞趋化作用，致痛、致热以及造成组织损伤等。

1. 细胞源性炎症介质

（1）血管活性胺　主要有组胺（histamine）和5-羟色胺（5-hydroxytryptamine，5-HT）。前者多源自肥大细胞、嗜碱性粒细胞和血小板，后者存在于血小板和内皮细胞内。它们的主要作用是扩张细动脉，使细静脉内皮细胞收缩，导致细静脉通透性升高。

（2）花生四烯酸代谢物　花生四烯酸（Arachidonic acid，AA）是存在于细胞膜磷脂成分内的二十碳不饱和脂肪酸。当细胞受刺激使磷脂酶激活时，AA自细胞膜的磷脂中释放出来，再通过环氧化酶和脂氧化酶两个不同代谢途径，分别生成前列腺素（prostaglandin，PG）和白细胞三烯（leukotriene，LT）（图4-1）。

前列腺素（PG）：包括PGD_2、PGE_2、PGF_2、PGI_2和TXA_2。PGI_2主要由血管内皮细胞产生，可抑制血小板聚集和使血管扩张。PG还能协同其他炎症介质（如组胺）使血管扩张和血管壁通透性增加，并有致痛和发热作用。TXA_2主要由血小板产生，使血小板聚集和血管收缩。

白细胞三烯（LT）：包括LTB_4、LTC_4、LTD_4、LTE_4等。LTB_4对中性粒细胞和单核细胞具有强趋化作用。LTC_4、LTD_4和LTE具有强烈的缩血管作用，促进血管壁通透性增高，以及促使血管和支气管的平滑肌痉挛。

（3）白细胞产物　主要由活化的中性粒细胞和单核细胞产生。

氧自由基：包括超氧阴离子和羟自由基等。它们可促进趋化因子IL-8、细胞因子和内皮细

细胞膜磷脂

刺激（磷脂酶） 受甾体抗炎药抑制

花生四烯酸

5-脂氧化酶 环氧化酶 受阿司匹林、吲哚美辛等抑制

5-HETE趋化作用 ← 5-HPETE PGG₂ → PGH₂

脱水酶

水解酶

PGI₂合成酶 异构酶 TXA₂合成酶

LTB₄趋化作用 LTA₄

谷胱甘肽转移酶

PGI₂抑制血小板聚集，扩张血管

PGE₂、PGD₂扩张血管，增强血管通透性

TXA₂收缩血管、促进血小板聚集

LTC₄、LTD₄、LTE₄支气管痉挛，增强血管通透性

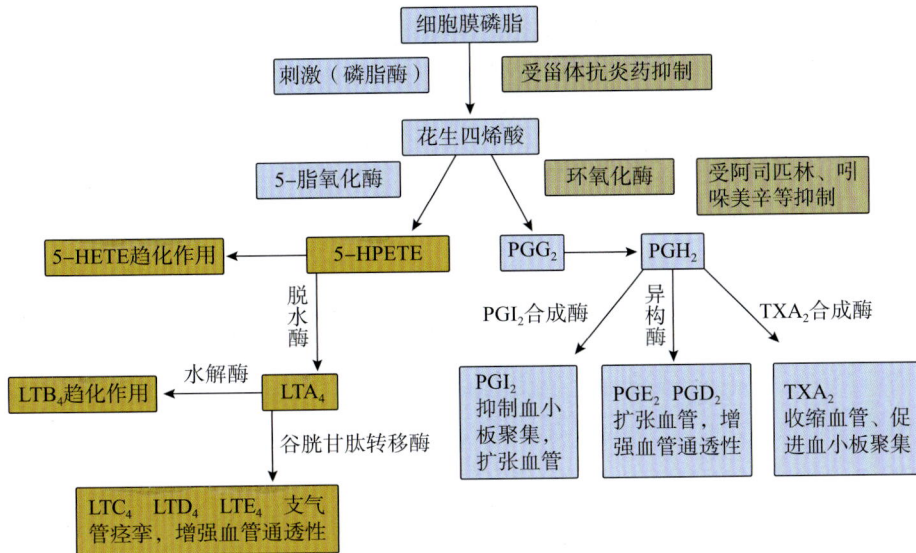

图 4-1 花生四烯酸的代谢

胞与白细胞间黏附因子的表达，促进炎症反应。当氧自由基大量释放到细胞外时，可损伤内皮细胞导致血管壁通透性增高，也可损伤周围组织，还可引起抗蛋白酶失活，造成细胞外基质破坏增加。

溶酶体成分：吞噬细胞内均含有溶酶体颗粒，其内含有阳离子蛋白、酸性水解酶、中性蛋白酶等成分。当溶酶体与吞噬体融合形成吞噬溶酶体后，在酸性环境下降解被吞噬物，例如细菌等病原微生物。当溶酶体酶被释放或溢出至细胞外时，中性蛋白酶可降解细胞外基质，包括胶原纤维、基膜、纤维素、弹力蛋白等，导致炎区的组织破坏。

（4）细胞因子 主要由活化的淋巴细胞和单核细胞产生，可分为：调节淋巴细胞激活、增殖和分化的细胞因子，如 IL-2、IL-4、TGF-β；调节自然免疫的因子，如 TNFα、IL-1β；激活巨噬细胞的细胞因子，如 TNFβ、IL-10；炎细胞趋化因子，如内皮细胞产生的 IL-8 可以吸引中性粒细胞；促进血小板活化和血管反应的因子，如血小板活化因子，其作用是活化血小板、扩张血管、增加血管壁通透性、促进趋化作用和致痛、促进白细胞黏附等。

（5）一氧化氮（NO）和神经肽P物质 具有扩张血管和传导疼痛信号等作用。

2. 血浆源性炎症介质

（1）激肽系统 激肽系统激活的最终产物是缓激肽（bradykinin），可引起细动脉扩张、内皮细胞收缩、细静脉壁通透性增高、血管以外的平滑肌收缩，还有致痛作用。

（2）补体系统 补体系统（complement system）由多种血浆蛋白组成，是病原微生物的抵抗因子，也最主要的炎症介质。C3a 和 C5a 通过使肥大细胞释放组胺而引起血管扩张和通透性增高。C5a 能激活中性粒细胞和单核细胞的花生四烯酸代谢，合成和释放炎症介质；对中性粒细胞和单核细胞具有强烈的趋化作用；还可以通过激活中性粒细胞来增加整合素的表达，促进其与内皮细胞的黏附。C3b 是重要的调理素之一，与细菌细胞壁结合，通过其调理作用，增强具有 C3b 受体的中性粒细胞和单核细胞的吞噬作用。

（3）凝血和纤溶系统　激活的凝血系统中有两类成分具有炎症介质活性：①凝血酶（thrombin）和纤维蛋白多肽（fibrinopeptide）：凝血酶可促进白细胞黏附和成纤维细胞增生；纤维蛋白多肽能使小血管壁通透性增加，并对白细胞有趋化作用。② Xa 因子：与效应细胞的蛋白酶受体结合而发挥作用，主要引起血管壁通透性增加和白细胞游出。纤溶系统中具有炎症介质活性的物质是纤维蛋白降解产物（fibrin degradation product，FDP）和纤溶酶。前者可使血管壁通透性增高，并对中性粒细胞有趋化作用；后者可裂解 C3，产生 C3a。

二、渗出

炎症局部组织血管内的液体成分和细胞成分通过血管壁进入组织间隙、体腔、黏膜表面或体表的过程称为渗出（exudation）。渗出是在局部血流动力学变化和血管通透性增高的基础上发生发展的。

（一）血流动力学变化

炎症早期，微循环很快发生血流动力学变化，即血管口径和流速的改变。

1. 细动脉短暂收缩　由神经反射及炎症介质引起，损伤发生后立即出现，持续几秒钟。

2. 动脉性充血　在炎症介质（组胺、PGE_2、PGI_2、激肽等）和轴突反射作用下，细动脉迅速扩张，局部血流加快，流量增多，流体静脉压升高。

3. 静脉性充血　由于毛细血管和细静脉通透性增加，富含蛋白质的液体外渗到血管外，导致血管内红细胞浓集和血液黏稠度增加，血流阻力增大，血流停滞。

急性炎症过程中，血流动力学改变的速度取决于损伤性致炎因子的种类和严重程度。极轻度刺激引起血流加快的时间仅仅持续 10～15 分钟，然后逐渐恢复正常；较重刺激可在 15～30 分钟内出现血流停滞；而严重损伤仅在几分钟内就可发生血流停滞。

（二）液体渗出

1. 血管通透性升高　炎症区域的细静脉和毛细血管壁内皮细胞活化、收缩，血管壁通透性明显升高。其发生机制为：①内皮细胞收缩：组胺、缓激肽、白细胞三烯等炎症介质可使内皮细胞明显收缩，间隙变大。这一变化主要发生在静脉，一般不影响细动脉和毛细血管。②穿胞作用增强：组胺、缓激肽、白细胞三烯和血管内皮细胞生长因子等可使内皮细胞自身的穿胞通道增加和穿胞囊泡口径增大，使穿胞作用增强，导致血管通透性增高。③内皮细胞损伤：各种致炎因子直接损伤内皮，使之坏死脱落，甚至基膜的完整性遭到破坏，血管通透性迅速升高。④新生毛细血管壁的高通透性：在炎症修复过程中，新生的毛细血管由于内皮细胞发育不成熟，细胞间连接不健全，故具有高通透性。

2. 液体渗出　炎症时，渗出的液体，称为渗出液（exudate），与单纯由血液循环障碍引起的漏出液（transudate）有明显区别。前者主要由血管壁通透性增高所致，后者主要由流体静压力增高将液体挤出所致，两者区别见表 4-1。渗出液若聚集在间质内称为炎性水肿，若积聚于浆膜腔则称为炎性积液。

表 4-1 渗出液与漏出液区别

	渗出液	漏出液
原因	炎症	非炎症
蛋白量	25g/L 以上	25g/L 以下
比重	1.018 以上	1.018 以下
细胞数	$>0.5 \times 10^9$/L	$<0.1 \times 10^9$/L
Rivalta 试验	阳性	阴性
凝固	能自凝	不能自凝
透明度	混浊	澄清

渗出液对机体有积极意义：可以稀释、中和毒素；为局部浸润的白细胞带来营养物质，运走毒性代谢产物；带来抗体和补体，杀灭病原微生物；纤维素交织成网，能够限制致炎因子的扩散，还有利于白细胞发挥吞噬作用。但渗出过多，可形成积液压迫器官；吸收不全时可发生机化，引起组织粘连，如心包粘连、胸膜粘连等。

（三）白细胞渗出

炎症时，血液中的各种白细胞通过血管壁渗出到血管外的现象称为白细胞渗出。渗出的白细胞聚集于炎症局部组织间隙内称为浸润（infiltration）。白细胞的渗出是一个主动、耗能、复杂连续的过程，包括白细胞边集、附壁、黏附、游出、趋化和吞噬等步骤。

1. 白细胞边集、附壁 随着血管扩张、通透性增高和血流变缓，轴流内的白细胞进入边流，称为白细胞边集。边集的白细胞沿着内皮细胞表面滚动，贴附于内皮细胞表面，称为白细胞附壁。

2. 白细胞黏附 附壁的白细胞通过黏附分子的介导与内皮细胞发生黏附。这些黏附分子包括选择素、免疫球蛋白超家族和整合素类分子。不同的白细胞可通过各自不同的黏附分子黏附于血管内皮细胞。

3. 白细胞游出 白细胞穿过血管壁进入组织间隙的过程，称游出（emigration）。黏附于内皮细胞表面的白细胞在相邻内皮细胞连接处伸出伪足并插入，以阿米巴样变形运动从血管内主动游出。一个白细胞常需 2～12 分钟才能完全通过血管壁。

炎症反应剧烈时，红细胞在血管受损严重处被挤出至血管外，称为红细胞漏出。此现象与白细胞渗出不同，红细胞无运动能力，完全是被动过程。

4. 趋化作用 渗出的白细胞向炎症区域化学刺激物做定向运动的过程叫作趋化作用（chemotaxis）。吸引白细胞定向移动的化学刺激物称为趋化因子。常见的趋化因子有细菌产物、补体成分（特别是 C5a）、白细胞三烯（主要是 LTB_4）、趋化性细胞因子等。趋化因子具有特异性，有些趋化因子只吸引中性粒细胞，而另一些则只吸引单核细胞或嗜酸性粒细胞。不同的炎细胞对趋化因子的反应不同：中性粒细胞和单核细胞对趋化因子反应较强，淋巴细胞反应最弱。

由于炎症的不同阶段及不同的炎症所激活的化学趋化物不同，故游出的白细胞种类也不同。在急性炎症的早期以中性粒细胞浸润为主，48 小时后以单核细胞浸润为主。化脓性炎症以中性粒细胞浸润为主，病毒感染以淋巴细胞浸润为主，过敏性炎症以嗜酸性粒细胞浸润为主。

5. 白细胞在局部的作用　聚集于炎症区域的白细胞一方面在防御反应中发挥吞噬作用和免疫反应，另一方面也对局部组织造成损伤。

（1）吞噬作用　炎症病灶的白细胞吞噬病原体和组织碎片的过程称为吞噬作用。具有吞噬能力的细胞称为吞噬细胞（phagocyte），主要有巨噬细胞和中性粒细胞。吞噬过程分为：①识别和黏附：血清中存在一类能够增强吞噬细胞吞噬功能的蛋白质，称为调理素，主要有免疫球蛋白IgG的Fc段、补体C3b和集结素。吞噬细胞通过其表面的Fc和C3b受体等与包裹在细菌表面的抗体或补体（调理素）相结合，识别细菌并将其黏附在细胞表面。②吞入：吞噬细胞伸出伪足，随着伪足的延伸和相互融合，形成细胞膜内陷并包围吞噬物的球形小体，即吞噬体（phagosome），并与初级溶酶体融合形成吞噬溶酶体（phagolysosome）。③杀伤和降解：进入吞噬溶酶体的细菌可被依赖氧和不依赖氧的两种机制杀伤和降解，以具有活性氧的代谢产物杀伤为主。在吞噬过程中，白细胞的耗氧量明显增加，产生的羟自由基（·OH）和次氯酸（HOCl）具有强烈的杀菌作用。白细胞颗粒中的溶菌酶、阳离子蛋白（吞噬细胞素）、乳铁蛋白、酸性水解酶等具有不依赖氧的杀菌作用。

（2）免疫作用　免疫反应由淋巴细胞、浆细胞和单核细胞协同完成。单核细胞吞噬处理抗原后，将免疫信息传递给淋巴细胞，活化的淋巴细胞和浆细胞分别产生各种淋巴因子和抗体，杀伤病原微生物。

（3）组织损伤作用　白细胞在被趋化、激活和吞噬过程中可向细胞外释放溶酶体酶、活性氧自由基、前列腺素和白细胞三烯等，这些物质进一步介导内皮细胞和组织损伤，加重原始炎症反应。

如上所述，白细胞在炎症防御过程中起着重要的作用。若白细胞渗出数量不足或功能障碍，则可导致严重感染，甚至危及生命。

三、增生

在致炎因子的作用下，炎区组织细胞通过分裂增殖而导致细胞数量增多，成为增生（proliferation）。多见于急性炎症修复期或慢性炎症，包括实质细胞和间质细胞的增生。实质细胞增生，如慢性鼻炎中鼻黏膜上皮细胞和腺体的增生，慢性肝炎中肝细胞的增生。间质细胞增生包括巨噬细胞、内皮细胞和成纤维细胞的增生。巨噬细胞增生可吞噬病原体及崩解的组织碎片，内皮细胞增生可形成新生的毛细血管，成纤维细胞增生产生胶原纤维可致器官硬化。少数急性炎症可表现为以增生为主，如急性毛细血管内增生性肾小球肾炎。

任何一种炎症，上述三种病变都可同时发生。但在不同类型的炎症或炎症的不同阶段，病变性质主次有别，或可互相转化，从而构成了炎症的不同类型。

第三节　炎症的类型

根据炎症局部基本病变的性质，可将炎症分为变质性炎（alterative inflammation）、渗出性炎（exudative inflammation）和增生性炎（proliferative inflammation）。

一、变质性炎

以组织细胞变性、坏死为主的炎症，称为变质性炎，常发生在心、肝、肾和脑等实质器官，一般由重症感染、细菌毒素中毒及病毒引起。典型的变质性炎，如急性重型肝炎，肝细胞广泛坏死而渗出和增生改变轻微；流行性乙型脑炎则以神经细胞的变性和坏死为主。由于炎症局部的实质细胞变性、坏死，常导致器官功能障碍。

二、渗出性炎

以渗出性病变为主的炎症，称为渗出性炎。根据渗出物成分的不同，可分为浆液性炎（serous inflammation）、纤维素性炎（fibrinous inflammation）、化脓性炎（purulent inflammation）和出血性炎（hemorrhagic inflammation）。

（一）浆液性炎

浆液性炎以浆液渗出为主，渗出物中含少量小分子蛋白，多发生在浆膜、黏膜和疏松结缔组织。在表皮内和皮下可形成水疱，如皮肤烫伤时的水疱；在浆膜可形成体腔积液，如风湿性关节炎的关节腔积液；在黏膜可伴有浆液性卡他（catarrh）症状。卡他是渗出物顺着黏膜表面向下流的意思，如上呼吸道感染时的鼻黏膜排出分泌物。

浆液性炎一般较轻，易于消退。但如果渗出物多，也可导致严重后果，如喉头浆液性炎造成的喉头水肿可引起窒息，大量浆液积聚在胸膜腔或心包腔可影响心肺功能。

（二）纤维素性炎

纤维素性炎是以渗出物中含有大量纤维素为特征的渗出性炎，多发生在浆膜、黏膜和肺。随血管通透性逐渐增高，大量纤维蛋白原渗出，在血浆凝固酶的作用下形成纤维素。在 HE 切片中，纤维素呈红染交织的网状、条状或颗粒状，常伴有中性粒细胞和坏死细胞的碎片。

发生于黏膜的纤维素性炎，渗出的纤维素、中性粒细胞和坏死的黏膜上皮混合形成一层灰白色的膜状物，称为假膜。发生在黏膜的纤维素性炎又称为假膜性炎（pseudomembranous inflammation）。白喉的假膜性炎，由于局部组织结构的特点不同，有的假膜牢固附着于黏膜而不易脱落，如咽白喉；有的假膜则与黏膜黏附松散，容易脱落引起窒息，如气管白喉。细菌性痢疾亦属于假膜性炎。发生在心包腔的纤维素性炎，渗出的纤维素随着心脏搏动被牵拉成绒毛状附着于心包膜表面，称为绒毛心（corvillosum），如渗出的纤维素未被溶解吸收，将发展为缩窄性心包炎（图4-2）。

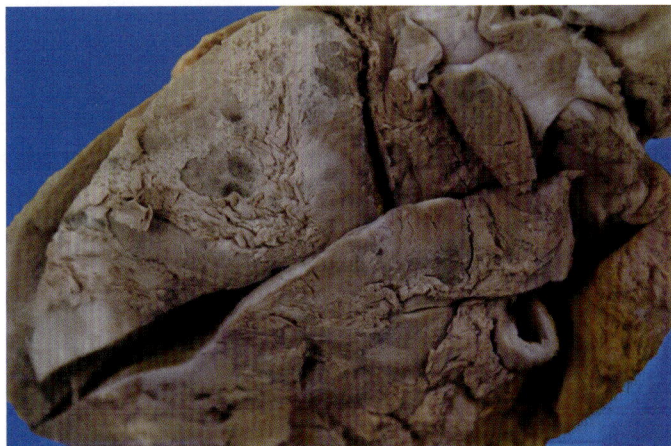

图4-2　纤维素性心包炎

（二）全身反应

1. 发热（fever） 炎症时，各种致炎因子作为发热激活物激活体内产内生致热原细胞，使之产生和释放大量内生致热原（endogenous pyrogen，EP），后者作用于体温调节中枢，导致体温调定点上移而引起调节性体温升高，超过正常体温的 0.5℃时，称为发热。一定程度的发热，可增强吞噬细胞的吞噬功能，促进淋巴细胞增殖和抗体的形成，加强肝脏的解毒功能，从而提高机体的防御能力。但发热超过了一定程度或者长期发热，可影响机体的代谢过程，引起各系统特别是中枢神经系统功能紊乱。若炎症病变十分严重，但体温不升高，则表明机体抵抗力低下，往往是预后不良的征兆。

来自体外或体内的能刺激机体产生内生致热原的物质，统称为发热激活物，又称内生致热原诱导物。发热激活物根据其来源可分为外致热原（细菌、病毒、真菌、寄生虫等）和某些体内产物（抗原抗体复合物、组织坏死产物等）。在发热激活物的作用下，体内产致热原细胞（单核 –巨噬细胞类、肿瘤细胞、淋巴细胞等）被激活，产生并释放的具有致热活性的物质，称为内生致热原。目前比较公认的内生致热原有白细胞介素 –1（interleukin–1, IL–1）、肿瘤坏死因子（tumor necrosis factor, TNF）、干扰素（interferon, IFN）、白细胞介素 –6（interleukin–1, IL–6）、巨噬细胞炎症蛋白 –1（macrophage inflammatory protein–1, MIP–1）等。内生致热原通过血 – 脑屏障和终板血管器（organum vasculosum laminae terminalis，OVLT）入脑，进入体温调节的高级中枢——视前区下丘脑前部（preoptic anterior hypothalamus，POAH），引起发热中枢介质的释放。发热中枢介质包括正调节介质（如前列腺素 E、环磷酸腺苷、一氧化氮等）和负调节介质（如精氨酸加压素、黑素细胞刺激素、膜联蛋白 A1 等）。调定点的正常设定值在 37℃左右，发热时，正负调节介质相互作用，使调定点上移，效应器产热增加、散热减少，终使体温升高。

发热时体温调节功能正常，其本质是体温调定点上移，使体温在较高水平上波动，应注意与体温调节障碍引起的过热（hyperthermia）区别。发热并不是独立的疾病，而是多种疾病共有的一种重要病理过程，在整个病程中体温的变化往往可以反映疾病的进程。因此，了解发热的特点，对判断病情、评价疗效和估计预后，均有重要参考意义。

2. 外周血白细胞增多 是炎症的常见表现，尤其见于细菌感染时。致炎因子和炎症介质可刺激骨髓加速释放白细胞，末梢血白细胞计数可达（15～20）×10^9/L，当达到（30～40）×10^9/L时，称为"类白血病反应"。多数细菌感染引起中性粒细胞增加，寄生虫感染引起嗜酸性粒细胞增加，有些病毒（如风疹病毒）感染引起淋巴细胞比例增加。但多数病毒、原虫和部分细菌感染（如伤寒杆菌）时，外周血白细胞总数反而减少。

3. 单核吞噬细胞系统增生 大量病原微生物、组织崩解产物可经炎区淋巴管到达局部淋巴结或经血流到达全身其他单核吞噬细胞系统，使巨噬细胞增生，表现为肝、脾和淋巴结肿大。

二、炎症的结局

在炎症过程中，损伤与抗损伤反应斗争的结果决定了炎症的发生、发展和结局。

（一）痊愈

1. 完全痊愈 炎区组织结构无明显破坏，渗出物或少量坏死组织可被完全溶解吸收，组织的功能和形态完全恢复正常，称为完全痊愈，多见于以渗出为主的急性炎症。

2. 不完全痊愈 炎区组织变质和渗出严重而广泛，或再生能力较差的组织发生损伤，多由病灶周围的肉芽组织增生，进而机化或硬化，不能完全恢复原有组织器官的正常结构和功能，称为不完全痊愈。

（二）迁延不愈

当机体抗损伤能力低下或治疗不当，致炎因子持续或反复作用于机体，急性炎症可转为慢性炎症，或始发于隐匿状态，导致炎症迁延不愈。

（三）蔓延扩散

在机体抗损伤能力极弱，病原微生物在体内大量繁殖时，炎症可以出现蔓延、扩散。

1.局部蔓延 炎灶的病原微生物可沿着组织间隙或自然管道向周围组织和器官扩散，使炎区范围不断扩大，如急性肾盂肾炎可以引起急性膀胱炎。

2.淋巴道播散 病原微生物侵入炎区淋巴管，随淋巴液回流，引起局部淋巴管炎和淋巴结炎。如足部感染时，腹股沟淋巴结可出现肿大，在足部感染灶和肿大的腹股沟淋巴结之间出现的红线，则为淋巴管炎的表现。

3.血道播散 炎区的病原微生物可侵入血流，或其毒素被吸收入血，引起血道播散。

（1）菌血症（bacteremia） 细菌由炎区入血，在血中不繁殖生长，无全身中毒症状，但血培养阳性，称为菌血症。某些炎性疾病早期就有菌血症，如流行性脑脊髓膜炎。

（2）毒血症（toxemia） 大量细菌毒素或毒性代谢产物被吸收入血，称为毒血症。患者出现高热、寒战等中毒症状，可伴有实质细胞的变性或坏死，严重者可引起中毒性休克。但血培养没有细菌。

（3）败血症（septicemia） 细菌入血，在血中大量繁殖生长，并产生毒素，引起全身中毒症状和病理变化，称为败血症。患者除有严重的毒血症表现外，常伴有皮肤、黏膜的多发性瘀点和瘀斑，脾脏和淋巴结肿大等。此时，血培养阳性。

（4）脓毒败血症（pyemia） 化脓菌引起的败血症进一步发展，成为脓毒败血症。患者有败血症的表现，同时在全身多个器官出现多发性栓塞性小脓肿，主要由化脓菌栓塞于器官毛细血管内引起，故称栓塞性脓肿（embolic abscess）或转移性脓肿（metastatic abscess）。

第五章

缺　氧

氧是维持人体生命活动最基本的物质。成人安静状态下耗氧量约为 250mL/min，而人体内氧储备是有限的（约 1500mL）。因此，缺氧是临床上极为常见的病理过程，是多种疾病引起死亡的最重要原因。因组织氧供应不足或不能充分利用氧而致组织和细胞功能、代谢和形态结构异常变化的病理过程称为缺氧（hypoxia）。

氧的获得和利用包括外呼吸、气体运输和内呼吸，是由多个系统（如呼吸、循环、血液等）共同协调完成的，其中任何一个环节发生障碍均可导致缺氧。

临床上常用以下血氧指标反映组织供氧和耗氧量变化。

1. 血氧分压（partial pressure of oxygen，PO_2） 指物理状态下，溶解于血液中的氧所产生的张力。正常成人动脉血氧分压（PaO_2）约为 100mmHg，主要取决于吸入气体氧分压和外呼吸功能；静脉血氧分压（PvO_2）约为 40mmHg，主要取决于组织摄氧和利用氧的能力，即内呼吸状况。

2. 血氧容量（oxygen binding capacity，CO_2max） 指 100mL 血液中血红蛋白（Hb）在氧充分饱和时的最大携氧量。正常值约为 20mL/dL，取决于血液中 Hb 的质和量。

3. 血氧含量（oxygen content in blood，CO_2） 指 100mL 血液中实际含有的氧量，包括血红蛋白实际结合的氧和溶解在血浆中的氧，主要取决于血氧分压和血氧容量。正常动脉血氧含量（CaO_2）约为 19mL/dL，静脉血氧含量（CvO_2）约为 14mL/dL。

4. 血红蛋白氧饱和度（oxygen saturation of hemoglobin，SO_2） 简称血氧饱和度，指血液中 Hb 与氧结合的百分数，用下列公式表示：SO_2=（血氧含量 – 溶解的氧量）/ 血氧容量 ×100%，正常动脉血氧饱和度（SaO_2）约为 95%，静脉血氧饱和度（SvO_2）约为 70%。SO_2 主要取决于 PO_2，两者之间的关系曲线呈"S"形，称为氧合 Hb 解离曲线，简称氧离曲线，是反映 Hb 与 O_2 亲和力的指标。当红细胞内 2,3- 二磷酸甘油酸（2,3-DPG）增多、酸中毒、二氧化碳（CO_2）增多及血液温度升高时，可使 Hb 与 O_2 的亲和力降低，以致在相同氧分压下 SO_2 降低，氧离曲线右移；反之则左移（图 5-1）。

5. 动 – 静脉血氧含量差（the difference between CaO_2 and CvO_2） 指动脉血与静脉血的氧含量差，正常值约为 5mL/dL。反映组织细胞对氧的消耗量。

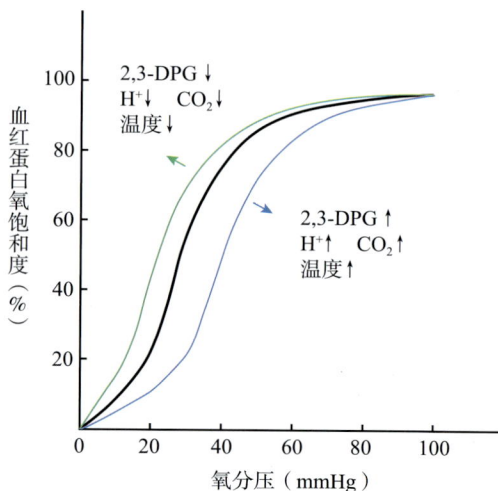

图 5-1　氧合血红蛋白解离曲线及其影响因素

第一节　缺氧的类型和原因

根据缺氧的原因和血氧变化特点，一般将缺氧分为以下四种类型。

一、低张性缺氧

低张性缺氧（hypoxic hypoxia）是指由于动脉血氧分压降低，血氧含量减少，导致供应组织的氧减少而引起的缺氧，又称为乏氧性缺氧（hypotonic hypoxia）。

（一）原因与机制

1. 吸入气氧分压过低　多发生于海拔 3000m 以上的高原、高空，或通风不良的矿井、坑道等，因吸入气中的氧分压过低，进入肺泡进行气体交换的氧不足，使弥散入血的氧减少，导致组织供应氧不足引起缺氧，故又称为大气性缺氧（atmospheric hypoxia）。

2. 外呼吸功能障碍　多见于呼吸道狭窄或阻塞、胸腔疾病、肺部疾病等，由于肺通气和 / 或换气功能障碍所致，又称为呼吸性缺氧（respiratory hypoxia）。

3. 静脉血分流入动脉　多见于由右向左分流的先天性心脏病，如房间隔或室间隔缺损伴有肺动脉高压，或法洛四联症，因右心的压力高于左心，未经氧合的静脉血直接掺入左心的动脉血中，导致动脉血氧分压和血氧含量降低。

（二）血氧变化的特点

因进入血液的氧量减少或静脉血掺杂入动脉血，导致动脉血氧分压降低，这是低张性缺氧的主要特征。急性低张性缺氧时，Hb 的质和量都无改变，故血氧容量正常；但慢性低张性缺氧时，可因红细胞和 Hb 代偿性增多而使血氧容量增高。血液中的氧量减少，导致物理溶解在血浆中的 O_2 和与 Hb 结合的氧量均减少，故动脉血氧含量降低，动脉血氧饱和度降低。急性低张性缺氧时，PaO_2 降低，氧弥散的驱动力减小，血液向组织弥散的氧量减少，动 - 静脉血氧含量差降低。慢性缺氧时，由于组织利用氧的能力代偿性增强，则动 - 静脉血氧含量差的变化可不明显。

低张性缺氧时，动、静脉血中氧合血红蛋白浓度均降低，脱氧血红蛋白浓度则增加，当其增加到 5g/dL 以上时（正常毛细血管内脱氧血红蛋白浓度约为 2.6g/dL），可使皮肤、黏膜呈青紫色，称为发绀（cyanosis）。

二、血液性缺氧

血液性缺氧（hemic hypoxia）是指由于 Hb 数量减少或性质改变，使血液携带氧能力降低，或与 Hb 结合的氧不易释出所引起的缺氧，此型缺氧动脉血氧分压正常，故又称等张性缺氧（isotonic hypoxemia）。

（一）原因与机制

1. 贫血　各种原因引起的严重贫血，由于单位容积血液内红细胞和 Hb 数量减少，血液携氧减少而导致缺氧，又称为贫血性缺氧（anemic hypoxia）。

2. 一氧化碳中毒　一氧化碳（CO）可与 Hb 结合形成碳氧血红蛋白（carboxyhemoglobin，HbCO）。CO 与 Hb 的亲和力是 O_2 的 210 倍，当吸入气中含有 0.1% 的 CO 时，血液中约有 50%

的 Hb 与 CO 结合形成 HbCO 而失去携氧能力。同时，CO 还能抑制红细胞内糖酵解，使 2,3-DPG 生成减少，氧解离曲线左移，导致氧合血红蛋白不易释放 O_2，从而进一步加重组织缺氧。

3. 高铁血红蛋白血症 亚硝酸盐、过氯酸盐、非那西汀、奎宁、磺胺类等氧化剂中毒时，可使 Hb 中的 Fe^{2+} 氧化成 Fe^{3+}，形成高铁血红蛋白（methemoglobin，$HbFe^{3+}OH$），也称变性血红蛋白或羟化血红蛋白。$HbFe^{3+}OH$ 中的 Fe^{3+} 因与羟基牢固结合而丧失携氧能力，并可导致氧解离曲线左移，使组织缺氧。在生理状态下，$HbFe^{3+}OH$ 含量占血红蛋白总量 $1\% \sim 2\%$。当 $HbFe^{3+}OH$ 超过血红蛋白总量 10% 时，可致轻度缺氧；超过血红蛋白总量 30% 时，可致严重缺氧，患者出现精神恍惚、头痛、呼吸急促和意识不清等症状。食用大量含硝酸盐的腌菜或变质蔬菜时，肠道细菌将硝酸盐还原为亚硝酸盐，吸收后导致高铁血红蛋白血症，称为肠源性发绀（enterogenous cyanosis）。

4. 血红蛋白与氧的亲和力异常增高 输入大量库存血时，由于库存血中红细胞的 2,3-DPG 含量低，可使氧合 Hb 解离曲线左移；输入大量碱性液体时，血液 pH 值升高，也可使 Hb 与 O_2 的亲和力增强。

（二）血氧变化的特点

由于外呼吸功能正常，氧的摄入和弥散正常，故血液性缺氧时动脉血氧分压及血氧饱和度正常。因血红蛋白含量减少（贫血）或性质改变（CO 中毒、高铁血红蛋白形成），血液中与 O_2 结合的 Hb 减少，血氧容量和动脉血氧含量均降低。由于血氧容量是在体外用氧充分饱和后测得的 Hb 最大携氧量，因此 CO 中毒时，在体外测得的血氧容量虽可正常，但此时患者血液中的部分 Hb 已与 CO 结合形成 HbCO，在体内 Hb 结合的 O_2 是减少的。Hb 与 O_2 亲和力异常增高的血液性缺氧较为特殊，其血氧容量和动脉血氧含量可不降低。贫血时，毛细血管床中的平均血氧分压较低，血管 - 组织间的氧分压差减小，动 - 静脉血氧含量差减小。CO 中毒及高铁血红蛋白血症时，因动脉血氧含量降低或氧不易释放，均导致动 - 静脉血氧含量差减小。Hb 与 O_2 亲和力异常增高时，结合的氧不易释放，其动 - 静脉血氧含量差也减小。

严重贫血患者，皮肤、黏膜呈苍白色；CO 中毒患者，皮肤、黏膜呈樱桃红色；高铁血红蛋白血症患者，皮肤、黏膜呈棕褐色（咖啡色）；Hb 与 O_2 亲和力异常增高时，皮肤、黏膜呈鲜红色。

三、循环性缺氧

循环性缺氧（circulatory hypoxia）是指因血液循环障碍，组织血流量减少引起的缺氧，又称低动力性缺氧（hypokinetic hypoxia）。

（一）原因与机制

1. 全身性血液循环障碍 见于心力衰竭和休克。由于心输出量减少，导致全身各器官组织供血不足，从而引起缺氧。缺氧导致酸性代谢产物蓄积，发生酸中毒，使心肌收缩力进一步减弱，心输出量降低，加重组织缺氧，形成恶性循环。

2. 局部性血液循环障碍 见于动脉硬化、脉管炎、动脉血栓形成、栓塞、血管痉挛或受压等。因血管阻塞或受压，引起局部组织缺血或淤血性缺氧。

（二）血氧变化特点

循环性缺氧发生的关键是全身或局部组织血流量减少导致组织、细胞的供氧量减少，而外呼吸功能正常，氧的摄入和弥散正常，血红蛋白的质和量没有改变，故动脉血氧分压、血氧饱和度、血氧容量和血氧含量均正常。由于血流缓慢，血液流经毛细血管的时间延长，从单位容量血液中弥散给组织的氧量相对较多，静脉血氧含量降低，致使动－静脉血氧含量差增大。

由于细胞从血液中摄取的氧量较多，毛细血管中脱氧血红蛋白含量增加，易出现发绀。当全身性循环功能障碍累及肺，如左心衰竭引起肺水肿，或休克引起急性呼吸窘迫综合征时，可合并呼吸性缺氧，此时，患者的动脉血氧分压、血氧含量和血氧饱和度可降低。

四、组织性缺氧

组织性缺氧（histogenous hypoxia）是指在组织供氧正常的情况下，因组织、细胞利用氧障碍，致使 ATP 生成减少而引起的缺氧。

（一）原因与机制

1. 组织中毒　氰化物、砷化物、硫化物及某些药物可引起组织中毒性缺氧。最典型的是氰化物中毒，如 HCN、KCN、NaCN 等可通过消化道、呼吸道或皮肤进入组织细胞内，其氰基迅速与氧化型细胞色素氧化酶的 Fe^{3+} 结合为氰化高铁细胞色素氧化酶，阻碍其还原成 Fe^{2+} 的还原型细胞色素氧化酶，导致呼吸链中断，细胞利用氧障碍。仅 0.06g HCN 即可致人缺氧死亡。

2. 线粒体损伤　高温、严重钙超载、大剂量放射线照射、细菌毒素等可以抑制细胞内线粒体生物氧化功能或造成线粒体结构损伤，引起氧利用障碍。

3. 某些维生素缺乏　维生素 B_1、维生素 B_2、烟酸和烟酰胺等都是呼吸链中许多脱氢酶的辅酶，当其严重缺乏时，可抑制氧化磷酸化过程，导致氧利用障碍。

（二）血氧变化的特点

组织性缺氧发生的关键是细胞对氧的利用障碍，而外呼吸功能正常，氧的摄入和弥散正常，因此动脉血氧分压、血氧含量、血氧容量及血氧饱和度均正常。由于细胞生物氧化功能障碍，不能充分利用氧，静脉血氧分压和血氧含量高于正常。

由于组织细胞利用氧障碍，耗氧量减少，毛细血管内氧合血红蛋白量高于正常，使患者皮肤、黏膜呈玫瑰红色。

临床所见缺氧往往是两种或两种以上类型同时并存或相继发生的混合性缺氧，如感染性休克时主要是循环性缺氧，但毒素造成细胞损伤可导致组织性缺氧，若并发休克肺又可伴低张性缺氧。各型缺氧的血氧变化特点见表 5-1。

表 5-1　各型缺氧的血氧变化特点

缺氧类型	动脉血氧分压	血氧容量	动脉血氧含量	动脉血氧饱和度	动－静脉氧含量差
低张性缺氧	↓	N 或 ↑	↓	↓	↓ 或 N
血液性缺氧	N	↓ 或 N	↓ 或 N	N	↓
循环性缺氧	N	N	N	N	↑
组织性缺氧	N	N	N	N	↓

注：↓降低　↑升高　N正常

第二节 缺氧时机体的功能和代谢变化

缺氧时，机体的功能和代谢变化包括机体对缺氧的代偿性反应和由缺氧引起的功能、代谢障碍。不同类型的缺氧对机体的影响既具有相似之处，又各具特点。现以低张性缺氧为例说明缺氧对机体的影响。

一、代偿性反应

（一）组织细胞的变化

1. 无氧糖酵解增强　磷酸果糖激酶是糖酵解过程中主要的限速酶。缺氧时，ATP 生成减少，使 ATP/ADP 比值下降，磷酸果糖激酶活性增强，糖酵解过程加强，进而通过底物磷酸化，在不消耗氧的情况下生产 ATP，补偿能量的不足。

2. 组织细胞利用氧的能力增强　慢性缺氧时，细胞内线粒体数目增多和膜表面积增大，呼吸链相关酶如琥珀酸脱氢酶、细胞色素氧化酶增加，使细胞的内呼吸功能增强，提高了组织利用氧的能力。

3. 载氧蛋白增加　如慢性缺氧时，肌肉中肌红蛋白含量增加。肌红蛋白与 O_2 的亲和力大于 Hb，是机体重要的储氧库。当氧分压明显降低时，肌红蛋白可释放出大量的 O_2 供细胞利用。

4. 低代谢状态　缺氧时，细胞的耗能过程减弱，如糖、蛋白质合成及离子泵功能等均降低，减少了氧的消耗，有利于缺氧时细胞的生存。

（二）呼吸系统的变化

呼吸系统对缺氧的代偿反应主要表现为呼吸加深加快，这是急性缺氧最重要的代偿反应。当 PaO_2 低于 60mmHg 时，缺氧刺激颈动脉体和主动脉体的化学感受器，反射性地引起呼吸加深加快。呼吸运动增强的代偿意义在于：①深快呼吸可增加每分钟肺泡通气量，提高肺泡气氧分压，有利于氧弥散入血，使动脉血氧分压升高。②胸廓呼吸运动增强，使胸腔内负压增大，促进静脉回流，增加回心血量、肺血流量和心输出量，有利于氧的摄取和运输。血液性缺氧、循环性缺氧和组织性缺氧因 PaO_2 不降低，故呼吸系统的代偿不明显。

（三）循环系统的变化

1. 心输出量增加　主要是：①急性缺氧引起交感 - 肾上腺髓质系统兴奋，分泌儿茶酚胺增多，作用于心肌细胞膜的 β - 受体，使心率加快、心肌收缩力增强。②缺氧时呼吸加深加快，可使静脉回心血量增加。以上改变均可导致心排出量增加，提高全身组织供氧量，对缺氧有一定的代偿意义。

2. 血流重新分布　急性缺氧时，交感神经兴奋，一方面皮肤、骨骼肌和内脏的血管因 α - 受体密度高而收缩，血流减少；另一方面，脑血管 α 受体密度低，收缩不明显，心脏的冠状动脉因 β - 受体密度高，同时局部组织代谢产物如乳酸、腺苷等的作用使血管扩张、血流增加。这种血流的重新分布，优先保证了心、脑这两个重要器官氧的供应，具有重要的代偿意义。

3. 肺血管收缩　缺氧时，肺泡氧分压降低，局部肺小动脉收缩，使病变部位的肺泡血流量减少，一方面有利于病变肺泡的通气与血流维持适当的比例；另一方面使血流转向通气较好的肺泡，提高肺泡的换气效率。

4. 毛细血管增生 长期慢性缺氧可促使缺氧组织内毛细血管增生，尤其是心、脑和骨骼肌。毛细血管密度增加可扩大氧弥散面积，缩短氧的弥散距离，增加组织细胞的供氧量。

（四）血液系统的变化

1. 红细胞增多 急性缺氧时，交感神经兴奋，使肝、脾等储血器官血管收缩，储存血进入体循环。慢性缺氧时，肾脏产生的促红细胞生成素增加，使骨髓造血功能增强。

2. 红细胞内 2,3-DPG 增多 缺氧时，红细胞内糖酵解增强使 2,3-DPG 生成增多，以及体内发生代谢性酸中毒使 H^+ 增多，均可导致氧解离曲线右移，促进氧合血红蛋白解离，使血液向组织中释放较多的氧，供组织细胞利用。

二、机体的功能和代谢障碍

（一）组织细胞的变化

1. 细胞膜的变化 细胞膜是细胞缺氧最早受损伤的部位。缺氧时，ATP 生成不足，Na^+-K^+泵运转障碍及自由基作用使细胞膜对离子的通透性增高，导致离子顺浓度差穿过细胞膜，其结果是：① Na^+ 内流导致细胞水肿。② K^+ 外流导致细胞合成代谢障碍和高钾血症。③ Ca^{2+} 内流使胞质 Ca^{2+} 浓度增高，Ca^{2+} 可抑制线粒体的功能，激活磷脂酶，使膜磷脂分解，引起细胞膜和细胞器膜的损伤；同时可激活 Ca^{2+} 依赖性激酶，促进自由基生成，加重细胞损伤。

2. 线粒体的变化 缺氧首先影响线粒体外的氧利用，使神经递质的生成和生物转化过程降低；当线粒体部位的氧分压降至临界点 1mmHg 时，线粒体的呼吸功能降低，使 ATP 产生减少。严重时可出现线粒体肿胀、嵴断裂或崩解、外膜破碎和基质外溢等结构损伤。

3. 溶酶体的变化 缺氧时 ATP 生成减少、细胞内酸中毒和钙超载，使磷脂酶激活，导致溶酶体膜磷脂被分解，膜通透性增高，严重时溶酶体肿胀、破裂，最终大量溶酶体酶释出，导致细胞及其周围组织的溶解、坏死。

（二）呼吸系统的变化

1. 中枢性呼吸衰竭 当 PaO_2 低于 30mmHg 时，可直接抑制呼吸中枢，使呼吸运动减弱，肺通气量减少，出现周期性呼吸，表现为潮式呼吸或间停呼吸。

2. 高原肺水肿 从平原快速进入 2500m 以上的高原时，可在 1～4 天内发生急性肺水肿，表现为头痛、胸闷、呼吸困难、咳嗽、血性泡沫痰、肺部湿性啰音、皮肤黏膜发绀等，严重者甚至危及生命。其发病机制尚不清楚，可能与肺动脉高压及肺毛细血管通透性增高有关。

（三）循环系统的变化

1. 肺动脉高压形成 慢性缺氧使肺小动脉持续收缩，肺循环阻力增加，导致肺动脉高压形成。肺动脉高压使右心室后负荷增加，导致右心室肥大，甚至右心衰竭。

2. 心肌舒缩功能降低 缺氧使心肌 ATP 生成减少，能量供应不足，可使心肌细胞膜和肌浆网发生钙离子转运障碍。严重的心肌缺氧可造成心肌收缩蛋白的破坏，心肌挛缩或断裂，使心肌舒缩功能降低。

3. 心律失常 缺氧可使心肌细胞内 K^+ 减少、Na^+ 增加，静息膜电位降低、心肌兴奋性及自律性增高和传导性降低，引起异位心律和传导阻滞。

4. 回心血量减少　严重缺氧时，可抑制呼吸中枢，使胸廓运动减弱，导致静脉回流减少。长期缺氧，体内堆积大量乳酸、腺苷等扩血管代谢产物，血液淤滞于外周血管，引起回心血量和心输出量减少，导致组织供血供氧减少。

（四）血液系统的变化

血液中红细胞过度增加，可引起血液黏滞度增高，血流阻力增大，心脏后负荷增加。此外，红细胞内 2,3-DPG 过度增加可妨碍血液流经肺部时 Hb 与氧结合，使动脉血氧含量及血氧饱和度明显下降，组织供氧量严重不足。

（五）中枢神经系统的变化

脑重仅为体重的 2% 左右，其血流量约占心输出量的 15%，耗氧量约为机体总耗氧量的 23%。脑组织的能量来源主要依靠葡萄糖的有氧氧化，但脑内葡萄糖和氧的储备量较少，其代谢率又高，一旦血流完全阻断，神经细胞在数分钟内可发生不可逆性损害，因此脑对缺氧最敏感，特别是大脑灰质。正常脑静脉血氧分压约为 34mmHg，当降至 28mmHg 以下可出现精神错乱，降至 19mmHg 以下时可出现意识丧失，低至 12mmHg 时可危及生命。严重缺氧时，脑组织可出现形态学变化，表现为神经细胞变性、坏死及脑水肿。

缺氧可直接损伤中枢神经系统的功能。急性缺氧可出现情绪激动，头痛，运动不协调，思维力、记忆力及判断力降低，定向力障碍，严重时可有躁动、惊厥、意识障碍或昏迷甚至死亡。慢性缺氧时，神经精神症状比较缓和，易出现疲劳、嗜睡、注意力不集中及精神抑郁等症状。

第三节　影响机体对缺氧耐受性的因素

机体对缺氧的耐受性除与缺氧的原因、程度、发生速度和持续时间有关外，还受代谢耗氧率、机体代偿适应能力等多种因素的影响。

一、代谢耗氧率

基础代谢率高者，如发热、甲状腺功能亢进、恶性肿瘤等患者，由于耗氧多，故对缺氧的耐受性较低。健康人在体力活动、过度疲劳及发怒、悲痛、思虑过度等中枢神经系统兴奋的情况下，机体耗氧量也可明显增加，对缺氧的耐受性降低。反之，体温降低、神经系统的抑制则能降低代谢耗氧率，提高机体对缺氧的耐受性。故低温麻醉可用于心脏外科手术，以延长手术所必需阻断血流的时间。

二、机体的代偿能力

机体通过呼吸、循环和血液系统的代偿性反应能增加组织的供氧，通过组织细胞的代偿性反应能提高氧的利用率。机体对缺氧的代偿有显著的个体差异。心、肺疾病及血液病患者机体的代偿能力较低，故对缺氧的耐受性低。老年人因为肺和心脏的功能储备降低、骨髓的造血干细胞减少、外周血液红细胞数减少，以及细胞中某些呼吸酶活性降低等原因，对缺氧的适应能力较差。机体对缺氧的代偿能力可以通过锻炼得到提高。如长期参加体育锻炼可使心、肺功能增强，组织供血供氧能力加强，也可使氧化酶活性增高，细胞利用氧的能力提高，从而增强机体对缺氧的耐受性。

第四节　氧疗与氧中毒

一、氧疗

吸入氧分压较高的空气或纯氧治疗疾病的方法称为氧疗（oxygen therapy）。氧疗是治疗缺氧的首要措施，对各种类型的缺氧均有一定的疗效，但是疗效不尽相同。

氧疗对低张性缺氧的效果最好，可增加肺泡气氧分压，使动脉血氧分压、血氧含量和血氧饱和度增高。但对于静脉血分流入动脉血引起的低张性缺氧，因分流的血液未经过肺泡，故氧疗的作用较小。血液性缺氧和循环性缺氧患者的动脉血氧分压和氧饱和度均正常，此时氧疗的作用主要是通过增加血浆中物理溶解的氧量来提高动脉血氧分压。此外，氧分压差是驱使氧弥散的动力，氧分压增大时，氧的弥散速度加快。CO 中毒患者吸入纯氧特别是高压氧（3 个大气压）不仅可使血液氧分压增高，而且氧与 CO 竞争性与血红蛋白结合，可促使碳氧血红蛋白解离，治疗效果较好。组织性缺氧时组织的供氧正常，缺氧的原因是组织利用氧的功能障碍，关键是解除呼吸链酶的抑制，故氧疗的效果不及其他类型的缺氧。

二、氧中毒

氧疗虽然对治疗缺氧十分重要，但如果长时间吸入氧分压过高的气体可引起组织、细胞损伤，称为氧中毒（oxygen intoxication）。氧中毒的发生主要取决于吸入气氧分压而不是氧浓度。当吸入气氧分压过高时，肺泡气和动脉血的氧分压随之增高，血液与组织细胞之间的氧分压差增大，氧的弥散加速，组织细胞因获得过多氧而中毒。氧中毒的发生与活性氧的毒性作用有关。正常情况下，进入组织、细胞的氧有少部分在代谢过程中产生活性氧，并不断被清除。当供氧过多过快时，活性氧的产生增多，超过机体的清除能力，则引起组织、细胞损伤。

第六章

休 克

休克（shock）一词来自希腊语，原意为震荡、打击。休克是指机体受到强烈损伤因子作用后发生的一种危急状态，是涉及临床各科、严重威胁生命的病理过程。休克患者的典型临床表现为面色苍白、皮肤湿冷、尿量减少、脉搏细速、血压下降、烦躁不安或表情淡漠，甚至昏迷等。

目前认为，休克是机体在各种强烈有害因子作用后出现的以组织微循环灌流量急剧减少为主要特征的急性血液循环障碍，由此导致细胞和各重要器官功能代谢发生严重障碍及结构损害的全身性病理过程。

休克不同于晕厥（syncope），后者是一种突发、短暂的心血管系统反射性调节障碍，主要是由于血压突然降低、脑部缺血而引起的暂时性意识丧失。晕厥的临床表现为面色苍白、心率减慢或加快、血压下降、四肢无力和意识障碍，常见于直立性低血压、严重心律不齐、疲劳、闷热等情况，恐惧、紧张、针灸等可诱发，平卧休息或采取头低位后即可恢复。

第一节　休克的分类

一、按病因分类

本分类方法最常用，有利于针对病因进行抢救性治疗。

（一）失血、失液性休克

大量失血可引起失血性休克（hemorrhagic shock），常见于外伤出血、消化道出血、宫外孕破裂或产后大出血等。休克的发生与否取决于血液的丢失速度和丢失量，15分钟内失血量少于全血量的10%，机体一般可通过代偿使血压和组织灌流量保持稳定；若失血量超过全血量的20%，即可引起休克；一旦超过总血量的50%，则可迅速导致机体死亡。剧烈呕吐或腹泻、大汗淋漓等导致大量体液丢失，又未能及时补充，可引起有效循环血量的锐减而发生休克。

（二）烧伤性休克

大面积烧伤可引起烧伤性休克（burn shock）。此类休克早期的发生与疼痛和低血容量有关，晚期可因继发感染而发展为感染性休克。

（三）创伤性休克

各种严重的创伤可导致创伤性休克（traumatic shock），如骨折、挤压伤、大手术等。此类休克的发生与疼痛和失血有关。

（四）感染性休克

细菌、病毒、立克次体等引起的严重感染常可引起感染性休克（infectious shock），由于多伴有败血症，常称为败血性休克（septic shock）。在革兰阴性细菌感染引起的休克中，内毒素起着重要作用，故又称为内毒素性休克（endotoxic shock）。

（五）过敏性休克

注射某些药物（如青霉素）、血清制剂或疫苗时可致过敏体质的人发生过敏性休克（anaphylactic shock），属Ⅰ型超敏反应。其发生与组胺、缓激肽等舒血管物质大量释放入血，外周血管床容积扩大，毛细血管通透性增加有关。

（六）心源性休克

大面积心肌梗死、心包填塞、急性心肌炎及严重的心律失常（房颤与室颤）等，均可导致心输出量显著减少，有效循环血量和微循环灌流不足，引发心源性休克（cardiogenic shock）。

（七）神经源性休克

剧烈疼痛、高位脊髓麻醉或损伤、脑干损伤等强烈的神经刺激，可引起神经源性休克（neurogenic shock）。其发生与血管运动中枢抑制，阻力血管扩张，有效循环血量相对不足有关。

二、按休克时的血流动力学特点分类

（一）低排高阻型休克

又称低动力型休克，是临床最常见的类型。其特点是心输出量降低而外周血管阻力增高。由于皮肤血管收缩，皮肤温度降低，故又称"冷休克"。失血失液性、心源性、创伤性和大多数感染性休克属此类型。

（二）高排低阻型休克

又称高动力型休克，较为少见。其特点是外周血管阻力低，心输出量高。由于皮肤血管扩张，血流量增多，皮肤温度可增高，故又称"暖休克"。部分革兰阳性菌感染引起的感染性休克早期属此类型。

（三）低排低阻型休克

常见于休克晚期，为休克失代偿的表现。血流动力学特点是心输出量、外周阻力及血压都降低。

三、按休克发生的始动环节分类

（一）低血容量性休克

血容量减少是失血失液因素所致休克的起始环节。由于大量血液或水分迅速丢失，造成血容量急剧减少，使有效循环血量、回心血量和心输出量减少，血压下降，组织微循环灌流量急剧降低，导致低血容量性休克（hypovolemic shock）。

（二）心源性休克

心输出量减少是心源性休克的始动环节。由于各种心脏疾患引起急性心泵功能障碍，使心输出量急剧减少，有效循环血量严重不足，组织微循环灌流量显著减少，导致休克发生。

（三）血管源性休克

外周血管床容量扩大是过敏性、神经源性及部分感染性休克的起始环节。正常安静情况下，机体的组织、器官在同一时间内约有 20% 的毛细血管开放。上述病因通过释放舒血管物质或者抑制交感缩血管功能，使外周血管床容量明显扩大，血液大量淤滞在微循环内，引起有效循环血量急剧减少，导致血管源性休克（vasogenic shock）。

休克发生的三个始动环节中，任何一个环节发生改变均可使有效循环血量减少，引起微循环血液灌流量不足而导致休克。

第二节　休克的发展过程及发生机制

微循环是指微动脉和微静脉之间的血液循环，是血液循环的基本功能单位，是血液和组织细胞进行物质交换的场所。尽管各类休克的病因不同，始动环节也不一致，但有效循环血量减少所致的微循环障碍是多数休克的共同发病基础，其特征是体内重要器官微循环处于低灌流状态。以失血性休克为例，根据血流动力学和微循环变化的规律，休克的过程分为以下三个时期。

一、休克早期

休克早期又称休克代偿期（compensatory stage）、微循环缺血性缺氧期（ischemic anoxia phase）。此期机体动员多种代偿机制维持血压，保证重要器官的血液灌流。

（一）微循环变化的特点

休克早期皮肤与内脏的微动脉、后微动脉、毛细血管前括约肌和微静脉、小静脉发生持续性痉挛，其中微动脉、后微动脉和毛细血管前括约肌收缩更显著，致使毛细血管前阻力明显增加，大量真毛细血管网关闭，血液主要经直捷通路回流。此外，动静脉吻合支开放，部分血液经动静脉短路直接回流入小静脉，使微循环灌流量急剧减少。此期微循环的灌流特点为：少灌少流、灌少于流甚至无灌流，组织微循环呈缺血性缺氧状态（图 6-1b）。

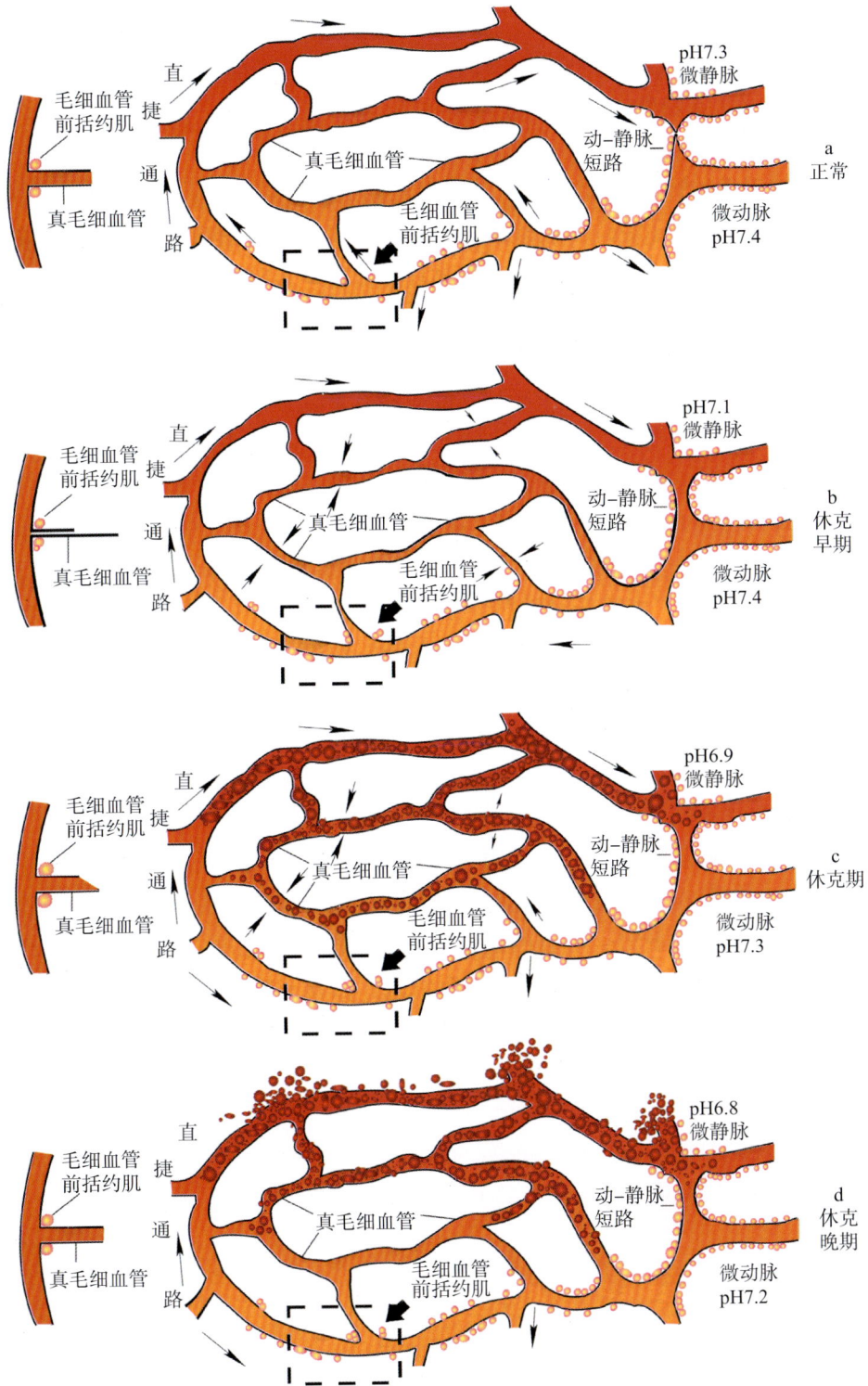

图 6-1 休克各期微循环变化模式图
左侧小图为右图中方框部分的放大

（二）微循环缺血的机制

1. 交感 - 肾上腺髓质系统兴奋 各种致休克因素通过不同机制引起交感 - 肾上腺髓质系统的兴奋，大量释放儿茶酚胺，后者一方面刺激 α 受体造成皮肤、内脏血管强烈收缩，另一方面又刺激 β 受体引起动 - 静脉短路开放，导致微循环血液灌流锐减。

2. 其他体液因子的释放 低血容量、交感神经兴奋及儿茶酚胺大量释放等，刺激机体产生大量体液因子，如血栓素（TXA₂）、血管紧张素Ⅱ、内皮素、白细胞三烯、抗利尿激素等，这些因子都有强烈的缩血管作用，致使组织器官微循环灌流进一步减少。

（三）微循环变化的代偿意义

1. 维持动脉血压 本期动脉血压可不降低或略有下降，甚至因代偿作用而轻度升高。动脉血压的维持依赖充足的回心血量、良好的心脏泵功能和适当的外周阻力三个基本因素。休克早期，机体可通过调节上述因素维持动脉血压，其机制：①回心血流量增加：首先，静脉系统为容量血管，可容纳循环总血量的 60%～70%。上述缩血管物质使毛细血管后微静脉、小静脉及肝脾储血库收缩，回心血量快速而短暂增加，起到了"自身输血"的作用，这是休克时增加回心血量的"第一道防线"；其次，由于此时微循环毛细血管前阻力大于后阻力，毛细血管的流体静压下降，使组织液回流进入血管增多，起到"自身输液"作用，这是休克时增加回心血量的"第二道防线"。②血容量增加：肾素 - 血管紧张素 - 醛固酮系统激活，肾小管对水、钠重吸收增加，有助于血容量的恢复。③心输出量增加：由于交感神经兴奋、儿茶酚胺释放增多，引起心肌收缩力增强、心率加快及静脉回流量增加。④外周阻力增高：交感神经兴奋和儿茶酚胺释放增多使动脉平滑肌收缩，特别是细、小动脉等阻力血管收缩，导致外周阻力增加。

2. 保证心、脑等重要器官的血液供应 交感神经末梢和 α 受体在皮肤和腹腔脏器分布的密度较高，而在脑组织分布密度较低。因此，交感神经兴奋时，皮肤和腹腔脏器血管收缩明显，而脑组织血管收缩不明显。此外，心脏的冠状动脉分布的受体以 β 受体占优势，在腺苷等代谢产物的作用下，冠状动脉不但不收缩，反而略有舒张。因此，机体血液得以重新分布，加之动脉血压的维持，有助于保证心、脑等重要脏器的血液供应，对机体具有重要的代偿意义。

（四）主要临床表现

本期患者表现为面色苍白，四肢湿冷，心率加快，脉搏细速，烦躁不安，少尿或无尿，血压正常或轻度变化，脉压明显减小（图 6-2）。

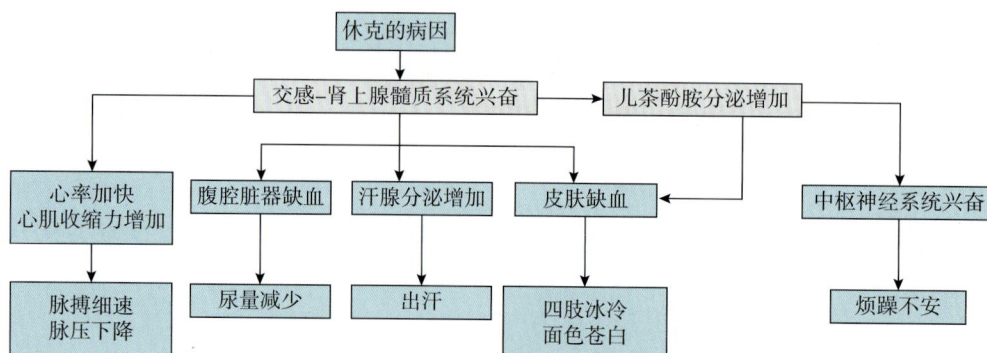

图 6-2 休克早期的临床表现

此期为休克的可逆期，如能及时采取恰当的治疗措施，可恢复健康，否则可发展到休克期。

二、休克期

休克期又称休克进展期（progressive stage of shock）、微循环淤血性缺氧期（stagnant anoxia phase）、可逆性失代偿期。

（一）微循环变化的特点

微动脉、后微动脉、毛细血管前括约肌由收缩转为舒张，微静脉和小静脉仍保持收缩，使毛细血管后阻力大于前阻力。血液大量涌入真毛细血管网，毛细血管壁通透性升高，血液浓缩，血流阻力加大。微循环内血流速度缓慢，甚至"泥化"淤滞（图 6-1c）。因此，休克期微循环的变化特点为：多灌少流，灌多于流，微循环呈淤血性缺氧状态。

（二）微循环淤血的主要机制

1. 酸性代谢产物堆积 休克早期，缺血缺氧导致组织酸性代谢产物堆积。此时交感 - 肾上腺髓质系统仍持续兴奋，血中儿茶酚胺浓度进一步增高，但在酸性环境下，血管平滑肌对儿茶酚胺的反应性降低，尤以微循环的动脉端更加明显。因此，在酸性环境下，微循环动脉端开始舒张，而静脉端仍保持收缩状态。

2. 局部扩血管物质增多 持续缺血缺氧可使激肽类物质生成增多，毛细血管周围肥大细胞释放过多的组胺，均可使小动脉和毛细血管舒张，毛细血管壁通透性升高，引起血浆大量渗出，血液浓缩、血浆黏度增高等血液流变学改变，进一步加重微循环障碍。随着组织细胞缺血缺氧的加重，ATP 分解产物腺苷及从细胞内释出的 K^+ 也增多，且在局部不断聚积。这些物质具有较强的扩血管作用，同时造成局部组织间液的渗透压增高。近年来还证实，由于一氧化氮的介导，可引起持续性血管扩张、血压下降。

3. 内毒素的作用 除感染性休克机体内存在内毒素外，其他类型休克时肠道菌群产生的内毒素也可通过缺血的肠黏膜吸收入血。内毒素可与血液中的白细胞发生反应，使之产生并释放扩血管的多肽类活性物质；内毒素还可损伤血管内皮细胞，激活凝血因子 X 或补体系统，使毛细血管扩张、通透性升高。

4. 血液流变学（hemorheology）的改变 由于缺氧、酸中毒和感染等因素的刺激，炎细胞活化，产生大量炎症因子和细胞表面黏附分子，致使白细胞滚动、贴壁、黏附于内皮细胞上，加大了毛细血管的后阻力；血液浓缩、血液黏度增大、血细胞压积增大、红细胞聚集及血小板黏附聚集等，均可造成微循环血流变慢、血液泥化、淤滞甚至血流停止。

综上可见，微循环淤血的根本原因是缺氧和酸中毒，两者互为因果，使微循环障碍进一步发展。

（三）微循环淤血的后果

此期微循环血管床大量开放，血液淤滞在皮肤和内脏器官，有效循环血量和回心血量减少，引起心输出量减少和动脉压进行性下降。此时交感 - 肾上腺髓质系统更为兴奋，血液灌流量进一步下降，组织缺氧愈趋严重，形成恶性循环。另外，微循环淤滞可致血管内流体静压升高，"自身输液"停止，血浆外渗到组织间隙；组胺、激肽等引起毛细血管通透性增高也促进血浆外渗，血管外水分被封闭和分隔在组织间隙，导致血液浓缩、血液黏度升高，促进红细胞聚集，有效循环血量进一步减少，加重了恶性循环。病程发展到此阶段，休克由代偿期进入失代偿期。

（四）主要临床表现

血压进行性下降，脉压减小，脉搏细速，心音低钝，心搏无力，表情淡漠、反应迟钝甚至昏迷，尿量进一步减少或无尿，皮肤因淤血由苍白转为发绀、花斑（周围循环衰竭）。如不及时抢救，则可恶化发展到休克晚期。

三、休克晚期

休克晚期又称微循环衰竭期（microcirculatory failure stage）、休克难治期（refractory stage of shock）、不可逆期。

（一）微循环变化的特点

微循环严重淤滞导致缺氧和酸中毒，可使微血管平滑肌麻痹，对血管活性物质失去反应而扩张，微循环中形成微血栓，发生弥散性血管内凝血（disseminated intravascular coagulation，DIC）及重要器官功能衰竭，甚至发生多系统器官功能衰竭。此期微循环变化特点：为不灌不流，灌流停止（图 6-1d）。

（二）微循环凝血的主要机制

此期微循环内常有广泛的微血栓形成，其促发因素如下。

1. 血液流变学变化　微循环淤血不断加重，血液浓缩，血流缓慢；血细胞压积增大，纤维蛋白原浓度增加，血小板和红细胞较容易聚集，血液处于高凝状态。

2. 凝血系统被激活　缺氧和酸中毒损伤内皮细胞，暴露胶原纤维，启动内源性凝血系统；创伤、烧伤、手术等造成大量组织损伤，启动外源性凝血系统。

3. 促凝物质增多　休克动因和休克本身对机体都是一种强烈的刺激，可引起机体的应激反应，使血液中血小板和凝血因子增加，血小板黏附、聚集能力增强，促进 DIC 发生。

4. TXA_2-PGI_2 平衡失调　TXA_2 主要由活化的血小板产生，具有促血栓形成的作用；PGI_2 由完整的内皮细胞生成，可抑制血栓形成。休克晚期血小板被激活，内皮细胞受损，导致 TXA_2 生成增多而 PGI_2 生成减少，TXA_2-PGI_2 平衡失调，促进 DIC 发生。

5. 单核吞噬细胞系统功能降低　休克的病因作用和休克的低灌流状态，使单核吞噬细胞系统功能降低，不能及时清除激活的凝血因子和纤维蛋白，促进 DIC 发生。

感染性休克早期即可出现 DIC，其他类型休克多发生在晚期。但 DIC 并非是休克的必经阶段。

（三）微循环衰竭的后果

休克患者在持续重度低血压后，血流动力学障碍、细胞损伤及各重要器官代谢障碍也更加严重。持续缺氧和酸中毒可使许多酶活性降低或丧失，细胞内的溶酶体膜破裂释放溶酶体酶（如蛋白水解酶等），以及活性氧、细胞因子释放等，机体重要器官的细胞广泛受损，甚至发生"不可逆性"损伤，重症病例可发生多系统器官功能衰竭。

（四）临床表现

患者病情危重，出现循环衰竭，血压进一步降低，甚至测不到；浅静脉严重萎陷；心音低弱，脉细如丝，甚至摸不到。呼吸困难、表浅或不规则；少尿或无尿；常伴有贫血、出血。各重要实质器官坏死、功能衰竭，病情迅速恶化甚至死亡。

（五）弥散性血管内凝血

DIC 是以凝血功能障碍为主要特征的病理过程。其基本过程是：在某些致病因子的作用下，机体凝血因子和血小板被激活，大量促凝物质入血，凝血酶生成增多，微循环中形成广泛的微血栓；在此过程中，凝血因子和血小板大量消耗，同时继发纤维蛋白溶解活性增强，临床主要表现为出血、休克、器官功能障碍和微血管病性溶血性贫血。

1. DIC 的病因和发病机制 引起 DIC 的原发病很多，其中以感染、产科意外、大手术、严重创伤、烧伤、恶性肿瘤等较为常见。

DIC 发病的起始环节是血管内凝血系统激活，凝血酶生成增加，导致血液凝固性增强。主要机制为：①组织严重损伤，引起组织因子的释放，激活外源性凝血系统；②血管内皮细胞损伤，暴露内皮下胶原纤维，激活因子XII，启动内源性凝血系统；③血细胞大量破坏及血小板被激活，参与凝血过程；④其他促凝物质入血，如某些恶性肿瘤细胞分泌其特有的促凝蛋白，蛇毒等外源性毒素能直接激活 X 因子，促使凝血酶原转变为凝血酶，或作用于纤维蛋白原使其转变为纤维蛋白而引起凝血。

2. 影响 DIC 发生发展的因素 单核吞噬细胞系统功能受损，肝功能严重障碍，血液的高凝状态和微循环障碍等因素可作为诱因促进 DIC 的发生。

3. DIC 的分期 根据发展过程和病理生理特点，一般可将典型的 DIC 分为三期。

（1）高凝期 血液处于高凝状态，各脏器微循环中可有程度不同的微血栓形成。这是由于各种原因导致凝血系统被激活，使凝血酶含量升高所致。

（2）消耗性低凝期 主要表现为出血，也可有休克或某些脏器功能障碍的临床表现。这是由于产生大量微血栓后，血液中的凝血因子和血小板被大量消耗，加上纤溶系统被激活，血液处于低凝状态。

（3）继发性纤溶亢进期 出血症状十分明显，严重者有多器官功能衰竭和休克的临床症状。本期由于纤溶系统被激活，纤溶酶大量产生，继而纤维蛋白（原）降解产物（fibrinogen degradation products，FDP）形成，进一步增强纤溶和抗凝作用。

4. DIC 的分型 根据发生的速度，DIC 可分为急性、亚急性和慢性三种。根据机体的代偿情况，DIC 可分为失代偿型、代偿型和过度代偿型。

5. DIC 功能代谢变化和临床表现 DIC 是临床危重病症，病情复杂多样。DIC 患者的主要临床表现为出血、休克、器官功能衰竭、微血管病性溶血性贫血。

（1）出血 DIC 患者出血发生率高达 80%，是 DIC 诊断的一项重要依据。全身各部位都可有出血倾向，出血严重程度不等，严重者可多处大量出血不止，危及生命；轻者可能仅表现为局部伤口或注射针头部位渗血。出血原因不能用原发病解释，普通止血药物治疗效果不佳。

其发生机制与以下因素有关：①大量的凝血因子和血小板被消耗，凝血功能障碍导致出血。②DIC 时，纤溶系统继发性激活。③纤溶酶产生之后，可以水解纤维蛋白原和纤维蛋白而产生 FDP，FDP 具有强烈的抗凝血作用。各种 FDP 片段的检查在 DIC 的诊断中具有重要意义，其中主要有"3P"试验（鱼精蛋白副凝试验）和D-二聚体检查，目前认为是DIC诊断的重要指标。④各种原始病因和继发引起的缺氧、酸中毒、细胞因子和自由基等多种因素作用，可导致微血管壁损伤，加重出血。

（2）休克　DIC和休克两者互为因果，形成恶性循环。

DIC引起休克的主要机制有：①DIC时由于微循环内形成大量微血栓，使回心血量大为减少；②DIC形成和发展过程中，凝血因子Ⅻ激活，可以进一步激活激肽系统、补体系统和纤溶系统，从而产生并释放大量组胺和激肽，使微血管平滑肌舒张，通透性增高，导致外周阻力降低，回心血量减少，FDP则能加强这一作用；③DIC患者广泛出血引起血容量减少；④冠状动脉形成大量微血栓，心肌缺血缺氧，收缩性降低。

（3）器官功能衰竭　DIC时的脏器功能障碍主要是由于微循环中微血栓形成，阻塞微血管，造成脏器微循环灌流障碍，严重者因缺血坏死导致功能衰竭，表现为：①心肌微血管栓塞造成心功能不全；②肝血窦或门管区微血栓形成可引起黄疸和肝功能不全；③胃肠道黏膜及黏膜下小血管微血栓形成，引起局部胃肠组织溃疡和缺血性坏死；④肺微血管栓塞常造成肺部淤血、出血、水肿、透明膜形成和肺不张，导致呼吸功能不全；⑤肾脏是DIC时最易受损的器官，严重时可导致双侧肾皮质坏死和急性肾功能衰竭，常是DIC患者死亡的原因；⑥肾上腺皮质出血性坏死可导致华-佛综合征（Waterhouse-Friderichsen syndrome）；⑦累及垂体发生坏死，可致席汉综合征；⑧神经系统受累可出现神志模糊、嗜睡、昏迷、惊厥等，这可能是因脑组织淤血、出血、水肿、颅内压升高所致。

（4）微血管病性溶血性贫血　是DIC时出现的一种特殊类型的贫血，其特征是外周血涂片可见一些特殊的形态各异的红细胞，称为裂体细胞（schistocyte），外形可呈新月形、盔形、星形等（图6-3）。这些细胞脆性高，极易破裂溶解。患者常有发热、黄疸、血红蛋白尿和少尿等溶血症状及面色苍白、全身乏力等贫血症状。其机制主要是缺氧、酸中毒使红细胞变形能力降低，DIC早期微血管内形成微血栓，当血流中的红细胞黏着、悬挂在呈网状的纤维蛋白丝上时，由于血流的不断冲击，导致红细胞受到机械性损伤而破裂。

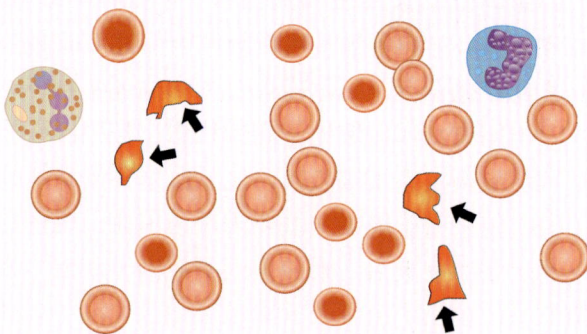

图6-3　微血管病性溶血性贫血
血涂片中见裂体细胞（箭头所指）

第三节　休克时机体的病理变化

一、休克时细胞的代谢变化和结构损伤

（一）细胞代谢障碍

休克时，严重微循环障碍导致组织低灌流和细胞供氧减少，细胞的代谢变化表现为从优先利用脂肪酸供能转向优先利用葡萄糖供能。然而，由于此时细胞缺氧，葡萄糖有氧氧化受阻，

使 ATP 生成显著减少，造成钠泵失灵，细胞水肿；无氧酵解过程加强，乳酸产生增多，导致酸中毒。

（二）细胞的损伤与凋亡

1. 细胞膜的变化 休克时最早发生损伤的部位是细胞膜。缺氧、ATP 不足、高钾、酸中毒、溶酶体酶释放、自由基引起的脂质过氧化、细胞因子及炎症介质等，都可造成细胞膜损伤，导致细胞膜上离子泵运转失灵。Na^+、H_2O、Ca^{2+} 内流，跨膜电位下降，造成细胞水肿。

2. 线粒体的变化 线粒体是休克时最早累及的细胞器，可出现不同程度的肿胀、嵴崩解、线粒体膜断裂等病理变化。线粒体损伤造成呼吸链断裂，通过氧化磷酸化产生的能量物质进一步减少，进一步影响细胞的功能；线粒体损伤还可启动细胞凋亡。

3. 溶酶体的变化 缺氧、酸中毒等造成溶酶体肿胀、空泡形成，并释放溶酶体酶，引起细胞自溶；亦可激活激肽系统、纤溶系统，导致组胺释放，造成血浆外渗，血液浓缩，促使 DIC 发生。此外，胰腺外分泌细胞溶酶体破裂，释放心肌抑制因子，直接抑制心肌收缩。

4. 细胞凋亡 细胞凋亡是休克时细胞损伤的表现形式之一。休克时血管内皮细胞、单核巨噬细胞、淋巴细胞、中性粒细胞及主要脏器的实质细胞等均可发生凋亡。

总之，休克时生物膜的损伤是细胞损伤的开始，而细胞的损伤又是重要器官功能衰竭的共同机制。

二、重要器官功能的改变

（一）急性呼吸衰竭

以往称为休克肺（shock lung），属于急性呼吸窘迫综合征（acute respiratory distress syndrome，ARDS）的范畴。临床表现为进行性缺氧和呼吸困难，动脉血氧分压、血氧含量均降低，明显发绀，可出现呼吸性酸中毒，肺部可闻及干、湿性啰音。休克肺的形态学特征为间质性肺水肿、局部肺不张、充血、出血、微血栓及肺泡透明膜形成（由毛细血管逸出的蛋白和细胞碎片等凝成的一层膜样物，覆盖在肺泡膜表面）。这些变化导致气体弥散障碍，肺通气血流比例失调，动脉血氧分压和血氧含量降低，终致急性呼吸衰竭甚至死亡。临床上因休克死亡的患者约 1/3 死于急性呼吸衰竭。

急性弥漫性肺泡 - 毛细血管膜的损伤是休克时发生急性呼吸衰竭的中心环节。①休克时，交感 - 肾上腺髓质系统兴奋，大量缩血管物质释放，使肺循环阻力升高，而肺微血管痉挛引起缺氧又导致毛细血管壁通透性增高，造成肺水肿和肺出血。②广泛肺微血栓形成并阻塞肺毛细血管，加重肺组织的缺氧。③缺血缺氧使 II 型肺泡上皮细胞受损，表面活性物质分泌减少；肺泡内水肿液又使表面活性物质破坏增加，造成肺泡表面张力增高，导致肺不张。④休克动因通过补体 - 白细胞 - 氧自由基损伤呼吸膜。⑤炎症介质诸如白细胞三烯、TXA_2、TNF、IL-1 等均可引起呼吸膜的损伤和通透性增高，导致肺水肿。

（二）急性肾损伤

各种类型的休克常发生急性肾损伤，又称休克肾（shock kidney）。临床表现为少尿或无尿、氮质血症、高钾血症及代谢性酸中毒等。尿量的变化是临床上判断休克患者内脏微循环灌流状况的重要指标，尿量 <20mL/h 则提示肾及内脏微循环灌流不足。一般来说，没有发生肾小管坏死

时，恢复肾脏血液灌流后可使肾功能迅速恢复，称为肾前性肾损伤；休克时，持续的肾缺血或肾毒素的作用可导致急性肾小管坏死。此时，即使肾血液灌流恢复，肾功能也不会立刻逆转，只有在肾小管上皮再生修复后，肾功能才能逐渐恢复，称为肾性肾损伤。

急性肾损伤的发生机制为：①休克时交感 – 肾上腺髓质系统兴奋，引起肾血管痉挛，肾血流量减少；肾血流重新分布，交感缩血管神经丰富的肾皮质外层血流可由正常的 90% 减至 10%；②肾缺血使球旁细胞分泌肾素增多，激活肾素 – 血管紧张素 – 醛固酮系统，肾小球入球动脉收缩加剧；③休克晚期，肾血管内广泛微血栓形成及持久血管痉挛引起的急性肾小管坏死使原尿漏入肾间质。以上均可导致肾小球滤过率降低，出现少尿或无尿。

（三）肝功能障碍

休克时，肝功能障碍有时可较早发生，但多数继发于肺、肾功能障碍之后。早期表现为肝细胞变性和 Kupffer 细胞增生。晚期出现肝细胞坏死，Kupffer 细胞变性、坏死及炎细胞浸润。由于肝脏有强大的代偿能力，休克早期虽然有肝脏形态学改变，但实验室检查仍可正常，肝功能障碍不明显；休克晚期可出现肝功能不全和黄疸。

休克时发生肝功能障碍的机制：①休克和低血容量均可造成肝脏血流减少，肝细胞缺血缺氧，能量代谢障碍。②各种损伤导致肠道屏障功能减弱，肠源性内毒素和细菌入血，一方面直接损伤肝细胞或者经 Kupffer 细胞介导造成肝细胞损伤；另一方面通过单核巨噬细胞释放的 TNFα、IL-1 等细胞因子造成组织损伤或血液灌流障碍。肝脏在休克过程中的损伤性变化反过来加剧了机体的损伤，形成恶性循环。因此，感染性休克如发生严重的肝脏功能障碍，则死亡率较高。

（四）心功能障碍

心功能障碍是心源性休克原发性的改变。其他类型的休克在休克早期通过机体的代偿，心功能尚可保持正常；当休克发展到一定阶段，由于心肌长时间缺血缺氧，加之其他损害因素的影响，使心肌收缩力减弱，心功能降低，甚至发生心力衰竭。其机制主要与下列因素有关：①休克时舒张压进行性下降及心率加快使舒张期缩短，造成心肌供氧不足，耗氧量大大增加，心肌缺氧严重；②休克时常出现酸中毒、高钾血症，使心肌收缩力减弱、严重心律失常，使心排血量下降；③心微血管中微血栓形成，影响心肌血液供应，引起心肌细胞损伤；④胰腺缺血坏死时，产生心肌抑制因子，强烈抑制心肌收缩；⑤细菌毒素对心肌的直接损伤作用。

一旦心功能降低，心输出量进一步减少，则可加速休克的进程。因此，心功能障碍是休克恶化的重要因素之一。

（五）脑功能障碍

脑组织对缺血缺氧极为敏感。休克早期，机体通过血流的重新分布，使脑组织血供暂时得以保证。随着休克的进展，动脉血压下降至 50mmHg 以下或脑循环出现 DIC 时，脑组织缺血缺氧，能量代谢障碍，代谢产物堆积，细胞内外离子转运失调，导致一系列神经功能损害的表现，患者可出现神志淡漠或不清，甚至昏迷。脑组织缺血缺氧、酸中毒等造成血管壁通透性增高，脑水肿发生，进而出现颅内高压，甚至形成脑疝，压迫重要生命中枢，严重者导致死亡。

（六）胃肠功能障碍

休克时，胃肠功能障碍主要表现为腹痛、消化不良、呕血和便血等。其机制与下列因素有关：①休克早期，由于血液重新分配，加重胃肠道缺血，造成黏膜变性、坏死或通透性升高；②休克进程中，胃肠黏膜微循环内淤血、微血栓形成及出血等，使黏膜水肿、糜烂，甚至发生溃疡；③严重创伤作为应激原，使胃肠道处于应激状态，轻者导致糜烂，重者出现多发性应激性溃疡。

三、多系统器官功能衰竭

多系统器官功能衰竭（multiple system organ failure，MSOF）主要是指患者在短时间内，出现多个系统、器官相继或同时发生功能衰竭。MSOF 常出现在休克晚期，是导致患者死亡的主要原因。衰竭的器官越多，死亡率也越高。一般认为，在 MSOF 之前常有时间长短不等的多器官功能障碍综合征（multiple organ dysfunction syndrome，MODS）。MODS 主要是指各种严重疾患时，某些器官不能维持其自身功能而出现的器官功能障碍，如能得到及时治疗，可获逆转，否则病情进一步加重，可发展为 MSOF。

MSOF 的发病机制可能与多个环节的障碍有关，如：炎症失控；休克时组织低灌流所致的缺血缺氧、酸中毒和细菌内毒素作用；创伤后，交感 – 肾上腺髓质系统兴奋，患者体内组织器官耗氧量增加，呈高代谢状态；器官的缺血 – 再灌注损伤等。

第七章
心血管系统常见疾病

心血管系统包括心脏和血管（动脉、毛细血管和静脉），是维持机体血液循环，保证血液和组织间物质交换，平衡内、外环境的重要结构基础。当心脏或血管发生病变时，可对机体产生严重影响。流行病学调查显示，心血管系统疾病在我国各种疾病的发病率和死亡率中均占首位。本章主要介绍临床常见的心血管系统疾病，如动脉粥样硬化、高血压病及风湿病（包括心瓣膜病）等。

第一节　动脉粥样硬化

动脉粥样硬化（atherosclerosis，AS）是动脉硬化的常见类型。动脉硬化是由于各种原因使动脉管壁增厚、变硬、失去弹性的一组疾病，包括：

1. 细动脉硬化　主要由细动脉的玻璃样变导致，常见于高血压病或糖尿病。

2. 动脉中层钙化　以动脉中层的肌纤维钙化为特征，好发于老年人的中等动脉，有时与动脉粥样硬化同时存在。

3. 动脉粥样硬化　主要累及大动脉（弹性动脉，如主动脉及其一级分支）或中等动脉（肌性动脉，如冠状动脉，脑、肾、眼和四肢动脉等），以血管内膜形成纤维斑块或粥样斑块为主要病变特征，使动脉管壁增厚变硬，管腔狭窄，中膜弹性减弱，可产生严重的并发症。

动脉粥样硬化是心血管系统疾病中最常见的疾病之一。我国的动脉粥样硬化发病多见于中老年人，随着生活水平的提高，现在有年轻化的趋势。

一、病因和发病机制

（一）危险因素

目前为止，动脉粥样硬化的病因和发病机制尚未完全阐明。主要的已知危险因素如下。

1. 高脂血症（hyperlipidemia）　血浆中的脂质主要包括胆固醇和甘油三酯等。动脉粥样硬化的发生与脂代谢障碍有密切关系，高脂血症是引起动脉粥样硬化的独立危险因素。血浆胆固醇高的人群动脉粥样硬化发病率较高，且严重程度随血浆胆固醇水平的升高而加重。高甘油三酯血症亦被认为可促进动脉粥样硬化的发生发展。

血脂在血液循环中以脂蛋白（lipoproteins，LP）的形式存在和转运。脂蛋白分为乳糜微粒（chylomicron，CM）、极低密度脂蛋白（very low density lipoprotein，VLDL）、低密度脂蛋白（low density lipoprotein，LDL）、中间密度脂蛋白（intermediate density lipoprotein，IDL）和高密度脂

蛋白（high density lipoprotein，HDL），不同脂蛋白所含的脂质和蛋白质均有不同。目前已知与动脉粥样硬化发生密切相关的是 LDL，特别是 LDL 亚型中的小颗粒致密低密度脂蛋白（small dense low density lipoprotein，sLDL），其水平升高被认为是判断冠状动脉粥样硬化性心脏病的最佳指标。此外，脂蛋白（a）[lipoprotein（a），Lp（a）] 是一种变异型 LDL，Lp（a）在血浆中的浓度与 AS 的发病呈正相关。除 LDL 之外，CM 和 VLDL 可转化为 LDL，还能被巨噬细胞摄取、沉积于粥样斑块内，也能促进动脉粥样硬化的发生、发展。与上述脂蛋白作用相反，HDL 能通过胆固醇逆向转运来清除肝外组织包括动脉壁的胆固醇，还能防止氧化型 LDL（oxidized LDL，ox-LDL）的形成。因此，HDL 具有很强的抗动脉粥样硬化的作用。

不同脂蛋白在 AS 发病中的作用还与其载脂蛋白（apolipoprotein，apo）有关。apoB-48 是 CM 的主要载脂蛋白，apoB-100 是 VLDL、LDL 的主要载脂蛋白，apoA-1 则是 HDL 的主要载脂蛋白。目前认为，LDL、apoB 异常升高与 HDL、apoA-1 降低同时存在，是高危险性的血脂蛋白综合征，被称为致动脉粥样硬化性脂蛋白表型，对动脉粥样硬化的发生、发展具有极为重要的意义。

2. 高血压　与同年龄、同性别的血压正常者相比较，高血压患者动脉粥样硬化发病较早且病变较重。这可能与高血压时血流对血管壁的剪切力较高，导致血管壁损伤，内膜通透性增加，从而利于脂蛋白进入内膜有关。动脉粥样硬化的病灶分布具有一定规律性，在主动脉常发生于腹主动脉后壁或主动脉分支开口处，这些也是血流动力学易发生改变的部位。此外，高血压时体内儿茶酚胺、血管紧张素等释放异常也可促进 AS 的发生。

3. 吸烟　大量吸烟可使血管内皮受损和血中一氧化碳浓度增高。内皮损伤致血管壁通透性增高，利于脂质沉积于内膜下；血中一氧化碳浓度增高可刺激内皮细胞释放生长因子，诱导血管中膜的平滑肌细胞增生并向内膜迁移，参与动脉粥样硬化的发生。大量吸烟还可使血中的 LDL 氧化成 ox-LDL，促进动脉粥样硬化的发生发展。此外，长期吸烟还可激活血液中的凝血因子，使血液黏滞度增高。

4. 糖尿病和高胰岛素血症　流行病学调查显示，糖尿病患者的动脉粥样硬化发生较早且更为常见。糖尿病患者血中甘油三酯（TG）和 VLDL 水平明显升高，而 HDL 水平则较低；糖尿病患者的高血糖还可使 LDL 氧化，继而促进巨噬细胞来源的泡沫细胞在内膜形成。高胰岛素血症与动脉粥样硬化的发生密切相关。高胰岛素水平可促进动脉壁的血管平滑肌细胞增生，且血中胰岛素水平与 HDL 含量呈负相关，胰岛素的水平越高，冠心病的发病率和死亡率越高，反之则较低。

5. 遗传因素　动脉粥样硬化有家族聚集性倾向，家族史是较强的独立危险因素。家族性高胆固醇血症、家族性高甘油三酯血症患者的动脉粥样硬化发病率显著增高。目前已明确有 200 多种基因参与脂质的转运和代谢。LDL 受体基因突变可引起家族性高胆固醇血症；脂蛋白酯酶 LPL 基因缺陷或载脂蛋白 C-Ⅱ 基因缺陷与家族性高甘油三酯血症有关。

6. 其他危险因素　①年龄：研究表明，动脉粥样硬化从婴儿期就可开始，其检出率和严重程度随年龄的增长而逐渐增高，出现临床症状多见于 40 岁以上，49 岁以后进展较快，这可能与血管壁的功能随年龄增大逐渐降低有关。②性别：女性在绝经期前动脉粥样硬化的发病率低于男性，男性较女性发病早且死亡率高，而绝经期后女性的发病率迅速增加，目前认为这与雌激素的作用有关。雌激素使血液中 LDL 含量较低而 HDL 较高，雌激素还可刺激血管内皮细胞产生前列环素，抑制血小板聚集。③其他如肥胖、精神压力过大、糖类摄入过多、缺乏体育锻炼等也不容忽视。

（二）发病机制

动脉粥样硬化的发病机制迄今未完全阐明，目前存在多种学说，但任何一种学说均不能单独且全面地解释其发病，说明动脉粥样硬化的形成可能是多种因素参与、共同影响的复杂过程。现将几种主要的学说介绍如下。

1. 脂源性学说　血浆中过量的脂质（特别是 LDL- 胆固醇和 LDL- 胆固醇酯）沉积在动脉内膜下是动脉粥样硬化形成的物质基础。大量脂质沉积在血管壁内膜下，除直接损伤血管内皮细胞外，还可被氧化修饰为 ox-LDL。目前认为，ox-LDL 在动脉粥样硬化的发生发展中起重要作用，主要包括：①对内皮细胞和巨噬细胞的直接毒性作用；②促使血液中单核细胞与血管内皮的黏附，并促使其向巨噬细胞转化；③直接引起血小板的聚集，促进血栓的形成；④促使血管平滑肌细胞迁移和增殖；⑤刺激巨噬细胞释放多种细胞因子如白细胞介素 -1（IL-1）和肿瘤坏死因子（TNFα）等。

2. 损伤应答学说　血管内皮细胞损伤是动脉粥样硬化形成的始动环节。高脂血症、高血压、吸烟等动脉粥样硬化的危险因素导致血管内皮细胞受损，血管壁通透性增高，从而使得脂质沉积、大量黏附分子生成，促进了血管中膜的平滑肌细胞增殖并进入内膜，导致动脉粥样硬化斑块的形成。

3. 炎症学说　炎症机制贯穿动脉粥样硬化发生发展的整个过程。在病变早期，血液中单核细胞在黏附分子的作用下与血管内皮黏附，并在趋化因子的作用下迁入内膜下，转化为巨噬细胞，继而借助于其表面的清道夫受体、CD36 受体等，吞噬脂质尤其是 ox-LDL 和 ox-LP（a），形成巨噬细胞源性泡沫细胞，这也是早期脂纹、脂斑中的主要成分。此外，单核 - 巨噬细胞还可产生多种细胞因子（如 IL、TNFα、PDGF 等），参与动脉粥样硬化斑块的形成和发展。

4. 平滑肌致突变学说　该学说认为，由于内膜下大量脂质和各种生长因子的刺激，使血管中膜的平滑肌细胞增生并迁移至血管内膜，迁移或增生的平滑肌细胞发生表型转变（由收缩型转变为合成型）。此种平滑肌细胞能够吞噬脂质成为肌源性泡沫细胞，亦可合成大量细胞外基质，是动脉粥样硬化病变进展的主要环节。

二、病理变化

（一）基本病理变化

动脉粥样硬化病变主要累及大、中动脉，根据其病变发展可分为以下几个阶段。

1. 脂纹（fatty streak）　AS 的早期病变，最早可出现于儿童期，呈可逆性改变，并非都发展为纤维斑块。肉眼观察，病灶呈黄色点状或条纹状，不隆起或微隆起于血管内膜，常见于主动脉后壁及其分支出口处。光镜下观察，病灶处的内膜下有脂质、细胞外基质和大量泡沫细胞的聚集。泡沫细胞呈圆形或椭圆形，体积大，胞质内含许多小空泡，苏丹Ⅲ染色呈橘黄（橘红）色。此期泡沫细胞多为巨噬细胞来源（沉积于内膜的脂质刺激导致单核细胞迁入内膜下间隙，转化为巨噬细胞后吞噬大量脂质，成为巨噬细胞源性泡沫细胞）；血管中膜的平滑肌细胞亦可增生并迁移入内膜，摄取脂质，继而形成肌源性泡沫细胞。

2. 纤维斑块（fibrous plaque）　由脂纹、脂斑进一步发展而来（图 7-1）。肉眼观察，内膜面有散在不规则隆起的斑块，初期呈灰黄色，后期由于胶原纤维不断增加和玻璃样变，将脂质埋于内膜深层，斑块逐渐变为略带光泽的瓷白色。光镜下观察，斑块表层为厚薄不一的纤维帽，主要由血管平滑肌细胞和细胞外基质（胶原纤维和蛋白聚糖等）组成。其下为数量不等的泡沫细胞、脂质和炎细胞。

3. 粥样斑块（atheromatous plaque） 由纤维斑块深层细胞变性、坏死发展而来，坏死物与病灶内的脂质成分混合成黄色（黄白色）粥样物质，又称粥样瘤（atheroma），是动脉粥样硬化的典型病变。肉眼观察，斑块既向内膜表面隆起又向深层压迫中膜。切面可见表层为白色质硬组织，深部为黄色粥糜样物质。镜下观察，粥样斑块病灶表层为纤维帽，深部为大量粉红染、无定形的坏死物，其内可见大量胆固醇结晶（石蜡切片呈针状裂隙）。底部和边缘有肉芽组织、少量淋巴细胞和泡沫细胞（图7-2）。随着病灶的不断扩大，中膜可呈不同程度的萎缩。

（二）继发性病变

1. 斑块内出血 斑块底部或边缘的新生毛细血管破裂可导致斑块内出血，继而形成血肿，使病变动脉狭窄进一步加重甚至闭塞，组织器官血供减少或中断。动脉腔内的血液亦可经斑块溃疡处进入，造成斑块内出血。

2. 斑块破裂 斑块表层的纤维帽破裂，脂质和坏死物可溢入血流形成栓子，造成栓塞；斑块破损处遗留粥样溃疡。

3. 血栓形成 病灶处内皮细胞受损，尤其是粥样溃疡形成后，可继发血栓形成，致动脉管腔进一步狭窄或阻塞；血栓可脱落造成栓塞（图7-3）。

4. 钙化 斑块内可见钙盐沉积，钙化使血管壁变硬、变脆，可导致破裂。

5. 动脉瘤形成 严重的粥样硬化病变使动脉中膜萎缩、变薄，在血管内压力的作用下，致局部血管壁膨出形成动脉瘤。

三、主要动脉的粥样硬化及其对机体的影响

（一）主动脉粥样硬化

病变好发于主动脉的后壁及其分支开口处，以腹主动脉病变最为严重，其次为胸主动脉、主动脉弓和升主动脉。由于主动脉管腔大、血流急，虽有严重粥样硬化，但很少引起血液循环障

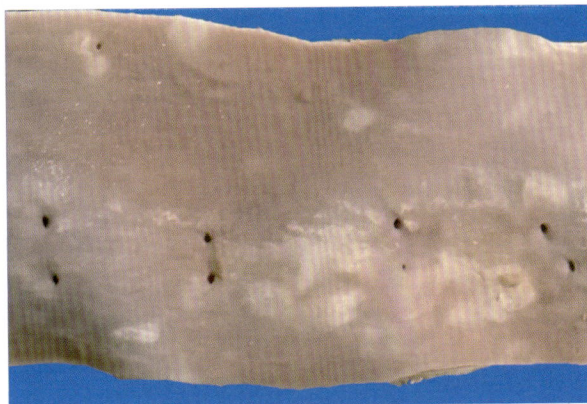

图 7-1 主动脉内膜的纤维斑块

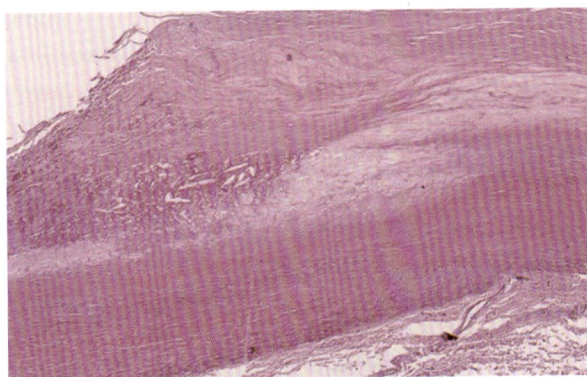

图 7-2 主动脉粥样斑块
斑块内有胆固醇结晶

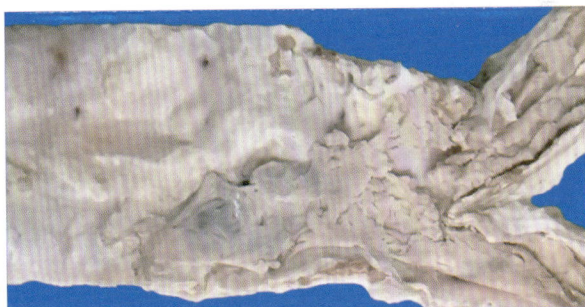

图 7-3 主动脉粥样硬化继发血栓形成

碍。病变严重者，因中膜萎缩变薄可形成动脉瘤。动脉瘤破裂可导致致命性大出血。

（二）冠状动脉粥样硬化及冠状动脉性心脏病

冠状动脉粥样硬化（coronary atherosclerosis）是冠状动脉最常见的疾病，以左冠状动脉前降支最常发生，其余依次为右主干、左主干或左旋支、后降支。由于其解剖学特点和相应的力学特点，斑块性病变多发于血管的心壁侧，横切面可见斑块呈新月形，管腔狭窄并偏于一侧。

冠状动脉性心脏病（coronary heart disease，CHD）是由冠状动脉痉挛、炎性狭窄、冠状动脉粥样硬化等所致心肌缺血而引起的心脏病的统称，简称冠心病。冠心病严重威胁人类健康，WHO统计其是目前世界上最常见的死亡原因。在冠心病的病因中，由冠状动脉粥样硬化引起者占95%以上，因此临床常用冠心病一词来代替冠状动脉粥样硬化性心脏病。

1. CHD 时造成心肌缺血缺氧的原因　常见有冠状动脉供血不足和（或）心肌耗氧量剧增。前者是在斑块导致管腔狭窄的基础上，有继发性病变或冠状动脉痉挛，致冠状动脉血液灌注量减少；后者因情绪激动、过度劳累、心动过速等造成心肌负荷增加，使冠状动脉供血相对不足。

2. CHD 的主要临床表现　有心绞痛、心肌梗死、心肌纤维化和冠状动脉性猝死。

（1）心绞痛（angina pectoris）　是因冠状动脉供血不足，心肌急性、暂时性缺血缺氧所引起的一种临床综合征，可伴有心功能障碍，但没有心肌坏死。表现为阵发性的心前区压榨性或窒息性疼痛，可放射至左肩、左臂内侧达无名指或小指，持续数分钟。心绞痛常在情绪激动、剧烈体力活动、寒冷等情况下诱发，休息或舌下含服硝酸酯类药物可缓解。心绞痛的发生机制被认为是由于心肌缺血缺氧，过多的酸性代谢产物（如乳酸）或多肽类物质积聚，这些物质刺激心肌内痛觉神经末梢，信号经胸1～5交感神经节和相应脊髓段传至大脑，产生痛觉。所以，心绞痛是心肌缺血所引起的反射性症状。放射性疼痛常反映在进入相同脊髓段的神经分布的皮肤区域。

临床上，心绞痛常分为：①稳定型心绞痛，又称轻型心绞痛，一般不发作，仅在劳累或心肌耗氧量增多时发作；②不稳定型心绞痛，在负荷或休息时均可发作，且疼痛加重、持续时间更长或更频繁；③变异型心绞痛，多无明显诱因，常在静息时发作。变异型心绞痛常并发急性心肌梗死和严重的心律失常。

（2）心肌梗死（myocardial infarction）　由于冠状动脉供血中断，心肌严重持续性缺血而引起的坏死称为心肌梗死。心肌梗死最常见的原因是在冠状动脉粥样硬化基础上伴有血栓形成、斑块内出血等，引起冠状动脉的急性闭塞；也可因心肌负荷过度而供血又严重不足所致。临床上多有剧烈而较持久的胸骨后疼痛，休息或用硝酸酯类药物不能完全缓解，可并发心律失常、休克或心力衰竭等。

病理学上，根据梗死灶部位和分布特点，心肌梗死分为以下类型：①透壁性心肌梗死（transmural myocardial infarction）：心肌梗死累及心室壁全层或深达心室壁2/3，为典型的心肌梗死类型。梗死心肌的部位与冠状动脉闭塞部位的供血区一致，其中40%～50%发生于左心室前壁、心尖部、室间隔前2/3，相当于左冠状动脉前降支的供血区；30%～40%发生于左心室后壁、室间隔后1/3及右心室大部，相当于右冠状动脉的供血区；15%～20%发生于左心室侧壁，相当于左冠状动脉旋支供血区。②心内膜下心肌梗死（subendocardial myocardial infarction）：病变主要累及心内膜下或心室壁内侧1/3的心肌，并波及肉柱及乳头肌，常表现为多发性、小灶状坏死，不规则地分布在左心室四周。

心肌梗死的病理变化：心肌梗死的形态变化是一个动态演变的过程。肉眼观察，早期无明显的形态学改变，6小时后梗死心肌呈苍白色，8～9小时后呈土黄色，失去正常光泽；梗死灶外形不规则，常有暗红色出血带围绕。光镜下，心肌纤维呈早期凝固性坏死表现，如核碎裂、核固缩，肌质均匀红染或呈不规则颗粒状，间质水肿，有中性粒细胞浸润。1～3天后，出现典型凝固性坏死改变，梗死区炎症反应明显。3～7天时，梗死灶外周出现充血出血带，并在梗死灶周边部开始形成肉芽组织，2周后肉芽组织机化，逐渐形成瘢痕组织。

心肌梗死的生化改变：目前认为，肌钙蛋白T（cTnT）或肌钙蛋白I（cTnI）是最特异和敏感的生化指标。心肌梗死后3～4小时cTnT开始升高，2～5天达到峰值，持续10～14天；cTnI多在梗死后4～6小时升高，24小时后达到峰值，约持续7天。其他用于临床诊断的血清酶学指标还包括肌酸磷酸激酶（CK）及其同工酶CK-MB。心肌细胞坏死后，这些酶透过细胞膜释放入血，导致血中酶浓度升高。

心肌梗死的并发症及后果：①心力衰竭：如心肌梗死明显减弱心肌收缩舒张能力，可引起心力衰竭，这是导致患者死亡的常见原因之一。②心脏破裂：是透壁性心肌梗死的严重并发症，常发生于梗死后的1～2周内，破裂原因是中性粒细胞释放大量蛋白水解酶，使梗死灶心肌软化而发生破裂，多发于左心室前壁的下1/3处。心脏破裂后，血液流入心包可引起填塞而猝死。③室壁瘤：梗死心肌或瘢痕组织在心室内压的作用下，可逐渐向外膨隆形成室壁瘤，多发于左心室前壁近心尖处，常继发附壁血栓。④附壁血栓：心肌梗死累及心内膜，或因室壁瘤而致涡流形成，可引起附壁血栓，血栓脱落后可引起栓塞、梗死，多见于左心室。⑤心律失常：如梗死累及传导系统，可引起心律失常。⑥心源性休克：当心肌梗死范围达左心室40%以上时，心肌收缩力可显著降低，引起心源性休克。⑦急性心包炎：透壁性心肌梗死累及心外膜时，可引起急性浆液纤维素性心包炎。

（3）心肌纤维化　中、重度的冠状动脉粥样硬化时，由于血管腔狭窄造成心肌慢性、持续性供血不足，导致心肌纤维化。这是缺血性心脏病中的一种常见类型。病程可长达多年，以后逐渐发展成左心衰竭。若纤维化累及传导系统，可出现心律失常。

（4）冠状动脉性猝死　冠状动脉性猝死是由冠心病导致的突发性死亡，多见于40～50岁的患者。冠状动脉性猝死是心源性猝死中最常见的一种，可由饮酒、劳累、吸烟及运动等诱发，但也有病例在夜间睡眠中突然死亡。尸检常见冠状动脉中至重度粥样硬化，部分病例有继发性病变，如血栓形成或斑块内出血。镜下可见心肌纤维有波浪状弯曲，但也可无明显病变。

（三）脑动脉粥样硬化

好发于脑基底动脉、大脑中动脉和Willis环。由于脑动脉壁较薄，从血管表面可透见粥样硬化斑块（图7-4）。脑动脉粥样硬化时，由于动脉管腔狭窄，脑组织长期供血不足，可发生脑萎缩，表现为脑回变窄，脑沟宽且深，患者可有智力减退甚至痴呆。斑块处如继发血栓形成，完全阻塞管腔，可致脑梗死（脑软化）。脑动脉粥样硬化病变可形成小动脉瘤，患者血压突然升高时，可致小动脉瘤破裂而发生脑出血。

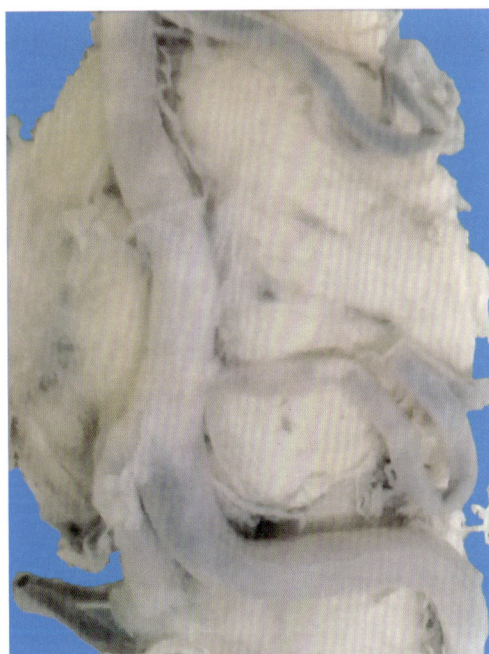

图7-4　脑动脉粥样硬化

（四）肾动脉粥样硬化

好发于肾动脉开口处及主干，也可累及叶间动脉和弓状动脉。由于动脉管腔狭窄致肾组织缺血，表现为肾实质萎缩和间质纤维组织增生；也可因动脉管腔完全阻塞而致肾梗死，梗死灶机化后出现多数较大的瘢痕，使肾脏缩小变形，形成动脉粥样硬化性固缩肾。

第二节　高血压病

高血压病（hypertension）是一种原因未明的以体循环动脉血压升高为主要表现的全身性、独立性的常见心血管系统疾病，也是多种心、脑血管疾病的重要病因和危险因素，多见于中老年人。成年人高血压诊断标准为：收缩压≥140mmHg 和（或）舒张压≥90mmHg。高血压分为原发性和继发性两大类：原发性高血压通称高血压病，最多见。继发性高血压继发于其他疾病（如肾动脉狭窄、肾炎、肾上腺和垂体肿瘤等）。

高血压病主要累及全身细小动脉，造成全身细小动脉硬化，晚期常引起心、脑、肾等重要脏器的病变及相应的临床症状。

一、病因和发病机制

（一）病因

本病病因尚未完全清楚，目前认为是遗传因素和环境因素等相互作用的结果。

1. 遗传因素　本病常有明显的家族聚集性，父母均有高血压，子女发病率高，约60%高血压患者可询问到高血压家族史。高血压遗传可能存在基因显性遗传和多基因关联遗传两种方式。

2. 环境因素

（1）精神因素　调查表明，精神长期或反复处于紧张状态的人或从事相关职业的人员高血压发病率高；脑力劳动者高血压病患病率超过体力劳动者；情绪性应激反应，如暴怒、惊恐、忧伤等强烈的精神刺激，也可导致本病的发生发展。

（2）饮食因素　日均摄盐越多，患病率越高。钠摄入量与血压呈正相关，饮酒量与血压水平呈线性相关，尤其升高收缩压。

3. 其他因素　年龄增长、肥胖、吸烟、缺乏体力劳动、睡眠呼吸暂停低通气综合征等也是升高血压的因素。

（二）发病机制

高血压病的发病机制相当复杂，至今尚不完全清楚，目前认为其发病机制较为集中在以下几个环节。

1. 功能性血管收缩　凡是能引起全身细小动脉收缩的物质增多，均可导致外周阻力增高而引起高血压。

（1）长期的精神过度紧张，导致大脑皮质高级中枢功能失调，血管舒缩中枢产生以收缩为主的冲动，交感神经节后纤维分泌儿茶酚胺类物质增多，引起细小动脉痉挛、收缩而使血压升高。

（2）细小动脉痉挛可引起肾缺血，导致肾素-血管紧张素系统活动增强，细小动脉强烈收缩，进一步引起血压升高。

（3）血管紧张素Ⅱ和Ⅲ升高和细小动脉的强烈收缩，可刺激肾上腺皮质分泌醛固酮增多，引起水、钠潴留，增加血容量，进而增加心输出量而使血压升高。

（4）肾素－血管紧张素系统遗传基因编码变异及平滑肌细胞 Na^+、Ca^{2+} 跨膜运转遗传缺陷，更易引起高血压病的发生。

2. 水、钠潴留

（1）摄钠盐过多，造成机体水、钠潴留，引起血容量的增加而升高血压。

（2）上皮细胞 Na^+ 通道蛋白单基因突变，肾素－血管紧张素系统基因多种突变，均能引起肾利钠功能缺陷，结果导致肾性水、钠潴留。

（3）各种原因所致的醛固酮过多，也可造成水、钠潴留而升高血压。

3. 结构性血管肥厚

（1）长期过度的血管收缩使平滑肌细胞肥大增生，使管壁增厚、管腔缩小，导致血压升高。

（2）遗传缺陷或环境因素的诱导，可使平滑肌细胞内信号转导发生改变，平滑肌细胞过度增生，导致血管壁增厚、管腔狭窄。

（3）血管收缩因子（如血管紧张素Ⅱ）也会引起血管平滑肌细胞的肥大、增生和基质的沉积，使管壁增厚，管腔狭窄，血压升高。

二、类型和病理变化

（一）缓进型高血压病

缓进型高血压病又称为良性高血压病，约占高血压病的 95% 以上，多见于中老年人，病程长，进展缓慢，可达 10～20 年以上。按病变的发展分为三期。

1. 功能紊乱期　是高血压病的早期阶段，基本病变为全身细小动脉的间歇性痉挛，无器质性病变，痉挛缓解后血压可恢复正常。

此期临床表现不明显，但有波动性血压升高，如血压升高可有头晕、头痛、失眠、易怒等症状，经过适当休息、心情放松或治疗后，血压可恢复正常，一般不需服用降压药。

2. 动脉病变期　长期反复的细小动脉痉挛和血压升高，使这些血管逐渐发生器质性病变。

（1）细动脉硬化　主要表现是细动脉壁玻璃样变性，是高血压病的主要特征性病变。由于细动脉长期持续痉挛，内皮细胞和基膜受损，内皮细胞间隙扩大，通透性增加，血浆蛋白渗入血管壁中沉积和凝固。同时，内皮细胞和平滑肌细胞分泌细胞外基质增多，且平滑肌细胞因缺氧而变性、坏死，出现玻璃样变性。病变血管管壁增厚、变硬，管腔缩小。光镜下可见细动脉壁增厚，内皮下以至全层红染无结构，管腔缩小甚至闭塞（图 7-5）。

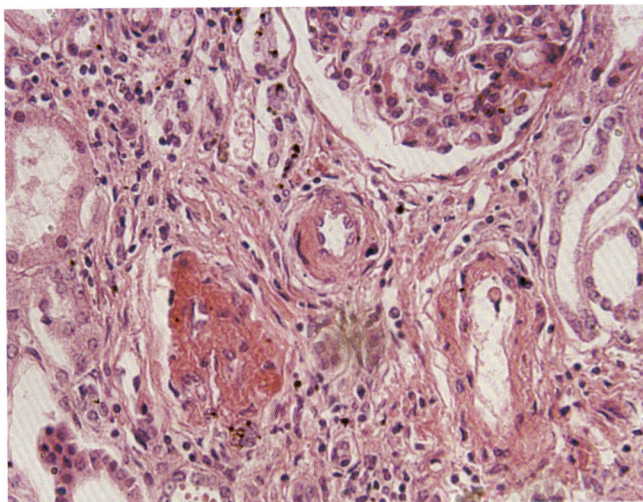

图 7-5　肾细动脉玻璃样变性
肾细动脉管壁增厚，有均匀红染物质沉积

（2）小动脉硬化 主要累及肌型小动脉，光镜下主要为内膜胶原纤维及弹力纤维增生，内弹力膜分裂。中膜有不同程度的平滑肌细胞增生、肥大，并伴有不同程度的胶原纤维及弹力纤维增生，最终管壁增厚、管腔狭窄。

（3）大动脉硬化 可伴发粥样硬化病变。

此期临床表现为血压进一步持续升高，并稳定在一个较高水平，需服用降压药物才能有所下降。

3. 内脏病变期 在高血压病后期，多脏器可相继受累，现将重要脏器病变分述如下。

（1）心脏病变 长期的血压升高使左心室压力性负荷增加，从而发生代偿性肥大。肉眼观：心脏重量增加，可达400g以上。左心室壁增厚，乳头肌和肉柱增粗变圆，但心室腔不扩张，称为向心性肥大。光镜下：心肌细胞增粗、变长并有较多分支，细胞核大而深染。病变继续发展，肥大的心肌细胞处于缺氧和低营养状态，继而心肌收缩无力而发生失代偿，逐渐出现心室腔扩张，此时称离心性肥大，进而出现心力衰竭。如患者伴有冠状动脉粥样硬化，可促进心力衰竭的发生。这种由于高血压病而导致的心脏改变，称为高血压性心脏病，患者如出现心力衰竭，则预后较差。

（2）肾脏病变 肾脏主要表现为原发性颗粒性固缩肾。由于细动脉、小动脉硬化，导致所属肾单位缺血、萎缩而纤维化，最终使肾脏萎缩硬化。肉眼观：双侧肾脏对称性缩小，重量减轻，质地变硬，表面呈均匀弥漫的细颗粒状。切面肾皮质变薄，皮髓质分界不清，肾盂和肾周围脂肪组织增多。光镜下：肾入球动脉呈典型的玻璃样变性，管腔狭窄或闭塞，使肾小球体积缩小、纤维化或玻璃样变；相应的肾小管萎缩、消失，间质纤维化及少量以淋巴细胞为主的炎细胞浸润。残存肾小球因功能代偿而肥大，相应的肾小管也代偿扩张，向表面突起，管腔内可见蛋白管型（图7-6）。病变严重时可出现慢性肾功能衰竭。

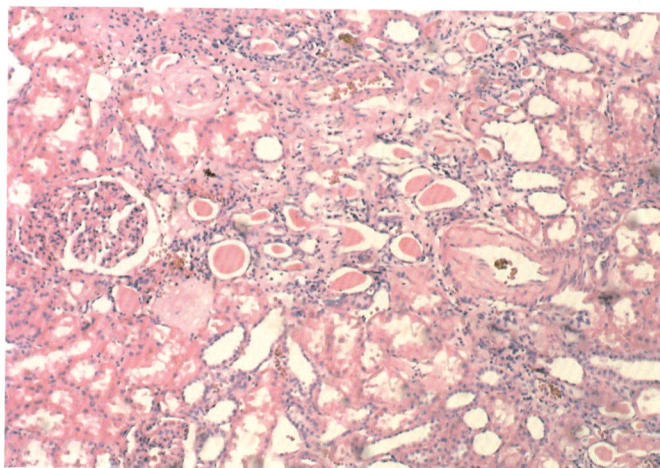

图7-6 原发性颗粒性固缩肾
部分肾小球发生玻璃样变，肾小管内有蛋白管型

（3）脑病变 由于脑细小动脉的硬化，可引起脑实质的病变。

①脑出血：是高血压病最常见、最严重的并发症，往往危及生命。脑出血最常见的部位是基底节、内囊，其次为大脑白质、脑干等处，一般多为大出血。出血区的脑组织被破坏，形成囊腔，其内充满坏死组织及血凝块（图7-7），严重者可破入侧脑室，常导致患者死亡。引起脑出血的主要原因有：脑实质内细小动脉硬化、管壁变脆，当血压突然升高时血管破裂；病变血管失去弹性，位于软化灶的血管失去壁外组织的支持，易向外膨出形成微动脉瘤，如血压升高和剧烈豆状核波动可致破裂出血。临床表现常因部位不同、出血量的多少而异，一般为突发昏迷、呼吸加深、脉搏加快、各种神经反射消失、肢体瘫痪等，如内囊出血则引起对侧肢体偏瘫及感觉消失等。

②脑水肿：脑实质内细小动脉的硬化和痉挛，使局部缺血、毛细血管通透性增加，发生脑水肿。临床上可有头痛、头晕、呕吐等颅内压升高的表现。如病变严重，脑水肿进一步加重，血压

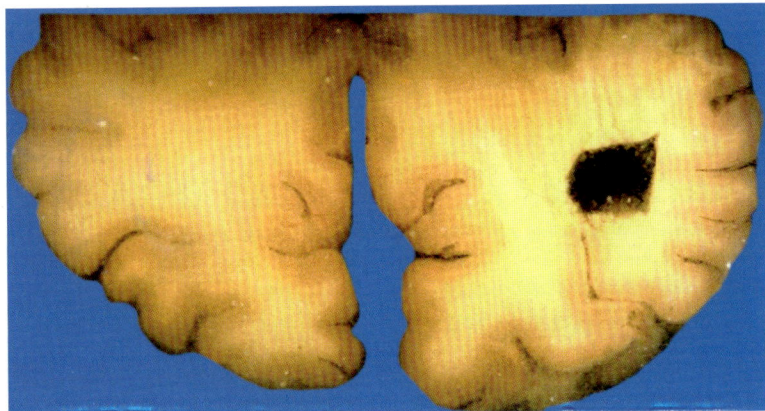

图 7-7　高血压病脑出血

急剧升高，引起以中枢神经功能障碍为主要表现的症候群称为高血压脑病。如出现剧烈头痛、眩晕、呕吐、视力模糊等以至抽搐、意识障碍等危重症状则为高血压危象。

③脑软化：脑细小动脉硬化或伴痉挛时，可导致其供血区的脑组织梗死，形成疏松的筛网状病灶，通常为多发而较小的病灶，最终可由胶质瘢痕修复。

（4）视网膜病变　视网膜血管是人体唯一可直接观察的细动脉，其变化直接反映高血压病变的进展时期。细动脉硬化时，眼底视网膜血管可见迂曲、反光增强、动静脉交叉处静脉受压，晚期可见视盘水肿和视网膜出血，视力减退。

（二）急进型高血压病

急进型高血压病又称为恶性高血压病，多见于青壮年，病情严重，进展迅速，预后差。患者血压显著升高，尤以舒张压明显，常高于 130mmHg。

急进型高血压病的特征性病变是坏死性细动脉炎和增生性小动脉硬化，主要累及肾脏。

1. 坏死性细动脉炎　主要累及入球小动脉，表现为纤维素样坏死，管壁周围可见炎细胞浸润。病变可累及肾小球血管丛，发生节段性坏死和微血栓形成。

2. 增生性小动脉硬化　主要累及叶间动脉。突出改变是内膜显著增厚，胶原纤维增多，平滑肌细胞增生，如洋葱皮样，管腔狭窄。

上述病变也可发生于脑和视网膜。患者一般较早出现蛋白尿、血尿、管型尿，多在 1 年内死于尿毒症；也可因脑出血或心力衰竭而死。

第三节　风湿病

风湿病（rheumatism）是一种与 A 组乙型溶血性链球菌感染有关的超敏反应性疾病，主要累及全身结缔组织，其特征性病变是形成风湿性肉芽肿。此外，胶原纤维可发生黏液样变性和纤维素性坏死，故属结缔组织病或胶原病的范畴。本病常侵犯心脏、关节、浆膜、皮肤及脑动脉等，其中以心脏病变最为严重，常反复发作。临床上除有上述脏器病变的症状与体征外，常伴有发热、白细胞增多、血沉加快、血中抗链球菌溶血素"O"抗体滴度增高等表现。多次反复发作后，常造成轻重不等的心瓣膜器质性损害，并带来严重后果。

一、病因和发病机制

（一）病因

1. 与 A 组溶血性链球菌感染有关 本病的发生可能是一种与 A 组乙型溶血性链球菌感染有关的超敏反应性疾病的观点被普遍接受。部分风湿病的患者在发病前曾有咽峡炎、扁桃体炎等上呼吸道链球菌感染病史。

2. 与机体的反应性和遗传易感性有关 A 组溶血性链球菌的某些成分，其分子结构可能和人体组织的分子结构相同或类似，因而产生交叉反应。风湿病患者的亲属患病风险比无风湿病的家庭高。

3. 诱因 寒冷、潮湿、病毒感染均可能诱发本病。

（二）发病机制

风湿病的确切发病机制尚未清楚，目前较多倾向于抗原抗体交叉反应学说，认为与链球菌细胞壁 C 抗原（糖蛋白）相应的抗体可与结缔组织的糖蛋白发生交叉反应；与链球菌细胞壁 M 抗原（蛋白质）相应的抗体可与心肌和血管平滑肌的某些成分发生交叉反应。也有学者认为，链球菌感染可激发患者的自身免疫反应而引起相应的病变，或与免疫复合物形成有关。

二、基本病理变化

风湿病的病变主要是全身结缔组织的超敏反应性炎，其发展过程不尽相同，典型病变具有一定的特征，病程较长，一般分为三期。

（一）变质渗出期

属于病变早期，表现为非特异性炎。主要是心脏、浆膜、关节、皮肤、脑、肺等部位的结缔组织发生黏液样变性和纤维素样坏死，同时有充血、浆液、纤维素渗出及少量以淋巴细胞为主的炎细胞浸润，局部还可查到少量的免疫球蛋白，此期约持续一个月。

（二）增生期或肉芽肿期

病变特点是在变质渗出的基础上，在心肌间质、心内膜下和皮下结缔组织中，可见特征性的肉芽肿病变，称为风湿小体或 Aschoff 小体（图 7-8）。风湿小体是由成群的风湿细胞聚集于纤维素样坏死灶内，其间有少量淋巴细胞浸润，形成圆形或梭形境界清楚的结节状病灶。增生、聚集的巨噬细胞吞噬纤维素样坏死物，转变为风湿细胞，又称阿少夫细胞（Aschoff cell）。风湿细胞的形态特点是体积大，呈圆形或多边形，胞质丰富、均质，核大、呈圆形或椭圆形，核膜清晰，染色质集中于中央呈细丝状向核膜放

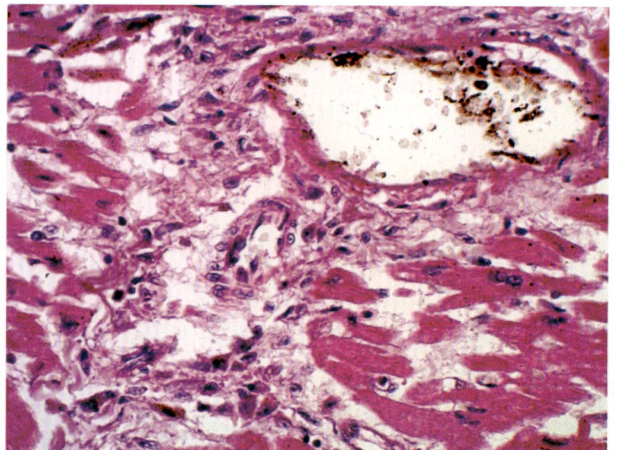

图 7-8 风湿小体
血管旁有风湿小体，可见枭眼细胞

射，核的横切面状如枭眼，纵切面状似毛虫，亦可有多核风湿细胞出现。在心肌间质内，风湿细胞多位于小血管旁，而关节、皮肤等处也可发展为类似的肉芽肿病变。此期持续2～3个月。

（三）纤维化期或愈合期

纤维素样坏死物逐渐被溶解吸收，炎细胞逐渐减少，风湿细胞转变为成纤维细胞，风湿小体逐渐纤维化，最终形成瘢痕，此期持续2～3个月。

风湿病的整个病变过程一般持续4～6个月，并常反复发作，故受累器官各期病变在同一部位可同时并存，反复进展的结果是导致病变部位较严重的纤维化和瘢痕形成，影响器官的功能。

三、各器官病理变化

（一）风湿性心脏病

风湿性心脏病包括急性期的心脏炎和静止期的慢性心脏病。急性的风湿性心脏炎包括风湿性心内膜炎、风湿性心肌炎和风湿性心外膜炎。

1. 风湿性心内膜炎（rheumatic endocarditis） 病变主要累及心瓣膜及其邻近的内膜和腱索，病变以二尖瓣最为多见，其次为二尖瓣和主动脉瓣同时受累，其他瓣膜极少受累。

（1）早期瓣膜肿胀，间质有黏液样变性和纤维素样坏死，浆液渗出和炎细胞浸润。瓣膜表面，尤其闭锁缘面向血流面的内皮细胞因受到瓣膜的开关摩擦、碰撞及血流的冲击，易变性脱落，暴露内皮下胶原，激活凝血系统，诱导血小板沉积、凝集，形成1～2mm粟粒大小、灰白色、半透明、呈疣状的白色血栓，称赘生物，常沿着闭锁缘呈串珠状排列，与瓣膜粘连紧密，不易脱落（图7-9）。

（2）病变后期，赘生物机化、瓣膜本身纤维化及瘢痕形成，反复发生终致瓣膜增厚、变硬、卷曲、短缩，瓣叶间可粘连，腱索增粗、缩短而形成瓣膜病。房室内膜可引起灶性增厚及附壁血栓形成，尤以左房后壁较重，常形成纤维增厚的斑块，称McCallum斑。

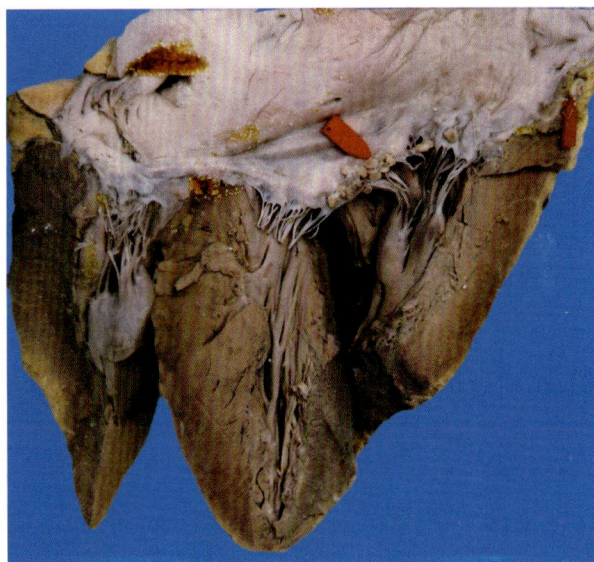

图7-9　风湿性心内膜炎
瓣膜的闭锁缘有串珠状排列的疣状赘生物

2. 风湿性心肌炎（rheumatic myo-carditis） 如发生于成年人，主要特征性病变是心肌间质小血管附近形成风湿小体，多见于室间隔、左室后壁及左室乳头肌等处，尚可见间质水肿、淋巴细胞浸润，反复发作后间质内有小瘢痕形成。发生于儿童常表现为弥漫性间质性心肌炎，即心肌间质水肿，有较多以淋巴细胞为主的炎细胞浸润，也可见心肌细胞水肿及脂肪变性。

3. 风湿性心外膜炎或风湿性心包炎（rheumatic pericarditis） 主要累及心外膜脏层，以浆液或纤维素渗出性病变为主。当心外膜有大量浆液渗出时，形成心包积液。当渗出以纤维素为主时，覆盖于心包表面的纤维素可因心脏搏动牵拉而呈绒毛状，故称绒毛心。活动期后，渗出成分可被溶解吸收。少数患者心包表面纤维素未能完全溶解吸收而发生机化粘连，甚至形成缩窄性心包炎，严重影响心脏的舒缩功能。

（二）风湿性关节炎

多数风湿病患者可出现风湿性关节炎（rheumatic arthritis），多见于成年患者，儿童少见。病变主要累及膝、踝、肩、肘、腕等大关节。临床上常以大关节的游走性疼痛为特征。关节局部常有红、肿、热、痛和活动障碍等典型炎症表现。病变滑膜充血肿胀，关节腔内有浆液及少量纤维素渗出，周围软组织可出现纤维素样坏死及不典型的风湿性肉芽肿病变。由于病变不侵犯关节软骨，故消退后渗出物被吸收，不出现关节变形等后遗症。

（三）皮肤病变

1. 环形红斑（erythema annulare）　多见于儿童，为渗出性病变，好发于四肢和躯干的皮肤，为风湿活动的表现之一，具有诊断意义。此红斑为淡红色环状红晕，微隆起；光镜下，真皮浅层血管充血、周围水肿及炎细胞浸润。常在1~2日内消退。

2. 皮下结节（subcutaneous nodules）　为增生性病变，好发于大关节附近的伸侧面，质较硬，活动，无痛，圆形或椭圆形。光镜下，结节中央为大片纤维素样坏死，外周有风湿细胞呈放射状排列，伴有淋巴细胞浸润。风湿活动停止后，结节纤维化，遗留下小的瘢痕灶。

（四）风湿性动脉炎

风湿性动脉炎（rheumatic arteritis）可累及各级动脉，以小动脉受累更为常见，如冠状动脉、肾动脉、肠系膜动脉、脑动脉、肺动脉及其分支等。主要为血管壁发生纤维素样坏死和淋巴细胞、单核细胞浸润，可有风湿小体形成，晚期因血管壁纤维化而增厚、管腔狭窄甚至闭塞。

（五）风湿性脑病

多见于5~12岁的儿童，女孩多见。病变主要为脑内风湿性动脉炎和皮质下脑炎，后者表现为皮质下神经细胞变性及胶质细胞增生，形成胶质结节；如累及基底节、黑质等部位时，患者可出现面肌及肢体不自主运动，称为小舞蹈症。

四、慢性心瓣膜病

慢性心瓣膜病（chronic valvular vitium of the heart）是指心瓣膜因先天性发育异常或后天各种致病因素造成的瓣膜变形等器质性病变，常表现为瓣膜口狭窄和（或）关闭不全。瓣膜狭窄是指瓣膜开放时不能充分张开，使瓣膜口缩小，血流通过障碍；瓣膜关闭不全是指瓣膜关闭时瓣膜口不能充分闭合，使一部分血液反流。

（一）二尖瓣狭窄

二尖瓣狭窄（mitral stenosis）主要由风湿性心内膜炎引起，少数可由亚急性感染性心内膜炎所致，偶为先天性。

1. 类型

（1）依二尖瓣口面积分型　正常成人二尖瓣口面积约为5cm²，可通过两个手指。根据瓣口面积大小，分为轻度（1.5~2.0 cm²）、中度（1.0~1.5 cm²）、重度（小于1.0 cm²）三种类型。

（2）依瓣膜病变分型　① 隔膜型：瓣叶间粘连，瓣膜轻、中度增厚。后、外侧的小瓣严重，前内侧的主瓣仍可轻度活动。②漏斗型：主瓣严重增厚失去活动性，狭窄的二尖瓣形状如同漏斗，瓣叶间严重粘连，瓣膜口缩小呈鱼口状，腱索及乳头肌明显粘连短缩，常合并关闭不全。

2. 血流动力学和心脏的变化

（1）早期由于二尖瓣狭窄，心脏舒张期从左心房流入左心室血液受阻，左心房代偿性扩张肥大，使血液在加压情况下迅速通过狭窄瓣口，并引起漩涡和震动，产生心尖区舒张期隆隆样杂音。

（2）当左心房失代偿后，左心房的血液不能完全排入左心室，造成左心房血液淤积，肺静脉回流受阻，引起肺淤血、肺水肿或漏出性出血。临床上可出现呼吸困难、发绀、咳嗽和咳带血的泡沫状痰等左心房衰竭的表现。

（3）由于持久的肺循环压力增高，造成肺动脉高压，增加了右心室的负荷，导致右心室代偿性肥大。失代偿后，右心室扩张，最终引起右心房及体循环静脉淤血，临床上出现颈静脉怒张、肝淤血肿大、下肢水肿、浆膜腔积液等右心衰竭的表现。

（4）当狭窄严重时，左心室可轻度缩小，X线显示为"梨形心"。

（二）二尖瓣关闭不全

引起二尖瓣关闭不全（mitral insufficiency）的病因与二尖瓣狭窄相同，二尖瓣关闭不全通常与狭窄合并存在。

1. 心脏收缩期　当二尖瓣关闭不全时，左心室部分血液通过未完全关闭的瓣膜口反流入左心房，并在局部引起漩涡与震动，产生心尖区收缩期吹风样杂音。左心房既接受肺静脉的血液又接受左心室反流的血液，使其血容量增加，压力升高，因而引起代偿性扩张肥大。

2. 心脏舒张期　大量血液流入左心室，使左心室前负荷增加，同样引起代偿性扩张肥大。当左心房、左心室失代偿后（左心衰），又依次出现肺淤血、肺动脉高压、右心室代偿性肥大，最终出现右心衰竭和全身静脉淤血。临床表现与二尖瓣狭窄相同。X线显示左右心房、心室均肥大扩张，呈"球形心"。

（三）主动脉瓣狭窄

主动脉瓣狭窄（aortic stenosis）主要由风湿性主动脉瓣炎引起，少数由先天发育异常或动脉粥样硬化引起的瓣膜钙化所致。风湿性者常与二尖瓣病变合并，发生联合瓣膜病变。心脏收缩期，左心室血液排出受阻，左心室因压力性负荷升高而发生代偿性肥大；血液在加压情况下，迅速通过狭窄的主动脉瓣口时，产生漩涡与震动，引起主动脉瓣听诊区出现收缩期喷射性杂音；久之，左室失代偿后相继出现左心衰竭、肺淤血、肺动脉高压及右心衰竭。临床上可先后出现心绞痛、脉压减小，X线显示左心室明显突出，呈"靴形心"。

（四）主动脉瓣关闭不全

主动脉瓣关闭不全（aortic insufficiency）主要由风湿性心内膜炎、亚急性感染性心内膜炎、主动脉粥样硬化和梅毒性主动脉炎累等及主动脉所致，亦可因类风湿性主动脉炎等引起瓣膜环扩大而发生相对性主动脉瓣关闭不全。在心脏舒张时，主动脉部分血液经未完全关闭的瓣口反流回左心室，引起主动脉瓣听诊区出现舒张期杂音，左心室因容积性负荷增加而发生代偿性肥大，同样依次发生左心衰竭、肺淤血、肺动脉高压、右心衰竭等。临床上可出现脉压增大及周围血管征，如水冲脉、血管枪击音等。

（五）慢性心瓣膜病的常见并发症

1. 心力衰竭 由于瓣膜狭窄或关闭不全，引起血液循环障碍，使心脏长期负荷过重，最后导致心力衰竭。

2. 心房纤维性颤动 主要见于二尖瓣狭窄，左心房严重扩张淤血，心肌细胞缺氧而发生异位兴奋点，高频率反复发生冲动，使心房各部发生不同步的快而细的心肌纤维颤动，称心房纤维颤动（房颤）。房颤时心输出量减少，并易在心房内形成附壁血栓，血栓脱落后可造成其他部位的栓塞。

3. 亚急性细菌性心内膜炎 病变瓣膜易继发草绿色链球菌感染，导致亚急性细菌性心内膜炎。

4. 肺部感染 因长期肺淤血，使肺组织抵抗力降低，易引发肺部感染。

附：亚急性细菌性心内膜炎

亚急性细菌性心内膜炎常为在原有心脏病（如心瓣膜病、先天性心脏病）基础上合并细菌感染所致，多系草绿色链球菌感染，其次为肠球菌、表皮葡萄球菌感染。病变特点为：在病变的瓣膜上形成单个或多个大小不一的赘生物，质地松脆，易破碎脱落，瓣膜易变形穿孔，最常侵犯二尖瓣和主动脉瓣。该病病程长，除心脏体征外还有长期发热、点状出血、栓塞、脾肿大等外延性败血症表现，可迁延数月甚至 1 年以上。

呼吸系统由呼吸道和肺构成。呼吸道包括鼻、咽、喉、气管、支气管，以喉环状软骨为界分为上、下两部分。由于呼吸道与外界直接相通，空气中的病原微生物、有害气体、粉尘颗粒等可随空气进入，引起气管、支气管及肺的病变。但正常呼吸系统有其特有的自净和防御功能，当该功能降低时，致病因素毒力和数量超过局部的防御能力时，或肺处于高敏反应状态时，才会引起呼吸系统疾病。

第一节　慢性支气管炎

慢性支气管炎（chronic bronchitis）是指发生在气管、支气管黏膜及其周围组织的慢性非特异性炎症。是一种常见病、多发病，中老年人群中发病率高达 15%～20%。主要临床特征为反复发作的咳嗽、咳痰或伴有喘息症状，且每年持续发病 3 个月，连续 2 年以上，常于冬春季加重，夏季缓解。病程持续多年者常并发肺气肿和慢性肺源性心脏病。

一、病因和发病机制

慢性支气管炎是体内外多种因素长期综合作用的结果。

1. 感染　是慢性支气管炎发生、发展的重要因素，病原体多为病毒和细菌。凡能引起上呼吸道感染的病毒（鼻病毒、腺病毒、呼吸道合胞病毒等）和细菌（肺炎链球菌、流感嗜血杆菌等呼吸道常驻细菌），均可引起本病的发生和复发，反复感染导致病变不断进展。

2. 吸烟　吸烟者患病率较不吸烟者高 2～10 倍，且患病率与吸烟量呈正比。烟雾中的有害成分不仅能使支气管黏膜上皮纤毛变短、杯状细胞增生、腺体分泌增加，导致呼吸系统的自净能力下降；亦能削弱肺泡巨噬细胞的吞噬能力，降低呼吸系统的防御功能；还可引起小气道痉挛，增加气道阻力。

3. 空气污染和气候变化　大气中的刺激性烟雾、有害气体（如二氧化碳、二氧化硫等）及寒冷空气均可使呼吸系统的自净功能下降，故慢性支气管炎多在气候变化剧烈的寒冷季节发病和复发。

4. 过敏因素　过敏反应可导致支气管痉挛、组织损伤和炎症反应，喘息性慢性支气管炎患者往往有过敏史。

5. 其他（内在因素）　机体抵抗力下降所致呼吸系统防御功能下降；自主神经功能失调，如副交感神经功能亢进，可引起支气管痉挛，黏液分泌增加；营养因素，如维生素 A 和维生素 C 缺乏，可影响支气管黏膜上皮修复，易患慢性支气管炎。

二、病理变化及临床病理联系

（一）病理变化

慢性支气管炎是发生在气管、支气管黏膜及其周围组织的慢性非特异性炎症。常起始于较大的支气管，随着病程进展，病变可沿支气管向纵深发展，引起小支气管、细支气管炎及其周围炎，受累支气管越小，病情越严重。主要病变如下。

1. 黏膜上皮损伤与修复　支气管黏膜上皮纤毛粘连、变短、倒伏，甚至脱落，上皮细胞变性、坏死、脱落，再生的上皮杯状细胞增多，可伴有鳞状上皮化生。

2. 腺体增生、肥大、黏液腺化生及退变　黏膜下腺体增生、肥大，部分浆液腺上皮黏液腺化生，导致黏液分泌增多，潴留于支气管腔内形成黏液栓，使气道发生完全或不完全阻塞。病变后期，腺体萎缩、消失。

3. 支气管壁其他组织的慢性炎性损伤　支气管壁各层组织充血、水肿，淋巴细胞、浆细胞浸润；由于反复感染和发作，炎症可累及支气管壁全层，引起管壁平滑肌断裂、萎缩（喘息型患者的平滑肌可增生、肥大），软骨可发生萎缩、变性、钙化和骨化。病程久、病情重者，炎症向纵深发展，由支气管壁向周围组织及肺泡扩散，纤维组织增生，进而使支气管壁僵硬或塌陷，形成闭塞性细支气管炎及细支气管周围炎。受累的细支气管越多，气道阻力越大，肺组织受损的程度也越严重，引起阻塞性肺气肿。由此可见，细支气管炎及细支气管周围炎是引起慢性阻塞性肺气肿的病变基础。

（二）临床病理联系

由于炎症刺激，支气管黏膜和黏液腺增生、腺体分泌功能亢进，临床可出现咳嗽、咳痰或伴有喘息症状。痰一般为白色黏液或浆液泡沫状，较黏稠，不易咳出。急性发作伴细菌感染时，出现黏液脓性或脓性痰，痰量增加，且咳嗽加剧。患者可因支气管壁平滑肌痉挛或支气管狭窄及黏液和渗出物阻塞管腔而出现喘息。听诊时可闻及干、湿性啰音及哮鸣音。病变发展到晚期，由于黏膜及腺体的萎缩等病变，痰量少或无痰，出现干咳。病变导致小气道狭窄及阻塞时，可引起阻塞性通气障碍，出现呼气性呼吸困难。病变严重且广泛者，可引起换气功能障碍，导致呼吸功能不全。

（三）结局和并发症

患者如能积极做好病因学预防，同时又能及时有效控制感染，增强机体抵抗力，慢性支气管炎可逐渐痊愈。若病因持续存在，防治又不及时、彻底，病变可加重，并导致慢性阻塞性肺气肿；当引起慢性不可逆性气道阻塞、呼气阻力增加和肺功能不全时，则称为慢性阻塞性肺疾病（chronic obstructive pulmonary disease，COPD）；病情进一步发展则导致慢性肺源性心脏病。另外，慢性支气管炎还可引起支气管扩张、支气管肺炎等并发症。

附：慢性肺源性心脏病

慢性肺源性心脏病（chronic cor pulmonale）是指因慢性肺疾病、肺血管疾病及胸廓运动障碍性疾病引起肺循环阻力增加，肺动脉压力增高，右心室肥厚、扩张甚或发生右心衰竭的心脏病，简称肺心病。冬、春寒冷季节或气候骤然变化时，易出现急性发作。通常以肺动脉瓣下 2cm 处右心室壁厚度≥5mm（正常为 3～4mm）作为肺心病的病理诊断标准。失代偿期主要表现为呼吸功能不全（呼吸困难、气急、发绀等）和右心衰竭（心悸、体循环淤血、肝脾肿大、下肢水肿等）的症状和体征。病情严重者，由于缺氧、二氧化碳潴留和呼吸性酸中毒等，可导致脑水肿而并发肺性脑病，后者是肺心病的首要死因。

第二节 肺 炎

肺炎（pneumonia）通常是指肺的急性渗出性炎性疾病，是呼吸系统的常见病和多发病。肺炎可以是原发性疾病，也可以作为其他疾病的并发症出现。由于病因和机体的免疫状态不同，肺炎的病变性质与累及的部位和范围也各不相同。常见的肺炎分类有三种：一是根据病变累及的部位和范围，分为肺泡性肺炎（大叶性、小叶性）和间质性肺炎（图 8-1）；二是根据病因分为感染性肺炎（如细菌性、病毒性、支原体性、真菌性和寄生虫性）、理化性肺炎（如放射性、类脂性和吸入性）及超敏反应性肺炎（如过敏性和风湿性）等；三是根据病变性质分为浆液性、纤维素性、化脓性、出血性肺炎等。临床上以细菌性肺炎最为常见，约占肺炎的 80%。

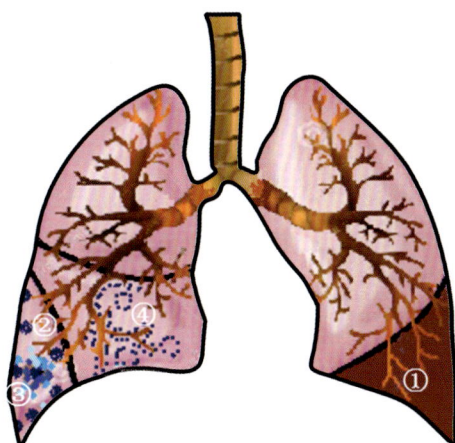

图 8-1 各型肺炎累及范围模式图
①大叶性肺炎；②小叶性肺炎；③融合性小叶性肺炎；④间质性肺炎

一、细菌性肺炎

（一）大叶性肺炎

大叶性肺炎（lobar pneumonia）是主要由肺炎链球菌引起的以肺泡内弥漫性纤维素渗出为主的急性炎症。病变起始于局部肺泡，并迅速蔓延至一个肺段甚至整个大叶，故此得名。临床上，起病急、发展快，常以寒战、高热、胸痛、咳嗽、咳铁锈色痰和呼吸困难等为主要症状，并伴有肺实变体征及外周血白细胞计数升高等，病程一般为 5～10 天。该病好发于青壮年，冬春季多见。

1. 病因和发病机制 多种细菌均可引起大叶性肺炎，90% 以上为肺炎链球菌，以 1、3、7 和 2 型多见，其中 3 型毒力最强，儿童大叶性肺炎以第 14 型最为常见。少数由肺炎杆菌、金黄色葡萄球菌、流感嗜血杆菌及溶血性链球菌等引起。肺炎链球菌常存在于正常人口腔及鼻咽部，带菌的正常人常是本病的传播源。当机体感冒、受寒、醉酒、过度疲劳、麻醉或患糖尿病时，呼吸道防御功能减弱，机体抵抗力下降，细菌侵入肺泡而发病。进入肺泡的细菌通过 I 型超敏反应使肺泡隔毛细血管通透性增加，导致浆液及纤维素性渗出。细菌在富含蛋白的渗出物中迅速滋生繁殖，并与炎性渗出物沿肺泡间孔（Cohn 孔）或呼吸性细支气管向邻近肺组织蔓延，波及一个肺段甚至整个肺大叶，大叶间的蔓延系带菌的渗出物经叶支气管播散所致。

2. 病理变化及临床病理联系 大叶性肺炎的主要病变特征是整个肺段甚至肺大叶的急性纤维素性炎症。一般累及单侧肺，以下叶多见，也可同时或先后发生于两个或多个肺叶。未经抗生素治疗时，其病变多表现出典型的自然发展过程，可分为四期。

（1）充血水肿期 发病第 1～2 天。肉眼观察，病变肺叶肿胀、充血，呈暗红色，重量增加，切面湿润，挤压可见淡粉红色浆液性渗出物溢出。光镜下，病变肺组织肺泡隔加宽，毛细血管扩张充血，肺泡腔内有较多淡粉红染的浆液性渗出物，其中可见少量红细胞、中性粒细胞及巨噬细胞。此期细菌可在渗出物中迅速繁殖、播散，波及整个肺段或肺大叶，并直达胸膜。

临床上以发热、外周血白细胞计数升高等毒血症症状和咳嗽、咳痰等呼吸系统症状为主；听诊可闻及捻发音或湿啰音；X线检查显示肺纹理增粗，可有片状分布的淡薄的云雾状阴影。

（2）红色肝样变期　发病第3~4天。肉眼观，病变肺叶进一步肿大，重量增加，色暗红，质地变实如肝脏，切面较粗糙，故称为"红色肝样变"。病变肺叶的胸膜表面常有纤维素性渗出物覆盖（纤维素性胸膜炎）。光镜下，肺泡隔毛细血管更加扩张充血，肺泡腔内充满连接成网状的纤维素，其间有大量的红细胞和一定数量的中性粒细胞及少量巨噬细胞。有的纤维素穿过肺泡间孔与相邻肺泡中的纤维素相连（图8-2）。

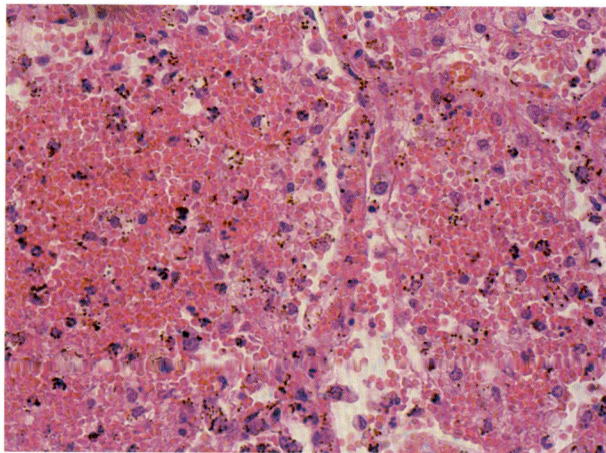

图8-2　大叶性肺炎红色肝样变期
肺泡隔毛细血管高度扩张充血，肺泡腔内大量纤维素、红细胞及少量中性粒细胞、巨噬细胞

临床上，毒血症的表现进一步加重，痰液中可检出大量细菌。由于大量纤维素性渗出物充填肺泡腔，使肺泡发生实变，导致换气和通气功能障碍，可出现呼吸困难及发绀等缺氧症状；肺泡腔内的红细胞被巨噬细胞吞噬或崩解后形成含铁血黄素，使痰液呈铁锈色；由于病变波及胸膜，患者常有胸痛，并随呼吸和咳嗽而加重。X线检查可见大片规则的、均匀致密的阴影，可伴有不等量的胸腔积液。

（3）灰色肝样变期　发病后第5~6天。肉眼观，病变肺叶仍肿大，质实如肝，切面干燥、粗糙呈颗粒状，病变区由暗红转为灰白色，故称"灰色肝样变"。光镜下，肺泡腔内纤维素性渗出物进一步增多，纤维素网中可见大量中性粒细胞，红细胞大部分崩解消失，肺泡隔毛细血管受压闭塞，纤维素通过肺泡间孔相连接的现象更加显著（图8-3）；胸膜血管仍扩张充血，表面有纤维素性渗出物。

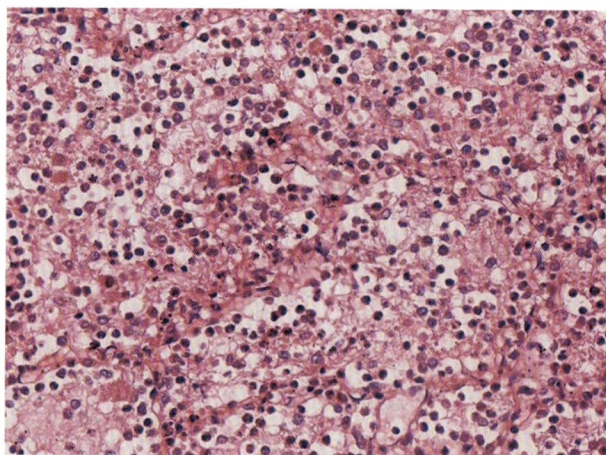

图8-3　大叶性肺炎灰色肝样变期
肺泡隔毛细血管受压闭塞，肺泡腔内大量纤维素、中性粒细胞及一定量巨噬细胞

临床上，此期患者体内特异性抗体已形成，临床毒血症症状开始减轻。渗出物中肺炎链球菌大多数已被消灭，故不易检出。虽然病变区肺泡无通气，但肺泡隔毛细血管受压闭塞，病变区域血流量大为减少，故缺氧症状得以改善。患者咳出的痰液由铁锈色痰逐渐转变成黏液脓性痰。X线表现与红色肝样变期基本一致。

（4）溶解消散期　发病后1周左右，历时1~3周。随着机体防御功能逐渐增强，病原菌被吞噬、杀伤、降解，中性粒细胞变性坏死并释放大量蛋白水解酶，将渗出的纤维素溶解，经气道咳出或经淋巴管吸收。病变肺组织质地逐渐变软，切面颗粒状外观消失，加压时有脓样混浊液体溢出。随着肺内炎症病灶完全溶解消散，肺组织的结构和功能可完全恢复正常。胸膜及胸膜腔的纤维素性渗出物亦随着肺炎的消散而溶解吸收。

临床上，在渗出物溶解的过程中，可产生大量的黏液脓性痰，病变区又可闻及湿啰音。患者体温恢复正常，临床症状和体征逐渐减轻、消失。X 线检查显示，病变区阴影呈不规则片状，密度降低，透光度增加，并逐渐恢复正常。

大叶性肺炎的上述各期病理变化的发展是连续的，彼此之间并无绝对界限，同时病变常由部分肺泡逐渐向周围蔓延，因此在同一病变肺叶的不同部位亦可出现不同阶段的病变，临床上同一患者可以出现病变各期的不同体征。由于抗生素的广泛应用，尤其是病变早期使用抗生素后，疾病的自然经过被干预，故病变范围往往比较局限，常表现为节段性肺炎，病程也明显缩短。

3. 结局及并发症　大多数患者经及时治疗可痊愈。如延误诊断或治疗不及时、病原菌毒力强或机体反应性过高，则可发生以下并发症。

（1）肺肉质变（pulmonary carnification）　亦称机化性肺炎，由于某些患者肺泡腔内渗出的中性粒细胞过少或功能缺陷，释放的蛋白水解酶不足以完全溶解肺泡腔内的纤维素，残留的纤维素则被肉芽组织取代而机化，使病变肺组织呈褐色肉样外观，故称肺肉质变。

（2）胸膜增厚和粘连　大叶性肺炎病变常累及局部胸膜，伴发纤维素性胸膜炎，渗出的纤维素若不能被完全溶解吸收，则可发生机化，导致胸膜增厚或粘连。

（3）肺脓肿及脓胸　当病原菌毒力强或机体抵抗力低下时，特别是金黄色葡萄球菌和肺炎链球菌混合感染时，可并发肺脓肿，并常伴有脓胸甚至脓气胸。

（4）败血症或脓毒败血症　少见，严重感染时，细菌侵入血液大量繁殖并产生毒素可致败血症或脓毒败血症。

（5）感染性休克　见于重症病例，是最危重的并发症。可出现严重全身中毒症状和微循环衰竭，导致感染性休克，故称中毒性或休克性肺炎。

（二）小叶性肺炎

小叶性肺炎（lobular pneumonia）是以细支气管为中心的肺组织急性化脓性炎症，又称支气管肺炎（bronchopneumonia），多见于小儿、年老体弱或久病卧床者。临床上主要表现为发热、咳嗽、咳痰等症状，肺部听诊可闻及散在湿性啰音。

1. 病因和发病机制　小叶性肺炎常由多种细菌混合感染所致。常见的致病菌有肺炎链球菌、葡萄球菌、流感嗜血杆菌、肺炎克雷白杆菌、铜绿假单胞菌及大肠埃希菌等口腔或上呼吸道内的常驻寄生菌。当某些诱因如患急性传染病（如麻疹、流感等）、营养不良、受寒等使机体抵抗力下降时，呼吸系统防御功能受损，黏液分泌增多，这些细菌可侵入细支气管及末梢肺组织并生长繁殖，从而发病。

大手术、心力衰竭等长期卧床的患者，因血液循环缓慢，加之重力的影响，肺下叶下部尤其背侧易产生淤血、水肿，使侵入的致病菌易于繁殖而引起坠积性肺炎（hypostatic pneumonia）。新生儿、全身麻醉、昏迷患者及某些溺水者，可因分泌物、呕吐物等被误吸入肺内，引起吸入性肺炎（aspiration pneumonia）。以上均属于小叶性肺炎。因此，本病常为某些疾病的并发症。

2. 病理变化　以细支气管为中心的肺组织急性化脓性炎是本病的主要病变特征。

肉眼观，两肺表面和切面可见散在分布的灰黄色或暗红色实性病灶，以下叶和背侧多见且较为严重，有时也可仅累及一侧肺或仅局限于一个肺叶内。病灶大小不一，多数直径为 0.5～1.0cm（相当于一个肺小叶范围），形状不规则，病灶中央常可见细支气管断面，挤压时有脓性液体溢出。严重病例，病灶可互相融合，甚或累及整个大叶，形成融合性小叶性肺炎（confluent bronchopneumonia）。病变一般不累及胸膜。

光镜下，病变初期，病灶区肺泡内充满浆液性渗出物、中性粒细胞、脱落的肺泡上皮细胞及少量红细胞和纤维素；随着中性粒细胞渗出的增多，渗出物常呈脓性。在病灶中央或周边，常有一病变的细支气管，管壁充血、水肿并有大量中性粒细胞浸润，管腔内充满大量脓液。由于病变发展阶段和严重程度不同，各病灶的病变常不一致，有的仅表现为充血水肿、浆液性渗出，有的表现为细支气管及其周围炎，有的则呈化脓性炎症，甚至细支气管和肺组织结构被破坏。病灶周围肺组织无明显改变，可呈不同程度的代偿性肺气肿或肺不张。

3.临床病理联系 小叶性肺炎的临床表现取决于不同病因、肺组织损伤程度和病变范围，而且由于小叶性肺炎多为其他疾病的并发症，其临床症状常被原发疾病所掩盖。但支气管黏膜受炎症刺激，黏液分泌增多，引起咳嗽、咳痰，痰液往往为黏液脓性或脓性。由于病变区细支气管和肺泡腔内有渗出物，听诊可闻及湿啰音。因病灶通常较小且散在分布，故除融合性小叶性肺炎外，一般无实变体征。X线检查可见散在不规则小灶状或斑点状阴影，直径多为 0.5～1cm。

4.结局及并发症 本病的结局取决于原发病的治疗和预后。大多数经及时有效治疗，病灶可吸收、消散而痊愈。但幼儿、老人，特别是并发其他严重疾病者，预后较差。常见的并发症有心功能不全、呼吸功能不全、肺脓肿和脓胸、支气管扩张症、脓毒败血症等。

二、病毒性肺炎

病毒性肺炎（viral pneumonia）常由上呼吸道病毒感染向下蔓延所致，在非细菌性肺炎中最为常见。引起该类肺炎的病毒种类很多，其中最常见的是流感病毒，其次为呼吸道合胞病毒、腺病毒、副流感病毒、麻疹病毒、单纯疱疹病毒及巨细胞病毒等。除流感病毒、副流感病毒外，其余病毒所致的肺炎多见于儿童。此类肺炎发病可由一种病毒感染所致，也可由多种病毒混合感染所致或继发于细菌感染，常通过飞沫经呼吸道传染，传播速度快。本病多发于冬春季节，一般为散发，偶可暴发流行。我国 2003 年暴发流行的由 WHO 命名的严重急性呼吸综合征（severe acute respiratory syndrome，SARS）即是 SARS 冠状病毒引起的，全世界暴发流行新型冠状病毒肺炎亦为冠状病毒感染所致。

（一）病理变化

病毒性肺炎主要为急性间质性肺炎，病变常多样化。肉眼观，病变常不明显，肺组织因充血水肿而轻度肿大。光镜下，炎症由支气管、细支气管开始，肺间质充血水肿，淋巴细胞和单核 - 巨噬细胞浸润，致使肺泡隔明显增宽，肺泡腔内无渗出物或仅有少量浆液。严重的病例，病变的肺泡腔内有不等量的浆液、纤维素、红细胞及巨噬细胞，甚至出现肺组织坏死。由流感病毒、麻疹病毒和腺病毒引起的肺炎，其肺泡腔内渗出变化明显，浆液纤维素性渗出物浓缩常可在肺泡腔内面形成一层透明膜。细支气管上皮和肺泡上皮可增生、肥大，并形成多核巨细胞。如麻疹性肺炎时，常出现较多的多核巨细胞，又称巨细胞肺炎。在增生的上皮细胞和多核巨细胞内发现病毒包涵体，是病毒性肺炎病理诊断的重要依据。病毒包涵体呈圆形或卵圆形、约红细胞大小、嗜酸性或嗜碱性，周围有一清晰、薄而不均匀的透明晕，出现的位置常因感染的病毒种类而异。腺病毒、单纯疱疹病毒和巨细胞病毒感染时，病毒包涵体出现于上皮细胞核内并呈嗜碱性；呼吸道合胞病毒感染时，则出现于胞质内，呈嗜酸性；麻疹性肺炎时，胞质、胞核内均可见到。病毒性肺炎若为混合感染，病变则更为严重和复杂。

（二）临床病理联系

病毒性肺炎的临床症状轻重不等，差别较大。由于病毒血症，常出现发热、头痛、全身酸痛、倦怠等症状；由于炎症刺激支气管壁，可使患者出现剧烈咳嗽，但无痰或痰量较少；由于是以肺间质内的炎性渗出为主，患者常出现明显缺氧、呼吸困难和发绀等症状。X线检查肺部可见肺纹理增粗及斑点状、片状或均匀的浸润性阴影。

（三）结局及并发症

严重患者预后较差，可并发心功能不全及肺性脑病。

三、支原体肺炎

支原体肺炎（mycoplasmal pneumonia）是由肺炎支原体（mycoplasma pneumoniae，MP）引起的间质性肺炎，又称为原发性非典型性肺炎。支原体肺炎占非细菌性肺炎的1/3以上，占各种原因引起的肺炎的10%。一年四季均可发病，但多发生于秋冬季；通常为散发，每3~6年出现一次流行，持续2~3个冬季。以5~15岁的青少年发病率最高。主要经飞沫传播，潜伏期6~35天。MP感染后，可抑制纤毛活动，使其功能受损以致死亡脱落，并刺激炎细胞释放大量淋巴因子，还可通过IgE介导引起I型超敏反应。

（一）病理变化

支原体肺炎的病变可侵犯整个呼吸道黏膜和肺，引起气管炎、支气管炎及肺炎。常累及单侧一叶肺组织，下叶多见，偶尔波及双肺。病变多呈节段性分布。

肉眼观，病变肺组织无明显实变，暗红色。挤压切面时，可有少量红色泡沫液体溢出。支气管和细支气管腔内有黏液及炎性渗出物，胸膜多无累及。

光镜下，主要呈非特异性间质性肺炎改变。病变区小细支气管壁及肺泡隔等间质水肿、血管扩张充血，致使肺泡隔明显增宽，并有大量淋巴细胞、巨噬细胞和少量浆细胞浸润，如伴细菌感染时可见中性粒细胞。肺泡腔内无渗出物或仅有少量浆液、巨噬细胞渗出。严重病例支气管黏膜上皮和肺组织可发生明显坏死、出血，肺泡表面可有透明膜形成。

（二）临床病理联系

临床上起病较急，多有发热、头痛、咽喉痛及全身不适等毒血症症状和咳嗽等呼吸系统症状，咳痰常不显著或咳少量黏痰，发热可持续2~3周，偶有胸骨后疼痛。部分患者肺部听诊可闻及干、湿啰音。X线显示肺纹理增粗及网状或斑片状浸润性阴影，从肺门向外伸展，呈节段性分布，持续3~4周。

本病不易与病毒性肺炎相鉴别，可通过对患者的痰、鼻分泌物和咽拭子培养检出肺炎支原体确诊。本病为自限性疾病，预后良好，多数病例可自愈，自然病程约2周，早期使用抗生素可减轻症状及缩短病程，死亡率在0.1%以下。

第三节 结核病

一、概述

结核病（tuberculosis）是由结核分枝杆菌引起的传染病，是一种以结核结节形成及干酪样坏死为特征性病变的慢性感染性肉芽肿性炎症。结核病可累及全身各器官，但以肺结核病最常见。

结核病曾给全世界人类的健康造成严重威胁，是单一病原菌感染造成死亡人数最多的传染病。由于有效抗结核药物的发明应用及社会医疗卫生条件的改善，其发病率和死亡率一直呈下降趋势。但自 20 世纪 80 年代以来，由于耐多药结核病患者增多、人类免疫缺陷病毒和结核分枝杆菌的双重感染、移民及流动人口中的结核病难以控制等，结核病的发病率又趋上升，WHO 流行病学数据显示，2019 年全球结核病新发病例 996 万，121 万人死于结核病，结核病仍然是头号传染病杀手。

（一）病因和发病机制

结核病的病原菌是结核分枝杆菌复合群，对人致病的主要是人型和牛型，前者感染率最高，后者次之。胞内鸟型结核杆菌毒力低，极少引起结核病，然而在 AIDS 患者中有 10%～30% 的病例继发该菌株感染。结核病主要经呼吸道传染，少数可因进食带菌食物经消化道传染，偶见经皮肤伤口传染。

结核分枝杆菌的致病作用主要由菌体的固有成分所决定，与其可逃脱巨噬细胞的杀伤及诱发机体产生迟发型超敏反应有关。脂质成分与细菌的毒力及肉芽肿的形成有关，特别是脂质中的糖脂更为重要，其衍生物索状因子具有毒性作用，能破坏线粒体膜，抑制中性粒细胞游走和吞噬；另一种糖脂蜡质 D 具有保护细菌不被巨噬细胞杀伤降解的作用，与结核菌素结合，能使机体产生强烈的超敏反应，造成组织损伤，引起全身中毒症状。磷脂能刺激巨噬细胞增生并转变为上皮样细胞而形成结核肉芽肿，还可抑制蛋白酶的分解作用，使坏死组织溶解不完全，形成干酪样坏死。多糖类成分可抑制巨噬细胞的吞噬活性，并促进其分泌 TNF-α 和 IL-10，引起发热、消瘦，以及抑制 T 细胞增生和细胞免疫反应。

首次到达肺泡的结核分枝杆菌趋化和吸引巨噬细胞，并被巨噬细胞吞噬。在有效的细胞免疫建立以前，巨噬细胞对结核分枝杆菌的杀伤能力很有限，致使结核分枝杆菌可以在巨噬细胞内繁殖，一方面引起局部炎症，另一方面可发生全身血源性播散，成为日后肺外结核病发生的根源。机体对结核分枝杆菌产生特异性细胞免疫一般需 30～50 天时间，这种特异的细胞免疫在临床上表现为皮肤结核菌素试验阳性。结核病的免疫反应和超敏反应常同时发生，相伴出现，贯穿在结核病的整个发生发展过程中。超敏反应的出现提示机体已获得免疫力，对病原菌有杀伤作用和抵抗力，使病原体容易局限并被消灭；然而超敏反应却易引起局部组织结构破坏而发生干酪样坏死。因此，机体状态、病变组织的特性不同，不同毒力和数量的结核分枝杆菌感染所表现的病理变化也不相同。

（二）基本病理变化

结核病是一种特殊的炎症，可表现为三种不同的病变类型（表 8-1）。

表 8-1　结核病基本病变与机体的免疫状态

病变	机体状态		结核分枝杆菌		病变特征
	免疫力	超敏反应	菌量	毒力	
渗出为主	低	较强	多	强	浆液性或浆液纤维素性炎
增生为主	较强	较弱	少	较低	结核结节
坏死为主	低	强	多	强	干酪样坏死

1. 以渗出为主的病变　见于病变早期或机体免疫力低下、细菌数量多、毒力强或超敏反应较强时，主要表现为浆液性或浆液纤维素性炎。早期有中性粒细胞浸润，但很快被巨噬细胞所取代。在渗出液和巨噬细胞内可检出结核分枝杆菌。好发于肺、浆膜、滑膜及脑膜等处。渗出物可完全吸收而不留痕迹，也可转变为以增生为主或以坏死为主的病变。

2. 以增生为主的病变　当机体免疫力较强、细菌数量少、毒力较低时，则发生以增生为主的病变，形成具有诊断价值的结核结节（tubercle），又称结核肉芽肿（tuberculous granuloma）。

结核结节是在细胞免疫反应的基础上形成的，由上皮样细胞、朗汉斯巨细胞（Langhans giant cell）、外周局部集聚的淋巴细胞和少量反应性增生的成纤维细胞构成的特异性肉芽肿。当有较强的超敏反应发生时，典型的结核结节中央可出现干酪样坏死（图 8-4）。上皮样细胞是由巨噬细胞吞噬结核分枝杆菌后逐渐转变而成的，梭形或多角形，胞质丰富，淡伊红染色，境界不清。核圆形或卵圆形，染色质较少，呈空泡状，核内有 1～2 个核仁。上皮样细胞缺乏溶菌酶颗粒，虽然吞噬能力降低，但可分泌一些化学物质杀伤其周围的病菌，并可在宿主健康组织与细菌之间构成一条隔离带而有利于吞

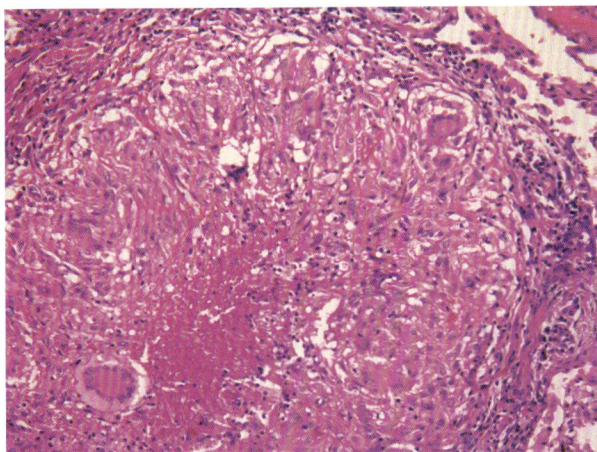

图 8-4　结核结节
中央为干酪样坏死，周围可见朗汉斯巨细胞、上皮样细胞、淋巴细胞及少量纤维组织

噬和杀灭病菌。朗汉斯巨细胞是由多个上皮样细胞互相融合或一个细胞核分裂而胞质不分裂而形成的，直径可达 300μm，胞质丰富，十几个到几十个不等的空泡状核呈花环状、马蹄形排列在胞质外周部或密集在胞体的一端。

单个结核结节非常小，直径约 0.1mm，肉眼和 X 线不易查见。3～4 个结节融合成较大结节时才能看到，约粟粒大小，呈灰白色半透明状，境界分明，有干酪样坏死时略显黄色，微隆起于器官表面。

3. 以变质为主的病变　当细菌数量多、毒力强，机体抵抗力低下或超敏反应强烈时，上述渗出性和增生性病变均可继发干酪样坏死；也有极少数病变一开始就发生明显坏死。

结核坏死灶由于含脂质较多而呈淡黄色，均匀细腻，质地较实，状似奶酪，故称干酪样坏死（caseous necrosis）。这是结核病的特征性改变，对结核病病理诊断具有一定的意义。干酪样坏死

物中含有一定量的结核分枝杆菌，可成为结核病恶化进展的原因。

变质、渗出和增生三种变化往往同时存在，但以某一种改变为主，而且可以互相转化（图8-5）。例如以渗出为主的病变可因适当的治疗或机体抵抗力增强而转化为以增生为主的病变；反之，当机体抵抗力低、超敏反应剧烈或细菌数量多、毒力强时，以增生为主的病变则可转变为以渗出为主甚至以坏死为主的病变，或原有的以渗出为主的病变可迅速发生坏死，变为以变质为主的病变。因此，结核病在同一器官或不同器官中的病变是复杂多变的。

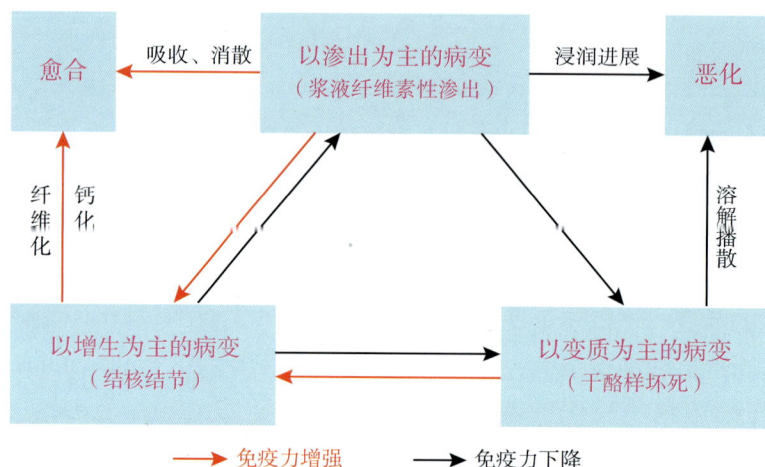

图 8-5 结核病基本病变转化关系示意图

（三）发展与结局

结核病的发展和结局取决于机体抵抗力和结核分枝杆菌致病力之间的矛盾关系。当机体抵抗力增强时，病菌可逐渐被抑制、杀灭，病变转向愈合；反之，则转向恶化。

1. 转向愈合

（1）吸收、消散　为渗出性病变的主要愈合方式。渗出物可逐渐通过淋巴道吸收而使病灶缩小或消散。X线检查时可见边缘模糊、密度不均的云絮状阴影逐渐缩小或被分割成小片，以至完全消失，临床上称为吸收好转期。较小的干酪样坏死灶或增生性病灶如经积极治疗也可吸收消散或缩小。

（2）纤维化、纤维包裹、钙化　增生性病变、未被完全吸收的渗出性病变及较小的干酪样坏死灶（1～2cm）不能完全吸收消散，则可逐渐纤维化，形成瘢痕而愈合。较大的干酪样坏死灶难以完全纤维化，病灶周围的纤维组织可增生，将干酪样坏死包裹，中央逐渐干燥浓缩，并经钙盐沉着而发生钙化。

病灶纤维化后，一般已无结核分枝杆菌存活，称为痊愈。在纤维包裹及钙化的干酪样坏死灶中仍可有少量细菌存活，病变处于相对静止的状态，即为临床痊愈。但在一定条件下，病变可复发进展。X线检查可见纤维化病灶呈边缘清晰、密度较高的条索状阴影；钙化病灶密度则更高，边缘清晰，临床上称硬结钙化期。

2. 转向恶化

（1）浸润进展　当机体抵抗力低下，又未能得到及时治疗时，病变恶化，在原有病灶周围可出现渗出性病变，范围不断扩大，继而发生干酪样坏死，坏死区随渗出性病变的扩延而增大。X

线检查，原病灶周围出现云絮状阴影，边缘模糊，临床上称为浸润进展期。

（2）溶解播散　是机体抵抗力进一步下降，病变不断恶化的结果。干酪样坏死物溶解液化后，可经自然管道（如支气管、输尿管等）不断排出，致局部形成空洞。液化的干酪样坏死物中含有大量结核分枝杆菌，播散至其他部位后，可形成新的渗出性、增生性或变质性病灶，临床上称为溶解播散期。此外，结核分枝杆菌还可经淋巴道和血道播散。

二、肺结核病

结核分枝杆菌主要是经呼吸道传播，故肺结核病最为常见，占90%以上。我国第四次结核病流行病学调查结果显示，肺结核病患者达200万，多数患者年龄在15～54岁，其中80%在农村。肺结核病可因初次感染和再次感染结核分枝杆菌时机体的反应性不同，而致肺部病变的发生和发展各有不同的特点。可将肺结核病（pulmonary tuberculosis）分为原发性肺结核病和继发性肺结核病两大类。

（一）原发性肺结核病

原发性肺结核病（primary pulmonary tuberculosis）是指机体第一次感染结核分枝杆菌所引起的肺结核病，多发生于儿童，故又称儿童型肺结核病。偶见于未感染过结核分枝杆菌的青少年或成人。免疫功能受到严重抑制的成年人由于丧失对病菌的免疫力，可多次发生原发性肺结核病。由于初次感染，机体尚未形成对结核分枝杆菌的免疫力，病变有向全身各部位播散的趋向。

1.病变特点　结核分枝杆菌经支气管到达肺组织，最先引起的病变称原发病灶或Ghon病灶。原发病灶以右肺多见，通常只有一个，常位于通气较好的上叶下部或下叶上部近胸膜处，圆形，直径1.0～1.5cm，灰白或灰黄色。病变以结核性肉芽组织形成为特征，多数病例中央有干酪样坏死。由于是初次感染，机体缺乏对结核分枝杆菌的免疫力，病变局部巨噬细胞虽能吞噬结核分枝杆菌，但不能将其杀伤降解，其很快侵入淋巴管，循淋巴液回流到达肺门淋巴结，引起结核性淋巴管炎和肺门淋巴结结核，表现为淋巴结肿大和干酪样坏死。肺的原发病灶、结核性淋巴管炎和肺门淋巴结结核，三者合称为原发复合征（primary complex）（图8-6），是原发性肺结核病的特征性病变。X线呈哑铃状阴影。

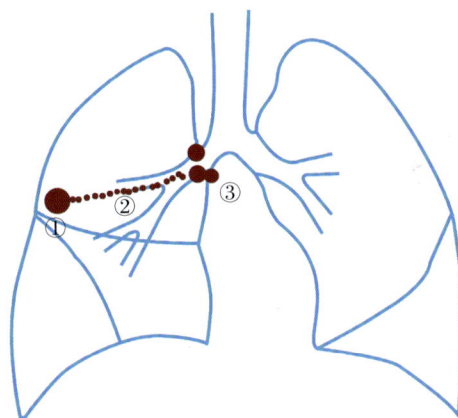

图8-6　原发复合征模式图
①原发病灶；②结核性淋巴管炎；③肺门淋巴结结核

原发性肺结核病患者临床症状和体征多不明显，患儿多在不知不觉中度过，仅结核菌素试验为阳性。少数病变较重者，可出现倦怠、食欲减退、潮热和盗汗等结核中毒症状，但很少有咳嗽、咯血等呼吸道症状。

2.发展和结局

（1）愈合　绝大多数（约95%）原发性肺结核病患者由于机体免疫力逐渐增强而自然痊愈。小的病灶可完全吸收或纤维化，较大的病灶可纤维包裹和钙化。有时原发病灶虽已愈合，而肺门淋巴结病变继续发展，形成支气管淋巴结结核，经适当治疗后亦可痊愈。

（2）播散　少数病例因营养不良或患其他传染病（如麻疹、流感等），机体抵抗力下降，病情恶化，肺部原发病灶及肺门淋巴结结核病灶继续扩大，并通过淋巴管、血管和支气管播散。

淋巴道播散：肺门淋巴结病变恶化进展时，结核分枝杆菌经淋巴管到达支气管分叉处、气管旁、纵隔及锁骨上下淋巴结引起病变。如淋巴管被阻塞，细菌可逆流至腋下、腹股沟、腹膜后及肠系膜淋巴结，引起多处淋巴结结核。

血道播散：在机体免疫力低下的情况下，肺内或淋巴结内的干酪样坏死可侵蚀血管壁，结核分枝杆菌直接侵入血流或经淋巴管由胸导管入血。若侵入血流的菌量较少，而机体的免疫力又强，则往往不发生明显病变，形成潜伏病灶。如果细菌大量或反复多次侵入血液循环，且机体免疫力较弱时，则引起血源性结核病。这种改变也可见于继发性肺结核病。

支气管播散：肺原发病灶不断扩大，侵及相连的支气管，干酪样坏死物液化后通过支气管排出形成空洞，含菌的液化坏死物可沿支气管向同侧或对侧肺组织播散。此外，肺门淋巴结干酪样坏死也可通过侵蚀破坏邻近的支气管而发生播散。但原发性肺结核病形成空洞和支气管播散者较少见，可能与儿童的支气管发育不完全、口径较小、易受压阻塞有关。

（二）继发性肺结核病

继发性肺结核病（secondary pulmonary tuberculosis）是指机体再次感染结核分枝杆菌所引起的肺结核病，多见于成年人，故称为成人型肺结核病。其细菌来源有二：①外源性再感染：为结核分枝杆菌由外界再次侵入机体所致；②内源性再感染：为结核分枝杆菌来自原发性肺结核病血道播散时在肺尖部形成的潜伏病灶，当机体抵抗力下降时，潜伏的病灶可重新活动发展成为继发性肺结核病，这是目前比较公认的细菌来源途径。继发性肺结核病多于初次感染后十年或几十年后发病。

1. 病变特点 由于继发性肺结核病患者对结核分枝杆菌已有一定免疫力，故其病变与原发性肺结核病相比较，有以下特点。

（1）早期病变多始于肺尖部，且以右肺多见。可能与局部组织抵抗力相对较低，结核分枝杆菌易在该处繁殖有关。

（2）由于超敏反应，病变发生迅速而剧烈，易出现干酪样坏死；同时由于机体具有较强的免疫力，坏死灶周围常形成结核肉芽肿。

（3）因机体已有一定免疫力，免疫反应使病变局限化，并可抑制病菌繁殖，不易发生淋巴道和血道播散。病变恶化时，主要通过支气管播散在肺内蔓延，因此空洞形成较为常见。

（4）病程较长，病变复杂，随着机体免疫反应和超敏反应的此消彼长，病变有时以增生为主，有时以渗出、变质为主，肺内病变新旧交杂、轻重不一。临床上病情时好时坏，常呈波浪式起伏，类型多样。

2. 临床病理类型 继发性肺结核的病理变化和临床表现比较复杂。根据其病变特点和临床经过，可分为以下几种主要类型。

（1）局灶型肺结核（focal pulmonary tuberculosis） 是继发性肺结核的早期病变，属非活动性肺结核病。病变多位于肺尖下 2～4cm，右肺多见，单个或多个结节状病灶，境界清楚，一般为 0.5～1.0cm 大小。病变多以增生为主，中央为干酪样坏死，周围有纤维组织包绕。

患者常无自觉症状，多在体检时发现。X 线显示肺尖部单个或多个境界清楚的高密度阴影。如患者免疫力较强，病灶常发生纤维化或钙化而痊愈；当机体免疫力降低时，病变可恶化发展为浸润型肺结核。

（2）浸润型肺结核（infiltrative pulmonary tuberculosis） 是继发性肺结核最常见的临床类型，

属活动性肺结核病，多由局灶型肺结核发展而来，少数也可一开始即为浸润型肺结核。病变常位于肺尖部或锁骨下肺组织，以渗出为主，中央有干酪样坏死，伴病灶周围炎；X 线检查在锁骨下区可见边缘模糊的云雾状阴影，故又称之为"锁骨下浸润"。

临床上，患者常有结核中毒症状，痰中可检出结核分枝杆菌。

该型肺结核如果及早发现，合理治疗，渗出病变一般多在半年左右可完全或部分吸收（吸收好转期）。中央干酪样坏死灶可通过纤维化、纤维包裹和钙化而痊愈（硬结钙化期）。若患者免疫力低下或未经及时治疗，病变可继续发展，渗出性病变和干酪样坏死灶不断扩大（浸润进展期）。坏死物液化后经支气管排出，形成急性薄壁空洞；空洞壁参差不齐，内壁坏死层中含有大量结核分枝杆菌，坏死层外可有薄层结核性肉芽组织包绕；液化坏死物经支气管播散可引起干酪样肺炎（溶解播散期）。靠近胸膜的空洞可穿破胸膜，造成自发性气胸；大量液化坏死物进入胸膜腔，则发生结核性脓气胸。急性空洞一般易于愈合，经过适当治疗后，洞壁肉芽组织增生，使洞腔逐渐缩小、闭合，最后形成瘢痕而痊愈；也可通过空洞塌陷，形成条索状瘢痕而愈合；若急性空洞经久不愈，则可发展为慢性纤维空洞型肺结核。

（3）慢性纤维空洞型肺结核（chronic fibro-cavernous pulmonary tuberculosis） 是成人慢性肺结核病的常见类型，也是继发性肺结核病发展的晚期类型。多在浸润型肺结核形成的急性空洞基础上发展而来。其病变有以下特点：①肺内有一个或多个形态不规则、大小不一的厚壁空洞，多位于肺上叶，洞壁厚可达 1cm 以上，且薄厚不均匀。空洞内常可见因血栓形成并机化而闭塞的血管。光镜下，洞壁分三层：内层为干酪样坏死物，其中有大量结核分枝杆菌；中层为结核性肉芽组织；外层为纤维结缔组织。②在同侧甚至对侧肺组织，特别是肺下叶，可见经支气管播散引起的很多新旧不一、大小不等、病变类型不同的病灶，愈往下愈新鲜。③后期肺组织的严重破坏和广泛纤维化，最终使肺体积缩小、变形、变硬，胸膜广泛增厚并与胸壁粘连，演变为硬化型肺结核，严重影响肺功能（图 8-7）。

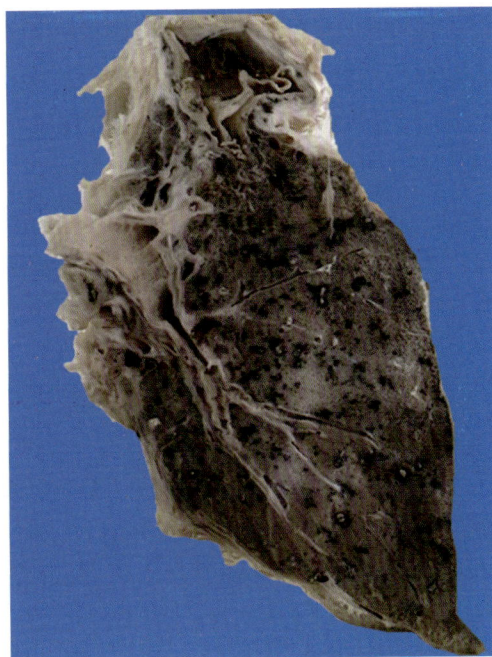

图 8-7 慢性纤维空洞型肺结核病
肺上叶可见一形状不规则的厚壁空洞

临床上，该型肺结核病程历时多年，时好时坏。症状的有无与病变的好转或恶化相关。病变恶化时一般表现为午后潮热、盗汗、咳嗽、咳痰、咯血、呼吸困难等症状。X 线检查可见一侧或两侧上、中肺野有一个或多个厚壁空洞互相重叠，呈蜂窝状，多伴有支气管播散病灶及肺组织广泛纤维化和明显的胸膜增厚。由于空洞和支气管相通，成为结核病的重要传染源，故又有"开放性肺结核"之称。若空洞壁的干酪样坏死侵蚀大血管，可引起大咯血，严重时可窒息死亡；若空洞穿破胸膜，可造成气胸和脓气胸；若经常排出含菌痰液，可引起喉结核；若咽下含菌痰液，可引起肠结核。后期肺组织可广泛纤维化，导致肺动脉高压，引起慢性肺源性心脏病。

若积极治疗，较小的空洞一般可机化、收缩、闭塞而愈合。较大的空洞，内壁坏死组织脱落，肉芽组织逐渐变成纤维瘢痕组织，由支气管上皮覆盖，称开放性愈合。

（4）干酪样肺炎（caseous pneumonia） 常可由浸润型肺结核恶化进展而来，或由急、慢性空洞内病菌经支气管播散引起。根据病灶范围大小，分小叶性和大叶性干酪样肺炎。肉眼观，病变肺组织切面淡黄色，大叶性干酪样肺炎的坏死物液化排出后可形成空洞。光镜下，主要为大片的干酪样坏死，周围肺泡腔内有浆液纤维素性渗出物。

临床起病急，病情危重，全身中毒症状显著，如不及时抢救治疗，可迅速死亡（称为"百日痨"或"奔马痨"）。

（5）结核球（tuberculoma）　又称结核瘤，是孤立的由纤维结缔组织包绕的境界清楚的干酪样坏死灶。直径2～5cm，多为单个，偶见多个，常位于肺上叶。可以由浸润型肺结核的干酪样坏死灶纤维包裹而形成；也可因空洞引流的支气管被阻塞，空洞腔由干酪样坏死物填满而形成；有时亦可由多个结核病灶融合而成。

结核球是一种相对静止的病灶，可维持多年，临床上多无症状。也可在机体抵抗力降低时进展恶化，干酪样坏死灶扩大、液化、溃破、经支气管播散和形成空洞。由于结核球有较厚的纤维包裹，抗结核药物不易发挥作用，故临床常采用手术切除。X线检查时，需与周围型肺癌相鉴别。

（6）结核性胸膜炎（tuberculosis pleuritis）　在原发性和继发性肺结核的各个时期均可发生。按其病变性质，可分为湿性和干性两种，其中以湿性多见。

湿性结核性胸膜炎，又称渗出性结核性胸膜炎，多发生于原发性肺结核病过程中，且多发于原发复合征同侧胸膜。由肺原发病灶或肺门淋巴结病灶的病菌播散至胸膜引起，或因机体对弥散至胸膜的结核菌体蛋白发生超敏反应所致。患者多为较大的儿童或青年人。病变为浆液纤维素性炎，浆液渗出量多时则引起胸腔积液，也可为血性胸腔积液。一般经适当治疗，1～2个月后可吸收。如渗出物中纤维素较多，可机化致胸膜增厚粘连。

干性结核性胸膜炎，又称增生性结核性胸膜炎，是由胸膜下结核病灶直接蔓延至胸膜所致。常发生于肺尖部，多为局限性，以增生性病变为主。一般可通过纤维化而痊愈，常使局部胸膜增厚粘连。

三、肺外器官结核病

肺外器官均可发生结核病，但病变多数只限于一个器官内，常见于肠道、腹膜、肾、生殖系统、脑膜、骨关节、淋巴结等器官，多呈慢性经过，基本病变特点及发生发展规律与肺结核病一致。其中除淋巴结结核、消化道结核、皮肤结核外，其他器官结核多由上述潜伏病灶恶化进展而来。

（一）肠结核病

肠结核病（intestinal tuberculosis）可分为原发性和继发性两种。原发性肠结核病很少见，常发生于小儿，一般因饮用未经消毒、带结核分枝杆菌的牛奶或乳制品而感染。可形成与原发性肺结核相似的肠原发复合征（肠的原发性结核性溃疡、结核性淋巴管炎和肠系膜淋巴结结核）。绝大多数肠结核是继发于活动性空洞型肺结核，因反复吞咽含菌的痰液所致。

肠结核好发于回盲部（85%），其次为升结肠。根据其病变特点，肠结核病可分为两型：

1. 溃疡型　较多见。结核分枝杆菌首先侵入肠壁淋巴组织，形成结核结节，结节逐渐融合并发生干酪样坏死，破溃后形成溃疡，溃疡一般较浅。因病变沿肠壁上环形分布的淋巴管扩展，故溃疡多呈环状，愈合后，因瘢痕形成，可引起肠腔狭窄。与溃疡相对应的肠浆膜面常见纤维素渗出和结核结节形成，后期可纤维化导致粘连。由于溃疡底部血管多发生闭塞，一般很少发生肠出血和穿孔。

2. 增生型　较少见。病变以增生为主，在肠壁内有大量结核性肉芽组织形成和纤维组织增生，肠壁显著增厚、变硬，肠腔狭窄，黏膜可有浅表性溃疡或息肉形成。临床表现为慢性不完全低位肠梗阻，右下腹可触及包块，需与肠癌相鉴别。

（二）结核性腹膜炎

结核性腹膜炎（tuberculous peritonitis）多见于青少年，常继发于溃疡型肠结核、肠系膜淋巴结结核或输卵管结核，少数可因血行播散引起。可分为湿型、干型，以混合型多见。

1. 湿型　主要表现为腹膜上密布无数结核结节和腹腔内大量浆液性渗出，多呈草黄色，因纤维蛋白含量少，一般不会造成粘连。临床上常有腹胀、腹痛、腹泻及结核中毒症状。

2. 干型　主要特点为腹膜上除见大量结核结节外，还有大量纤维素性渗出物，机化后常引起腹腔器官，特别是肠管间、大网膜、肠系膜广泛粘连，临床上出现慢性肠梗阻症状。腹膜增厚，大网膜增厚、变硬、缩短，致使腹部触诊时有柔韧感并可扪及一横行块状物。

（三）结核性脑膜炎

结核性脑膜炎（tuberculous meningitis）多见于儿童，主要由结核分枝杆菌经血道播散所致。在儿童常为全身粟粒性结核病的一部分；在成人除肺结核病外，可因骨关节结核和泌尿生殖系统结核发生血源播散所致。部分病例也可由脑实质内结核球液化溃破所致。

病变以脑底部最明显。在脑桥、脚间池、视神经交叉及大脑外侧裂等处的蛛网膜下腔内，有多量灰黄色混浊胶冻样的渗出物积聚，脑室脉络丛及室管膜有时可有细小的灰白色结核结节形成。严重者可累及大脑皮质，引起脑膜脑炎。病程较长者可发生闭塞性血管内膜炎，引起多发性脑软化灶形成，多位于侧脑室白质、纹状体及颞叶等处。未经适当治疗而病程迁延者，可因渗出物机化导致蛛网膜粘连，引起脑积水。

（四）泌尿生殖系统结核病

1. 肾结核病（tuberculosis of the kidney）　多由原发性肺结核病血行播散所致，最常见于20～40岁的男性，多为单侧，双侧者约占10%。病变常起始于肾皮髓质交界处或肾乳头。病变初为局灶性，继而发生干酪样坏死，破坏肾乳头而溃破入肾盂，形成空洞（图8-8）。随着病变蔓延，可形成多个空洞，并常相继累及输尿管和膀胱。输尿管结核可引起肾盂积水或积脓。膀胱结核常致膀胱挛缩，使其容积缩小，若累及对侧输尿管口，可引起对侧肾盂积水，甚至逆行感染对侧肾脏。如两侧肾脏严重受损，则导致肾功能障碍。临床上常有血尿、脓尿，尿中可检出结核分枝杆菌，多数患者可出现尿急、尿频、尿痛等膀胱刺激症状。

2. 生殖系统结核病（tuberculosis of the genital system）　男性多由泌尿系统结核病经尿道感染精囊和前列腺，再进一步蔓延至输精管和附睾等部位所

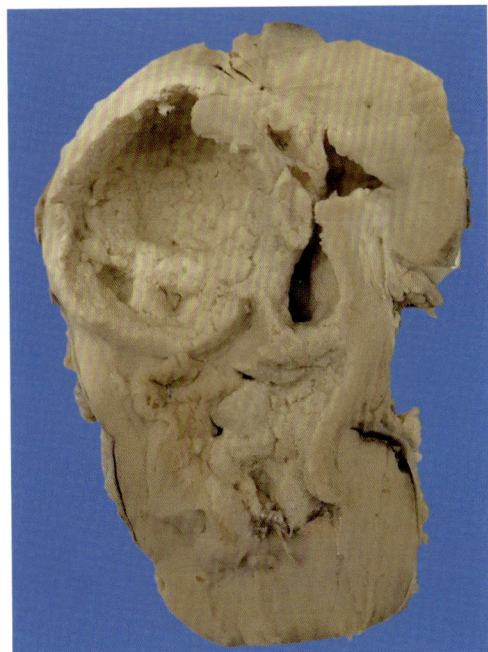

图8-8　肾结核
肾上极可见一不规则厚壁空洞，空洞内壁和扩张的肾盂内可见干酪样坏死物

致，其中以附睾结核多见。附睾病变溃破后可形成经久不愈的窦道，引起男性不育。女性主要经血道或淋巴道播散所致，也可由邻近器官结核病直接蔓延引起，以输卵管结核最多见。病变可使管腔闭塞，引起不孕症。

（五）骨与关节结核病

骨与关节结核病主要由原发性肺结核病血源播散引起，多见于儿童和青少年。骨、关节结核以髋、膝、踝、肘等关节多见。外伤常为本病的诱因。

1. 骨结核病（tuberculosis of the bone）　最常侵犯脊椎骨（胸 10 至腰 2），其次为指骨及长骨骨骺（股骨下端和胫骨上端）。病变常始于松质骨内的小结核病灶，可分为两型：①干酪样坏死型：此型多见。病变以干酪样坏死和骨质破坏为主，多形成死骨，可累及周围软组织发生干酪样坏死和结核性"脓肿"，由于局部无红、肿、热、痛，故有"冷脓肿"之称。病变穿破皮肤，可形成经久不愈的窦道。②增生型：此型较少见。在病变骨组织中形成大量结核性肉芽组织，病灶内的骨小梁渐被侵蚀、吸收、消失，后期病灶可被结缔组织包裹而静止。

2. 关节结核病（tuberculosis of the joint）　多继发于骨结核，常由骨骺或干骺端处干酪样坏死侵入关节软骨和滑膜所致。关节滑膜内有结核性肉芽组织形成，关节腔内有浆液、纤维素渗出。游离的纤维素互相碰撞可形成白色的圆形或卵圆形的结节，称为"关节鼠"。病变波及关节周围软组织，可引起关节肿胀，形成窦道。痊愈时，常导致关节强结节，称为直而失去运动功能。

（六）淋巴结结核病

淋巴结结核病（tuberculosis of the lymph node）常由肺门淋巴结结核沿淋巴道播散所致，也可来自口腔、咽喉部结核感染灶。多见于儿童和青年。淋巴结常成群受累，以颈部淋巴结结核（中医学称"瘰疬"）最常见，其次为支气管和肠系膜淋巴结结核。颈部淋巴结结核重者可致皮肤溃破，形成经久不愈的窦道，俗称"老鼠疮"。

消化系统包括消化管和消化腺两部分。消化管是由口腔、咽、食管、胃、肠和肛门组成的连续管道系统，消化管壁自内向外分成黏膜层、黏膜下层、肌层和浆膜层。消化腺包括涎腺、肝、胰及食管、胃、肠壁内的固有腺。消化系统是人体中易于发生疾病的部位，本章将着重介绍消化系统的一些常见病、多发病。

第一节　慢性胃炎

胃炎（gastritis）是胃黏膜的炎症性疾病，根据临床发病特点可分为急性胃炎和慢性胃炎两类。慢性胃炎（chronic gastritis）是胃黏膜的慢性非特异性炎症，临床十分常见，本节着重介绍慢性胃炎。

一、病因与发病机制

慢性胃炎的病因及发病机制较复杂，迄今尚未完全明了，与以下几方面因素有关：①幽门螺杆菌（helicobacter pylori，Hp）感染；②长期慢性刺激：如喜食热烫、刺激性食物，吸烟，酗酒，滥用非甾体类抗炎药等；③含胆汁的十二指肠液反流对胃黏膜的破坏；④自身免疫性损伤。

二、分类与病理变化

根据胃镜和组织学病变的不同，可将慢性胃炎分为慢性非萎缩性胃炎、慢性萎缩性胃炎和特殊类型的胃炎，各类型慢性胃炎主要病理变化如下：

（一）慢性非萎缩性胃炎

慢性非萎缩性胃炎（chronic nonartophic gastritis），即慢性浅表性胃炎（chronic superficial gastritis），又称慢性单纯性胃炎，是胃黏膜最常见的病变之一，胃镜检出率高达20%～40%，病变多累及胃窦部。临床表现为上腹部坠胀、不适或疼痛、恶心等症状。胃镜下，病变呈多灶状或弥漫状，黏膜充血、水肿，可伴有点状出血和糜烂，表面可有灰黄或灰白色黏液性渗出物覆盖。光镜下，黏膜上皮坏死、脱落，黏膜浅层固有层炎细胞浸润，以淋巴细胞、浆细胞为主，有时可见少量嗜酸性粒细胞和中性粒细胞。间质水肿，血管扩张充血。固有层腺体保持完整无萎缩是其特点。

该型胃炎经治疗或合理饮食大多可痊愈，少数转变为慢性萎缩性胃炎。

时断端神经纤维呈小球状增生（创伤性神经瘤），这可能是溃疡病疼痛的主要原因之一。

（二）临床病理联系

上腹部出现周期性和节律性疼痛是溃疡病的主要临床特征。可呈钝痛、烧灼痛或饥饿样痛，主要是由于溃疡病胃液中胃酸刺激溃疡局部神经末梢所致。剧痛常提示穿孔。胃溃疡的疼痛多出现在餐后半小时至两小时内，下次餐前消失，这与进食后刺激胃酸分泌增多有关。十二指肠溃疡常表现为空腹痛、饥饿痛或夜间痛，进餐后缓解，这与迷走神经兴奋性增高，刺激胃酸分泌增多有关。反酸、嗳气与胃幽门括约肌痉挛，胃逆蠕动，以及早期幽门狭窄，胃内容物排空受阻，滞留在胃内的食物发酵等因素有关。

三、结局及并发症

1. 愈合 如果溃疡不再继续发展，表层渗出物和坏死组织被吸收、排出，被破坏的肌层不能再生，由肉芽组织增生填充，发生纤维性修复。同时，周围黏膜上皮再生，覆盖表面而愈合。

2. 并发症

（1）出血 为最常见的并发症，约有 1/3 的患者发生。轻者因溃疡底部毛细血管破裂，溃疡面有少量出血，患者可有大便潜血试验阳性。若溃疡底部大血管被侵蚀破裂则可发生大出血，患者出现呕血及柏油样便，严重者可发生失血性休克。

（2）穿孔 约见于 5% 的患者。穿孔易发生在肠壁较薄的十二指肠溃疡。穿孔后胃肠内容物漏入腹腔引起急性弥漫性腹膜炎，患者可出现剧烈腹痛，甚至休克。如穿孔前已与周围组织粘连，可形成局限性腹膜炎。

（3）幽门狭窄 约见于 3% 的患者。长期的溃疡病变易形成大量瘢痕。由于瘢痕收缩可引起幽门狭窄，临床上患者主要症状为反复呕吐，严重者可致代谢性碱中毒。

（4）癌变 约有 1% 的胃溃疡发生癌变，多发生在病程较长、经久不愈的患者。十二指肠溃疡几乎不发生癌变。

第三节 病毒性肝炎

病毒性肝炎（viral hepatitis）是由肝炎病毒引起的以肝实质细胞变质为主要病变的炎症，是一种常见的传染病。病毒性肝炎发病率高，各年龄段均可罹患，世界各地均有发生和流行。临床上，患者以食欲减退、上腹部不适、肝区疼痛、乏力为主要表现。部分患者可有黄疸、发热，伴有肝功能损害。有些病例最终可发展为肝硬化、肝癌。

一、病因与发病机制

目前已知的肝炎病毒有甲型（HAV）、乙型（HBV）、丙型（HCV）、丁型（HDV）、戊型（HEV）、庚型（HGV）六型，分别引起相应类型的肝炎。

HAV 属于 RNA 病毒，粪-口途径为主要传播途径，由污染的水源、食物、餐具等进入消化道。潜伏期为 2～6 周。HAV 不会引起慢性肝炎或病毒携带状态，很少导致重型肝炎，死亡率仅为 0.1%。

HBV 属于 DNA 病毒，主要通过血液、血液污染的物品、吸毒或密切接触传播。潜伏期为 4～26 周。乙型肝炎病程一般较长，部分可转为慢性，与肝硬化、肝癌的关系密切，预后较差。

HCV、HDV、HGV 经血液传播，HEV 经消化道传播。

病毒性肝炎的发病机制比较复杂，各型肝炎病毒引起肝细胞损伤的机制尚未完全阐明。将乙型肝炎的发病机制简述如下：HBV 感染机体进入肝细胞后，病毒基因组在肝细胞核内复制、转录、合成病毒的核心成分，然后转运至肝细胞胞质，与胞质内合成的表面抗原蛋白（HBsAg）外壳部分装配形成病毒颗粒，再以"发芽"形式释放到肝细胞外。此时，感染的肝细胞膜上留有 HBsAg 成分，同时将一部分肝细胞膜成分装配到 HBsAg 中去，但并不造成肝细胞损伤。病毒入血后，刺激机体免疫系统，产生细胞免疫和体液免疫。主要由 CD8$^+$ T 细胞、NK 细胞和抗体依赖性细胞介导的细胞毒作用（ADCC），杀灭血中的病毒；同时也对病毒感染过的肝细胞（膜上含有病毒抗原成分）进行攻击，使肝细胞遭受损伤。

病毒性肝炎肝脏的病变程度不仅与感染病毒的数量多少、毒力大小有关，还与机体的免疫反应强弱有关：①免疫功能正常的机体，如感染的病毒数量较少、毒力较弱，受感染和损伤的肝细胞较少，则发生急性普通型肝炎；②免疫功能过强的机体，如感染的病毒数量多、毒力强，受感染和损伤的肝细胞多而且严重，则发生急性重型肝炎；③免疫功能低下的机体，免疫反应只能将一部分病毒杀灭，残留的病毒可反复复制和感染肝细胞，造成肝脏持续性损伤而成为慢性肝炎；④免疫功能缺陷的机体，由于感染病毒后不引起相应的免疫反应，病毒在肝细胞内持续复制，机体既不清除病毒也不损伤肝细胞，则成为无症状的病毒携带者。

二、基本病理变化

各型病毒性肝炎的病理变化基本相同，都是以肝实质细胞变质为主的弥漫性炎症，同时伴有不同程度的炎细胞浸润、间质纤维组织增生及肝细胞再生。

（一）变质性改变

1. 细胞水肿 是病毒性肝炎最常见的病变，是由于肝细胞受损后细胞内水分较正常增多所致，病变轻重不等。光镜下，轻者，肝细胞仅表现为胞质淡染、半透明的胞质疏松化；重者，肝细胞则胀大呈球形，胞质几乎完全透明，称为气球样变性。电镜下，可见胞质基质变淡，内质网扩张成囊泡状，核蛋白颗粒脱落，线粒体肿胀、嵴消失。这种病变一般都可恢复，少数细胞进一步可发展为溶解坏死。

2. 嗜酸性变和嗜酸性小体 一般累及单个或几个肝细胞，散在于肝小叶内。光镜下，肝细胞胞质浓缩，嗜酸性染色增强，呈均匀伊红染色，称为嗜酸性变。嗜酸性变进一步发展，胞质更加浓缩，胞核也浓缩以至消失，整个细胞成为均匀伊红染色的球形小体，称嗜酸性小体（acidophilic body）或凋亡小体。嗜酸性小体可存在于肝板中，也可游离至 Disse 腔或肝窦中，还可被 Kupffer 细胞吞噬。

3. 溶解性坏死 由气球样变性的肝细胞进一步发展而来。根据肝细胞坏死的范围、分布特点及坏死灶的形态，可分为以下四种。

（1）点状坏死（spotty necrosis） 肝小叶内散在的灶状肝细胞坏死。每个坏死灶仅累及一个或几个肝细胞，同时伴有炎细胞浸润。常见于急性普通型肝炎。

（2）碎片状坏死（piecemeal necrosis） 发生在肝小叶周边界板处的小片状肝细胞坏死，使小叶周边出现缺损，淋巴细胞和浆细胞浸润至小叶内。常见于慢性肝炎。

（3）桥接坏死（bridging necrosis） 是指位于两个小叶中央静脉之间、两个门管区之间或小叶中央静脉与门管区之间的呈桥状连接的融合性肝细胞坏死带。坏死处伴有炎细胞浸润、肝细胞不规则再生及纤维组织增生，后期增生的纤维组织发展为纤维间隔而分割肝小叶。常见于中、重度慢性肝炎。

（4）亚大块坏死（submassive necrosis）和大块坏死（massive necrosis）　亚大块坏死是指累及几个肝小叶的全部或大部分的肝细胞融合性坏死，常见于亚急性重型肝炎。大块坏死是指大部分肝组织的大片融合性坏死，由于坏死范围广，正常肝组织结构塌陷而不能辨认，伴有大量炎细胞浸润及门管区集中现象，常见于急性重型肝炎。

4. 毛玻璃样肝细胞　见于乙肝病毒携带者和慢性肝炎患者的肝组织。光镜下，HE染色可见肝细胞胞质中充满淡伊红色细颗粒状物质，呈不透明、毛玻璃样，故称为毛玻璃样肝细胞。电镜下，可见大量线状或小管状的HBsAg沉积在滑面内质网内。

（二）渗出性改变

在肝小叶坏死灶或门管区中，有淋巴细胞、巨噬细胞为主的炎细胞浸润，有时也可见少量浆细胞和中性粒细胞。

（三）增生性改变

1. Kupffer细胞增生　Kupffer细胞数量增多、呈梭形或多角形，突出于窦壁，并可脱落进入窦内，成为游走的吞噬细胞，胞质内常含有被吞噬的色素颗粒或坏死细胞碎片。

2. 肝星形细胞（hepatic stellate cell）和成纤维细胞增生　肝炎时，肝星形细胞可分化为肌成纤维细胞，间叶细胞和静止的纤维细胞被激活转变为成纤维细胞，合成并分泌胶原纤维，参与损伤肝组织的修复。如肝组织反复受损或大片坏死，纤维组织可大量增生，将肝小叶分割，逐渐发展成肝硬化。

3. 肝细胞再生　坏死灶周围的肝细胞通过再生进行修复，在肝炎恢复期或慢性阶段更为明显。再生的肝细胞体积较大，核大而染色较深，有时可见双核，胞质略呈嗜碱性。如坏死轻微，通过再生修复，可使肝小叶结构恢复正常。如坏死严重，坏死灶内网状支架塌陷，则再生的肝细胞排列紊乱，呈结节状。

4. 小胆管增生　病程较长者，门管区可见小胆管上皮细胞增生。

三、临床病理类型

按病变轻重和病程长短，可将病毒性肝炎分为以下几种临床病理类型。

（一）急性（普通型）肝炎

此型最为常见。临床上根据有无黄疸，又分为黄疸型和无黄疸型两种，我国以无黄疸型肝炎居多。黄疸型肝炎多由甲型、丁型、戊型肝炎病毒引起，病变略重，但病程较短，预后较好。无黄疸型多由乙型肝炎病毒引起，部分为丙型肝炎病毒引起。

1. 病理变化　肉眼观，肝脏体积增大，包膜紧张，质地较软，表面轻度充血，颜色变红。光镜下，病变特点为肝细胞广泛变性、轻微坏死。变性以肝细胞水肿为主，可见胞质疏松化和气球样变。由于肝细胞肿胀、排列紊乱，致肝窦受压变窄。坏死表现为肝小叶内散在的点状坏死灶，偶见嗜酸性变和嗜酸性小体。坏死灶内、被膜下、门管区有以淋巴细胞为主的炎细胞浸润。坏死灶中有时可见到再生的肝细胞。由于肝板网状纤维支架尚未塌陷，故再生的肝细胞可完全恢复原来的结构和功能。肝窦壁Kupffer细胞明显增生（图9-2）。黄疸型者肝细胞坏死稍重，毛细胆管管腔中有淤胆和胆栓形成。

2. 临床病理联系　由于肝细胞弥漫性水肿，使肝脏体积增大，包膜紧张，故临床表现为肝脏肿大、肝区疼痛或压痛。由于肝细胞肿胀压迫肝窦，造成门静脉循环障碍，使胃肠道淤血、水肿，致使患者出现腹胀、食欲不振等消化道功能紊乱的症状。由于肝细胞坏死，细胞内的酶释入血中，故血清丙氨酸氨基转移酶（ALT）和天门冬氨酸氨基转移酶（AST）升高，同时还可引起多种肝功能异常。由于肝细胞受损，胆红素的摄取、结合和分泌障碍，以及毛细胆管受压或胆栓阻塞等，使血液内胆红素增高，严重者出现黄疸。

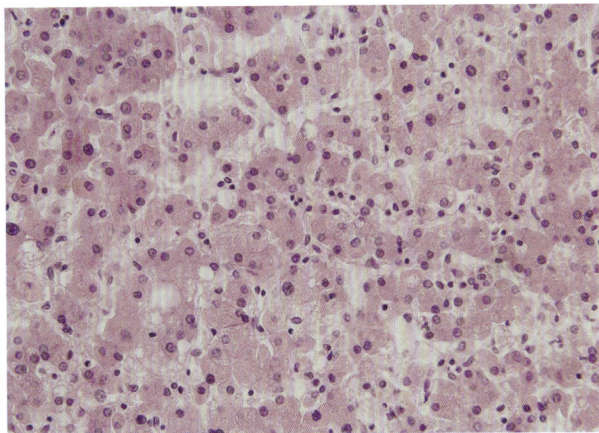
图 9-2　急性（普通型）肝炎
肝细胞水肿，可见点状坏死

3. 结局　大多数病例在半年内逐渐恢复。点状坏死的肝细胞可完全再生修复。部分病例（多为乙型、丙型肝炎）恢复较慢，需半年到一年，少数病例（乙型肝炎有 5%～10%，丙型肝炎约有 70%）可发展为慢性肝炎。

（二）慢性（普通型）肝炎

病程持续半年以上者称为慢性肝炎。临床上可有相应的症状、体征和肝功能检查异常，也可以无明显临床症状，仅有肝组织的坏死和炎症。按炎症活动度、肝细胞坏死和纤维化程度，将慢性肝炎划分为轻、中、重度三型。

1. 轻度慢性肝炎　肝小叶结构完整，主要为点状坏死，偶见轻度碎片状坏死。门管区可见慢性炎细胞浸润，周围纤维组织增生。

2. 中度慢性肝炎　肝细胞坏死明显，主要为中度碎片状坏死及桥接坏死。肝小叶内可见纤维间隔形成，但大部分小叶结构仍保存。

3. 重度慢性肝炎　肝细胞广泛坏死，主要为重度碎片状坏死和大范围的桥接坏死。坏死区肝细胞不规则再生，肝小叶边缘与肝小叶内的坏死区之间形成纤维条索。纤维间隔分割肝小叶结构，导致小叶结构紊乱，晚期可形成假小叶。肉眼观，肝表面呈颗粒状，质地较硬。重度慢性肝炎有时出现大片新的肝细胞坏死，可发展为重型肝炎。

（三）重型肝炎

此型较少见，根据起病缓急及病变程度，又分为急性重型肝炎和亚急性重型肝炎两种。

1. 急性重型肝炎　起病急骤，病变发展迅猛，病情凶险，患者多在 10 余天内死于肝功能衰竭、消化道大出血、急性肾功能衰竭等，又称暴发型肝炎。如能度过急性期，则可发展为亚急性重型肝炎。

肉眼观，肝体积明显缩小，尤以左叶为甚，重量减轻至 600～800g，包膜皱缩，质地柔软。切面呈黄褐色或红褐色，故又称急性黄色肝萎缩或急性红色肝萎缩。光镜下，肝细胞弥漫性大块坏死是其主要特点，坏死面积达到肝实质的 2/3。坏死自各小叶中心开始，迅速向四周扩展，仅小叶周边部有少量变性的肝细胞残留。坏死区毗连成片，仅留下网状纤维支架，并进一步发生塌陷。肝窦明显扩张、充血，甚至出血。门管区及肝小叶内有大量淋巴细胞和巨噬细胞浸润。

Kupffer 细胞增生肥大，吞噬有大量细胞碎屑和色素。残留的肝细胞和小胆管再生现象一般很少出现（图 9-3）。

由于大量肝细胞的迅速溶解坏死，可导致肝功能衰竭。胆红素大量入血引起肝细胞性黄疸，凝血因子合成障碍导致明显的出血倾向，肝解毒功能障碍，导致肝性脑病。此外，由于胆红素代谢障碍及血液循环障碍等，还可引发肾功能衰竭，形成肝肾综合征（hepatorenal syndrome）。

2. 亚急性重型肝炎　多由急性重型肝炎迁延而来，或起始病变就比较缓和而呈亚急性经过，亦可由普通型肝炎恶化而来。本型病情稍缓，病程可达一至数月。多数患者会发生肝功能衰竭或发展为坏死后性肝硬化，但如能及时治疗，部分患者也有停止发展和临床治愈的可能。

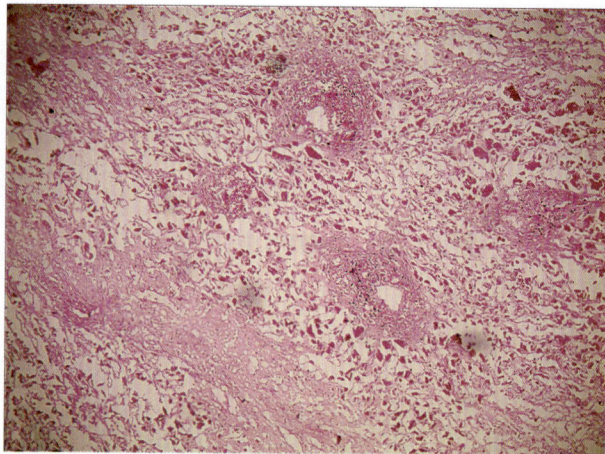

图 9-3　急性重型肝炎
肝细胞大块坏死，网状纤维支架塌陷

肉眼观，肝脏缩小程度比急性重型肝炎轻，包膜皱缩，质地略硬，表面高低不平，切面因胆汁淤积而呈黄绿色，可见坏死组织中有散在的岛屿状的肝细胞再生结节，称亚急性黄色肝萎缩。光镜下，既有肝细胞亚大块坏死，又有肝细胞结节状再生。由于坏死区网状纤维支架塌陷和胶原化，致使再生的肝细胞失去原有的依托呈不规则的结节状，丧失了原有小叶的结构。坏死区可见大量炎细胞浸润和明显的结缔组织增生，小叶周边部小胆管增生并可有胆汁淤积形成胆栓。

第四节　肝硬化

肝硬化（liver cirrhosis）是一种常见的慢性进行性肝脏疾病，可由多种原因引起。由于肝细胞长期受损，不断发生弥漫性变性、坏死，继而出现纤维组织增生和肝细胞结节状再生，三者反复交替进行，致使肝小叶结构破坏和血液循环途径改建，肝脏体积缩小，质地变硬，表面和切面均呈结节状，称为肝硬化。肝硬化早期，临床症状不明显，后期可有肝功能障碍和不同程度的门静脉高压症。

按其病因，肝硬化可分为肝炎后性、酒精性、胆汁性、淤血性、寄生虫性肝硬化；按形态可分为小结节型、大结节型、大小结节混合型及不全分割型肝硬化。目前我国常用的是结合病因、病变特点和临床表现的综合分类法，可分为门脉性、坏死后性、胆汁性、淤血性、寄生虫性和色素性肝硬化等。除坏死后性肝硬化相当于大结节及大小结节混合型外，其余均相当于小结节型。其中，门脉性肝硬化最常见，其次为坏死后性肝硬化，其他类型较少见。本节主要阐述门脉性肝硬化（portal cirrhosis）。

一、病因与发病机制

门脉性肝硬化的病因及发病机制还不十分清楚。一般认为是多种因素共同作用的结果。

1. 病毒性肝炎　慢性病毒性肝炎，尤其是乙型和丙型肝炎，是我国门脉性肝硬化的主要原因。不少门脉性肝硬化患者都有病毒性肝炎病史，约 3/4 肝硬化患者 HBsAg 阳性。

2. 慢性酒精中毒　长期酗酒是引起门脉性肝硬化的重要原因之一。乙醇在肝内氧化成乙醛，可与磷脂、5- 羟色胺、多巴胺、氨基酸残基等结合，使蛋白质解聚或改变细胞膜表面的抗原性，影响肝细胞膜的性状。乙醛在肝内进一步氧化成乙酸时不断将辅酶 I（NAD）转变为还原型辅酶 I（NADH），过多的 NADH 能抑制三羧酸循环，使肝细胞内脂肪酸的 β- 氧化能力降低，脂肪酸在肝细胞内堆积，引起肝细胞脂肪变性。乙醇氧化时耗氧量增加，小叶中央区的肝细胞严重缺氧，易发生坏死和纤维组织增生。酗酒者常伴有慢性胃炎，酒后食物摄入减少、消化不良等因素，可导致营养不良，促进肝硬化的发生。

3. 营养缺乏　若食物中长期缺乏蛋氨酸、胆碱等组成脂蛋白的营养物质，使脂蛋白生成障碍，不能将肝细胞内的脂肪酸及时运出而形成脂肪肝，则进一步使肝细胞破坏和纤维化。

4. 化学毒物　长期接触能引起肝细胞损伤的化学毒物，如四氯化碳、黄曲霉素、砷、黄磷等，可引起肝硬化。

在上述各种因素的作用下，可引起肝细胞变性、坏死及炎症反应，继发胶原纤维增生和肝细胞结节状再生。大量增生的胶原纤维的来源是：①成纤维细胞和星状细胞增生并分泌胶原纤维；②局部网状纤维支架塌陷，网状纤维集聚融合，进一步胶原化。由于肝小叶网状纤维支架被严重破坏，再生的肝细胞不能沿原有支架排列，常排列成不规则的结节状。小叶中央区和门管区等处的纤维组织不断增加、延伸，最后相互连接成纤维间隔，重新包绕原有的或再生的肝细胞形成假小叶。使原有的肝小叶结构破坏，肝内血液循环途径被改建而形成肝硬化。

二、病理变化

肉眼观，早期和中期肝脏体积正常或稍增大，质地稍实。晚期肝脏体积缩小，重量减轻，常在 1000g 以下，质地变硬，包膜增厚。表面与切面满布黄褐色圆形或椭圆形小结节，结节大小较一致，直径 0.1～0.5cm，很少超过 1cm。结节周围有灰白色的纤维组织包绕（图 9-4）。

光镜下，正常的肝小叶结构被破坏，广泛增生的纤维组织将原来的肝小叶分隔包绕成大小不等、圆形或椭圆形的肝细胞团，称为假小叶（pseudolobule）。假小叶中肝板排列紊乱，可见脂肪变性、坏死的肝细胞，还有体积较大、核大深染、常有双核的再生肝细胞。小叶中央静脉缺如、偏位或有两个以上，有时门管区也被包绕在假小叶内。假小叶周围的纤维间隔一般较薄且宽窄比较一致，间隔中有不同程度的淋巴细胞、单核细胞浸润（图 9-5）。也可见小胆管增生，部分小胆管常因受压而出现胆汁淤积现象。

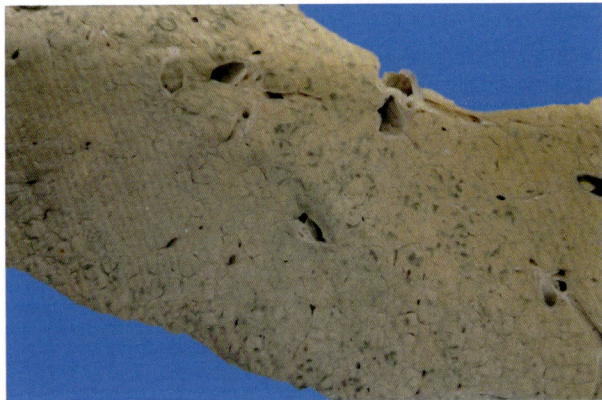

图 9-4　门脉性肝硬化
切面见大小不等的结节

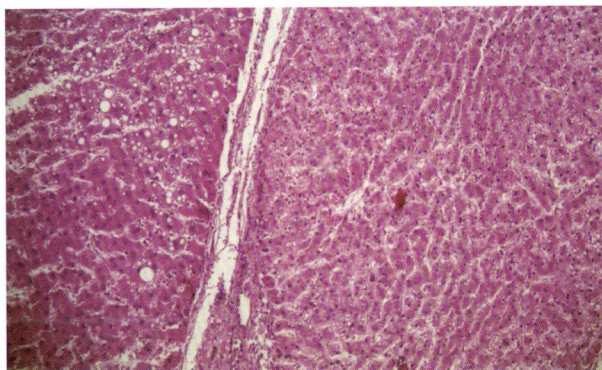

图 9-5　门脉性肝硬化
假小叶中肝细胞发生脂肪变性，间质结缔组织增多

三、临床病理联系

（一）门静脉高压症

当门静脉血流受阻、血液淤滞或肝血流量增加，引起门脉系统压力增高，并出现一系列临床症状和体征，称为门静脉高压症（portal hypertension）。

1. 发生机制　主要是由于肝脏正常结构被破坏，肝内血液循环被改建所致。①假小叶压迫小叶下静脉，使肝窦内血液流出受阻而窦内压力增高，致门静脉压力增高（窦后阻塞）；②肝内广泛的结缔组织增生，中央静脉纤维化和肝窦周围纤维化使部分肝窦闭塞，门静脉血液回流受阻而压力升高（窦内阻塞）；③肝动脉和门静脉之间形成异常吻合支，压力较高的肝动脉血经吻合支流入门静脉，使门静脉压力增高（窦前阻塞）。

2. 临床表现　门静脉压升高后，胃、肠、脾等器官的静脉血回流受阻。晚期因失代偿，患者常出现以下临床症状和体征：

（1）脾肿大（splenomegaly）　由于脾静脉回流受阻而使脾脏淤血肿大。肉眼观，脾重量可增加到 400～500g，质地变硬，包膜增厚，切面呈红褐色。光镜下，脾窦扩张，窦内皮细胞增生，脾小体萎缩。红髓内有含铁血黄素沉着及纤维组织增生，形成黄褐色的含铁结节。患者常有白细胞、血小板减少和贫血等脾功能亢进的表现。

（2）胃肠道淤血　由于门静脉压力升高，胃肠道静脉回流受阻而淤血，胃肠壁组织水肿，消化吸收功能低下，患者出现食欲不振、消化不良等症状。

（3）腹水（ascites）　见于肝硬化晚期，腹腔内积聚大量淡黄色澄清含有微量蛋白的漏出液。腹水的出现，提示肝硬化预后不佳。

肝硬化时腹水形成的主要机制是：①门静脉压力升高，使门静脉系统的毛细血管流体静压升高，管壁通透性增大，液体漏入腹腔。②肝窦内压力增高，肝淋巴液增多，超过胸导管的回流能力，使淋巴液经肝表面漏入腹腔。③白蛋白合成功能降低，造成低蛋白血症，使血浆胶体渗透压降低。④醛固酮、抗利尿激素在肝内灭活减少；腹水形成后使有效循环血量降低，反射性地使醛固酮、抗利尿激素生成增多，以致水、钠潴留。

（4）侧支循环（collateral circulation）形成　门静脉压力升高后，门静脉与腔静脉间的吻合支呈代偿性扩张，使门静脉血绕过肝脏经吻合支进入右心，形成侧支循环。主要的侧支循环通路及并发症如下。

①经胃冠状静脉→食管下端静脉丛→奇静脉→上腔静脉

可引起食管下端静脉丛曲张。曲张的静脉可破裂出血导致致命性上消化道大出血，是肝硬化患者常见死因之一。

②经肠系膜下静脉→直肠上静脉→直肠静脉丛→直肠下静脉→髂内静脉→髂总静脉→下腔静脉

可引起直肠静脉丛曲张而形成痔，破裂时发生便血。长期便血可引起贫血。

③经肝圆韧带中的附脐静脉→脐周静脉丛 ⤢ 腹壁上静脉→胸廓内静脉→上腔静脉 ⤥ 腹壁下静脉→髂外静脉→下腔静脉

可引起胸、腹壁浅静脉及脐周静脉丛曲张。脐周静脉丛曲张突起，形成"海蛇头"（caput medusae）现象。

（二）肝功能不全

由于肝细胞长期反复破坏使肝细胞数量减少，导致肝功能不全，引起的临床表现如下。

1. 对激素的灭活作用减弱　由于肝脏对雌激素的灭活作用减弱，导致雌激素水平升高，患者体表的小动脉末梢扩张形成蜘蛛状血管痣（面部、颈部、上胸部）和肝掌（手掌大、小鱼际处呈鲜红色，加压后退色）。此外，男性患者可出现睾丸萎缩、乳腺发育，女性患者出现月经不调、不孕等。

2. 出血倾向　患者有鼻衄、牙龈出血、黏膜出血及皮下瘀斑等。主要由于肝脏合成凝血酶原和凝血因子减少，以及脾肿大后脾功能亢进，血小板破坏过多所致。

3. 胆色素代谢障碍　因肝细胞坏死及肝内胆管胆汁淤积而出现肝细胞性黄疸，多见于肝硬化晚期。

4. 蛋白质合成障碍　肝细胞受损后，合成白蛋白的功能降低，使血浆白蛋白含量减少。同时，由于免疫系统受刺激，合成球蛋白增多，故出现血浆白蛋白和球蛋白比值降低或倒置。

5. 肝性脑病　由于肝功能衰竭，肝脏解毒功能障碍，大量毒性代谢产物在体内蓄积，是导致肝硬化患者死亡的重要原因之一。

四、结局

肝硬化早期和中期，经过积极治疗，肝脏可恢复正常或停止发展，但肝内已形成的结构很难逆转。肝硬化晚期，由于肝功能衰竭，患者可因肝性脑病、食道下端静脉丛曲张破裂致大量出血、合并肝癌或继发感染而死亡。

泌尿系统由肾脏、输尿管、膀胱和尿道四部分组成，肾脏是泌尿系统中最重要的器官。肾脏的主要功能为：①排泄体内的代谢废物。②调节机体水和电解质的含量。③维持酸碱平衡。④具有内分泌功能，如产生促红细胞生成素、肾素和 1,25- 二羟维生素 D_3 等。

肾脏的结构复杂，是其完成多种生理功能的基础。肾脏的实质由肾单位（nephron）和集合管构成，二者共同完成肾脏的泌尿活动。肾单位是肾脏结构与功能的基本单位，每个肾脏约有 100 万个肾单位。肾单位由肾小体和与之相连的肾小管构成，而肾小体由肾小球和肾小囊构成（图 10-1）。

肾小球是由入球小动脉形成 5～8 个初级分支，每个初级分支再分出数个分支，形成 20～40 个盘曲成球的毛细血管祥（毛细血管球）。系膜细胞和基质共同构成球内系膜。入球小动脉的初级分支及其所属分支以球内系膜为中轴形成血管球的小叶（节段）。各小叶的毛细血管汇合成出球小动脉。有孔的毛细血管内皮、基膜和肾小囊的脏层上皮细胞（足细胞）构成滤过屏障（滤过膜），不同物质通过滤过膜的能力取决于滤过物质分子的大小及其所带电荷。

泌尿系统疾病包括肾脏、输尿管、膀胱和尿道的病变，其病变类型包括炎症、肿瘤、尿路梗阻、肾血管疾病、代谢性疾病和先天性畸形等。根据病变累及的主要部位不同，肾脏疾病被分为肾小球疾病、肾小管疾病、肾间质疾病和血管性疾病等。本章主要介绍肾小球肾炎和肾盂肾炎。

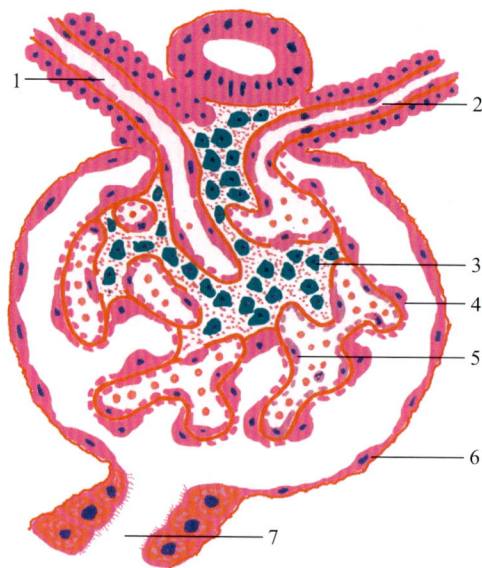

图 10-1　肾小体模式图
1. 入球动脉；2. 出球动脉；3. 系膜细胞；
4. 脏层上皮细胞；5. 内皮细胞；6. 壁层上皮细胞；
7. 近曲小管上皮细胞

第一节　肾小球肾炎

肾小球肾炎（glomerulonephritis）也被称为肾小球疾病（glomerular disease），是一组以肾小球损害为主的超敏反应性疾病，简称肾炎。其主要临床表现为蛋白尿、血尿、水肿和高血压。肾小球肾炎一般可分为原发性肾小球肾炎（primary glomerulonephritis）和继发性肾小球肾炎（secondary glomerulonephritis）两类。原发性肾小球肾炎是原发于肾脏的独立性疾病，肾脏为唯一或主要受累的器官。继发性肾小球肾炎是继发于其他疾病或作为全身性疾病的一部分，如狼疮性肾炎、糖尿病肾病和紫癜性肾炎等。本节主要讨论原发性肾小球肾炎。

一、病因和发病机制

肾小球肾炎的确切病因和发病机制尚未完全阐明。大量临床观察和实验研究表明，大部分肾小球肾炎是Ⅱ型超敏反应和/或Ⅲ型超敏反应的结果。

（一）抗原

引起肾小球肾炎的抗原种类繁多，根据来源不同可分为两大类。

1. 内源性抗原　包括肾小球性抗原（肾小球基膜抗原、足细胞的足突抗原、内皮细胞和系膜细胞膜抗原等）和非肾小球抗原（核抗原、甲状腺球蛋白、免疫球蛋白、肿瘤抗原、补体和DNA 等）。

2. 外源性抗原　包括各种生物病原体（如细菌、病毒、真菌和寄生虫等）、药物、异体血清和类毒素等。

（二）发病机制

抗原 – 抗体复合物沉积是引起肾小球损伤的主要原因，主要通过循环免疫复合物沉积（circulating immune complex deposition）和原位免疫复合物沉积（in situ immune complex deposition）两种方式引起肾小球肾炎。

1. 循环免疫复合物沉积　内源性或外源性非肾小球性抗原刺激机体产生相应的抗体，抗体与抗原在血液循环中形成抗原 – 抗体复合物，复合物通过肾小球滤过膜时沉积于肾小球内，在补体等参与下，引起肾小球损伤。在血液循环中，各种免疫复合物是否在肾小球内沉积并引起肾小球肾炎，主要取决于免疫复合物的大小、溶解度和携带电荷的种类等。免疫复合物沉积的部位与携带电荷的种类有关，带大量阳离子的抗原 – 抗体复合物常沉积于上皮下，带大量阴离子的抗原 – 抗体复合物不易通过肾小球的基膜而常沉积于内皮下，电荷中性的抗原 – 抗体复合物常沉积于系膜区（图 10-2）。

2. 原位免疫复合物沉积　指抗体与肾小球内固有的抗原或经血液循环植入的非肾性抗原在肾小球直接形成抗原 – 抗体复合物，引起肾小球损伤。抗原的性质不同，所引起的肾炎类型也不相同，抗原主要有以下三种。

（1）肾小球基膜抗原　在感染或某些因素作用下，肾小球基膜的结构发生改变，作为自身抗原刺激机体产生相应的抗体；或某些生物病原体与肾小球基膜有共同的抗原性，刺激机体产生的抗体与肾小球基膜起交叉免疫反应。此种免疫复合物沉积所引起的肾小球肾炎被称为抗肾小球基膜性肾炎。

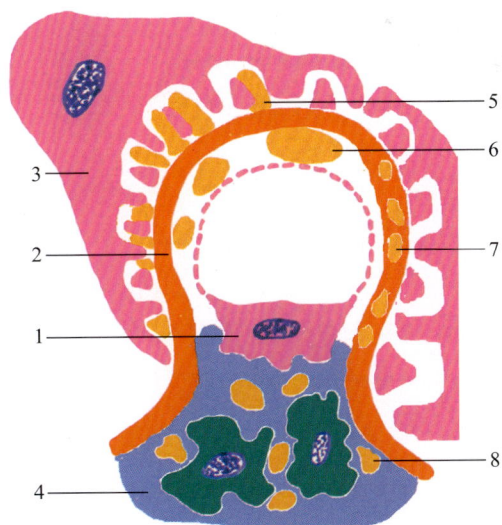

图 10-2　抗原 – 抗体复合物沉积部位模式图
1. 内皮细胞；2. 基膜；3. 脏层上皮细胞；4. 系膜区；5. 上皮下抗原 – 抗体复合物沉积；6. 内皮下抗原 – 抗体复合物沉积；7. 基膜内抗原 – 抗体复合物沉积；8. 系膜区抗原 – 抗体复合物沉积

（2）植入性抗原   一些内源性和外源性非肾性抗原首先与肾小球内的成分结合，形成植入性抗原，刺激机体产生相应的抗体，抗体与植入性抗原在肾小球原位结合形成抗原-抗体复合物，引起肾小球损伤。

（3）其他肾小球抗原   动物实验证实，肾小管上皮细胞的刷状缘抗原与肾小球足细胞抗原具有共同的抗原性，前者刺激机体产生的抗体与足细胞发生交叉免疫反应，形成免疫复合物，如大鼠的 Heymann 肾炎。

研究表明，某些肾小球肾炎的发生、发展与细胞免疫密切相关。在人类和实验动物的肾小球肾炎中，均可在一些肾小球内见到被激活的淋巴细胞和巨噬细胞，这些细胞的产物在一些类型肾小球肾炎的发生与进展中起着重要作用。

二、肾小球肾炎的分类

肾小球肾炎的分类比较复杂。临床上，一般把原发性肾小球肾炎分为急性肾小球肾炎、急进性肾小球肾炎、慢性肾小球肾炎、无症状性血尿或蛋白尿和肾病综合征五类。

近年来，随着肾脏病理学的进展，对肾小球肾炎的病理学分类已趋向一致。原发性肾小球肾炎的病理形态学分类依据主要为光学显微镜检查、免疫荧光或免疫组织化学检查及电子显微镜检查等的综合所见。

肾小球肾炎的病理类型与临床表现密切相关，不同的病变可引起相同的临床表现，而同一病理类型的病变也可引起不同的症状和体征。原发性肾小球肾炎的病理学分类与主要临床表现见表10-1。

表 10-1   原发性肾小球肾炎的病理学分类与主要临床表现

病理学分类	主要临床表现
急性弥漫增生性肾小球肾炎	急性肾炎综合征
新月体性肾小球肾炎	快速进行性肾炎综合征
膜性肾小球病	肾病综合征
膜性增生性肾小球肾炎	肾病综合征、无症状性蛋白尿、慢性肾炎综合征
微小病变性肾小球肾炎	肾病综合征
局灶性/节段性肾小球硬化	肾病综合征或明显蛋白尿
系膜增生性肾小球肾炎	肾病综合征、无症状性血尿或蛋白尿
IgA 肾病	无症状性血尿或蛋白尿，少数急性肾炎综合征或肾病综合征
慢性硬化性肾小球肾炎	慢性肾炎综合征

三、常见肾小球肾炎的类型

（一）毛细血管内增生性肾小球肾炎

毛细血管内增生性肾小球肾炎（endocapillary proliferative glomerulonephritis）又称为急性弥漫增生性肾小球肾炎（acute diffuse proliferative glomerulonephritis），多见于儿童和青少年。其病变特点为肾小球毛细血管内皮细胞和系膜细胞增生、肿胀，伴有中性粒细胞和巨噬细胞浸润。多数病例与感染有关，又称为感染后肾小球肾炎（postinfectious glomerulonephritis），其中多数病例有扁桃体炎、咽喉炎等链球菌感染的病史，故又有链球菌感染后肾小球肾炎（poststreptococcal glomerulonephritis）之称；少数感染其他生物病原体者则被称为非链球菌感染性肾小球肾炎（non-streptococcal glomerulonephritis）。临床上，本病起病急骤，主要为血尿、蛋白尿、少尿、水肿和高血压等急性肾炎综合征的表现，预后良好。

1. 病理变化 肉眼观，双侧肾脏呈对称性轻、中度肿大，包膜紧张，表面光滑，因充血而色红，称之为大红肾。少数病例的肾脏表面可见散在粟粒大小的出血点，故又有蚤咬肾之称。肾脏切面可见皮质略增厚。

光镜下，病变呈弥漫性分布，累及双侧肾脏的绝大多数肾小球。肾小球毛细血管的内皮细胞和系膜细胞增生、肿胀，毛细血管腔狭窄甚至闭塞，中性粒细胞和单核细胞浸润，肾小球细胞数目增多，体积增大。肾小囊腔内可见渗出的纤维蛋白、中性粒细胞和漏出的红细胞（图 10-3）。部分病例以渗出为主，称为渗出性肾炎。严重者，毛细血管腔内有微血栓形成，毛细血管壁发生纤维素样坏死，毛细血管壁破裂、出血。肾小管上皮可发生细胞水肿、脂肪变性和玻璃样变性等；管腔内可见蛋白质、红细胞和中性粒细胞，并可见到透明管型、红细胞管型、白细胞管型和颗粒管型等。肾间质充血、水肿，有少量中性粒细胞和淋巴细胞浸润。

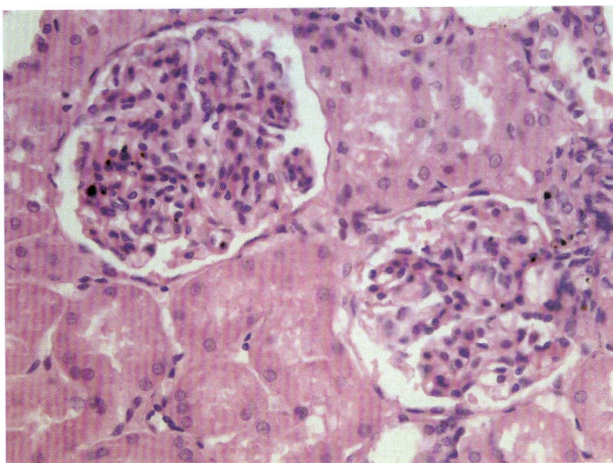

图 10-3 毛细血管内增生性肾小球肾炎
肾小球细胞数目增多，毛细血管腔狭窄

免疫荧光检查，肾小球基膜和系膜区有 IgG 和补体 C3 沉积，呈颗粒状分布。

电子显微镜检查，毛细血管基膜和足细胞之间有电子致密物质沉积，呈驼峰状或小丘状。

2. 临床病理联系 临床上，急性肾炎主要表现为急性肾炎综合征，即尿的变化（少尿、血尿、蛋白尿、管型尿）、水肿和高血压，血尿是最常见的症状等。

（1）尿的变化 表现为少尿或无尿、血尿、蛋白尿和管型尿。由于肾小球毛细血管内皮和系膜细胞增生、肿胀，使毛细血管腔狭窄甚至闭塞，导致肾小球滤过率明显下降，而肾小管的重吸收功能基本正常，引起少尿甚至无尿。因为肾小球滤过膜的损伤和通透性增大、血管壁纤维素样坏死，血浆蛋白和红细胞漏出至肾小囊腔内，随尿液排出，形成轻、中度蛋白尿和血尿，轻者表现为镜下血尿，严重者则出现肉眼血尿。漏出到肾小囊腔内的蛋白质、红细胞、白细胞和脱落的肾小管上皮细胞及细胞碎片等成分，在肾小管内随原尿的浓缩、凝集形成各种管型，随尿液排出体外，出现管型尿。

（2）水肿 本病患者临床上常出现轻、中度水肿，多由眼睑等疏松结缔组织丰富的部位开始，再蔓延至整个面部，严重者波及全身。水肿发生的主要机制为肾小球滤过率明显下降，引起钠、水潴留。此外，水肿的发生也与超敏反应引起的全身毛细血管壁通透性增加有关。

（3）高血压 本病患者常伴有轻、中度高血压。其发生与钠、水潴留引起的血容量增加有关。严重病例可出现心功能不全和高血压脑病。

3. 结局 本型肾小球肾炎的预后较好，95% 以上的患儿在数周至数月内可以完全恢复，不到1%的病例可发展为新月体性肾小球肾炎或慢性硬化性肾小球肾炎。成人患者预后较差，15%～50%的病例发展为慢性硬化性肾小球肾炎。

（二）新月体性肾小球肾炎

新月体性肾小球肾炎（crescentic glomerulonephritis）又称为快速进行性肾小球肾炎（rapidly progressive glomerulonephritis），多见于青年人与中年人。其病变特点为肾小囊的壁层上皮细胞增生，形成新月体（crescent）。因其主要病变发生于肾小球的毛细血管丛之外，故又称为毛细血管外增生性肾小球肾炎（extracapillary glomerulonephritis）。

1. 病理变化　肉眼观，双侧肾脏呈弥漫性肿大，色苍白，皮质表面可有出血点。切面可见肾皮质增厚，纹理模糊。

光镜下，本病的特征性病变为肾小囊内有广泛的新月体或环状体形成（一般为50%以上）。增生的肾小囊壁层上皮细胞和渗出的单核细胞在肾小囊腔内形成新月状或环状结构，称为新月体或环状体（图10-4）。病变早期，新月体内以细胞成分为主，构成新月体的主要成分为增生的肾小囊壁层上皮细胞，其间混有单核细胞、中性粒细胞和纤维蛋白，称为细胞性新月体。随着病变进展，新月体内逐渐发生纤维化，转变为纤维-细胞性新月体，最终形成纤维性新月体。新月体压迫肾小球的毛细血管丛，使之发生萎缩并与囊壁相连，导致肾小体发生纤维化与玻璃样变

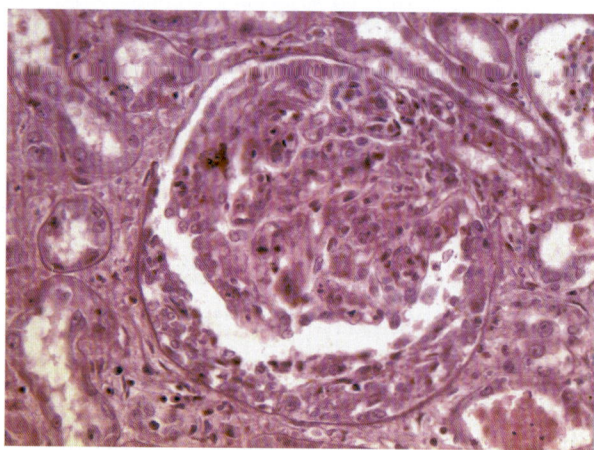

图10-4　新月体性肾小球肾炎
肾小囊腔内有细胞性新月体形成

性。病变肾小体所属的肾小管上皮细胞发生水肿和玻璃样变性，以后可发生萎缩甚至消失。肾间质出现水肿和炎细胞浸润，晚期发生纤维化。

2. 临床病理联系　主要表现为快速进行性肾炎综合征，起病急，进展快，肾功能急剧恶化。因大量新月体或环状体的形成，使病变肾小体的肾小囊腔闭塞，肾小球的滤过功能下降甚至丧失，患者出现少尿、无尿、严重的氮质血症甚至尿毒症，常伴有水、电解质和酸碱平衡紊乱。肾小球毛细血管坏死、基膜损伤和肾小囊腔内出血，使患者出现明显的蛋白尿和血尿。肾缺血使肾素-血管紧张素-醛固酮系统被激活，体内血管紧张素Ⅱ增多，再加上少尿引起的水、钠潴留等，患者出现高血压。

3. 结局　新月体性肾小球肾炎的病变严重，进展迅猛，预后极差。如不及时治疗，患者多于数周到数月内死于尿毒症。本病的预后与病变肾单位占肾单位总数的比例有关。形成新月体或环状体的肾单位所占比例低于80%者预后稍好。

（三）膜性肾小球病

膜性肾小球病（membranous glomerulopathy）好发年龄为30～50岁，是引起成人肾病综合征的最常见原因。其病变特征为肾小球毛细血管基膜弥漫性增厚。由于肾小球内无明显的炎症反应，又称为膜性肾病（membranous nephropathy）。本病起病缓慢，病程较长，临床上常反复发作。

目前认为，膜性肾小球病为一种慢性免疫复合物沉积性疾病。大多数膜性肾小球病的发生是抗体与内源性或植入性肾小球抗原形成原位免疫复合物的结果。

1. 病理变化　肉眼观，病变早期双侧肾脏体积增大，色苍白，称为大白肾。切面可见肾皮质增厚。晚期肾体积缩小，表面呈细颗粒状。

光镜下，病变早期，肾小球的病变不明显。随着病变进展，肾小球毛细血管的基膜呈弥漫性增厚，而细胞增生不明显。肾小管上皮细胞可出现细胞水肿和脂肪变性。镀银染色可见，毛细血管的基膜外侧有许多与基膜垂直并与之相连的钉状突起，如梳齿状。晚期，肾小球毛细血管壁明显增厚，管腔逐渐狭窄甚至闭塞，肾小球发生纤维化与玻璃样变。肾小管可发生萎缩甚至消失。

免疫荧光检查，肾小球毛细血管壁有 IgG 和补体 C3 沉积，呈不连续的颗粒状荧光。

电镜观察，脏层上皮细胞肿胀，足突消失，肾小球毛细血管的基膜外侧有大量电子致密物质沉积。基膜增生形成许多钉状突起，突入沉积物之间。随着病变的进展，钉突逐渐向沉积物表面延伸，并把沉积物埋入其中，基膜显著增厚，其中的沉积物逐渐溶解，形成虫蚀样空隙（图10-5）。

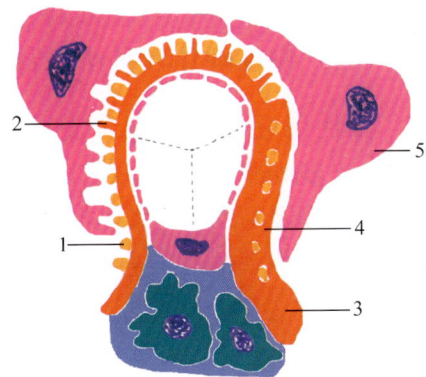

图 10-5　膜性肾小球病电镜下模式图
1. 上皮下沉积的免疫复合物；2. 钉突；
3. 增厚的基底膜；4. 呈虫蚀状的基底膜；
5. 脏层上皮细胞

2. 临床病理联系　膜性肾小球病的典型临床表现为肾病综合征，患者出现大量蛋白尿、低蛋白血症、高度水肿和高脂血症。

（1）大量蛋白尿　肾小球基膜受损，通透性明显增加，血浆大分子蛋白大量滤出到原尿中，出现重度非选择性蛋白尿。

（2）低蛋白血症　大量蛋白尿使血浆蛋白大量丢失，导致低蛋白血症。

（3）高度水肿　低蛋白血症使血浆胶体渗透压降低，导致组织液生成大于回流，引起水肿。水肿的形成过程使血浆容量减少，肾血流量减少，肾小球滤过率降低，肾小管对水、钠的重吸收增加，形成水、钠潴留，使水肿进一步加重。患者的水肿较重，常为全身性水肿，甚至出现胸腔积液和腹水。

（4）高脂血症　低蛋白血症使肝脏代偿性合成的包括脂蛋白在内的血浆蛋白增加，导致高脂血症。

3. 结局　膜性肾小球病的病变进展缓慢，病程较长。部分患者经早期治疗，病情可部分或完全缓解。多数患者的蛋白尿持续存在。晚期可因肾小球的毛细血管阻塞，出现肾小球广泛纤维化与玻璃样变，形成慢性硬化性肾小球肾炎，最终出现慢性肾功能衰竭。

（四）微小病变性肾小球病

微小病变性肾小球病（minimal change glomerulopathy）又称为微小病变性肾小球肾炎（minimal change glomerulonephritis），其病变特征为：电镜下，肾小囊脏层上皮细胞的足突变平或消失，而光镜下肾小球病变轻微或无明显变化，为儿童肾病综合征最常见的病理类型。研究表明，微小病变性肾小球肾炎的发生与 T 细胞的免疫功能异常有关。

1. 病理变化　肉眼观，肾脏肿胀，色苍白，切面可见肾皮质因肾小管上皮细胞内脂质沉积而呈黄白色条纹。

光镜下，肾小球无明显变化，肾小管上皮细胞内大量脂质沉积，故有脂性肾病（lipoid nephrosis）之称。

免疫荧光检查，无免疫复合物和补体沉积。

电子显微镜检查，肾小囊脏层上皮细胞的足突变平或消失，未见电子致密物质沉积。

2. 临床病理联系 临床上主要表现为肾病综合征。水肿常为本病最早的临床表现。蛋白尿的主要成分为小分子的白蛋白，为高度选择性蛋白尿。通常不出现高血压或血尿。

3. 结局 本型肾小球肾炎的预后良好，90%以上的患儿对皮质类固醇治疗有效，但部分病例出现病情反复，甚至出现对皮质类固醇的依赖或抵抗现象。不到5%的患儿最终发展为慢性肾功能衰竭。成人患者恢复缓慢，复发率较高。

（五）慢性硬化性肾小球肾炎

慢性硬化性肾小球肾炎（chronic sclerosing glomerulonephritis）又称为慢性肾小球肾炎（chronic glomerulonephritis），简称慢性肾炎，为各种类型的肾小球肾炎发展的最终阶段，病变特点为大量肾小球发生纤维化与玻璃样变。临床上，有部分病例无肾炎病史，起病隐匿，无明显自觉症状，被发现时已经进入病变晚期。

1. 病理变化 肉眼观，两侧肾脏呈对称性缩小，重量减轻，颜色苍白，质地变硬，表面呈均匀的细颗粒状，称为继发性颗粒性固缩肾。切面可见肾皮质明显变薄，皮、髓质界限不清，纹理模糊，小动脉管壁因增厚而呈哆开状。肾盂周围脂肪增多。

镜下，病变早期可见原发肾炎病理类型的病变特点，如来源于新月体性肾小球肾炎者，可见新月体的痕迹。后期，大部分肾小球发生纤维化与玻璃样变，其所属的肾小管萎缩、消失，可见肾小球相互靠拢现象。残存的相对正常的肾小球发生代偿性肥大，所属肾小管扩张，腔内有管型，部分肾小管高度扩张呈小囊状（图10-6）。肾间质纤维结缔组织增生，有以淋巴细胞为主的炎细胞浸润，可见硬化的小动脉和微动脉，管腔明显狭窄。

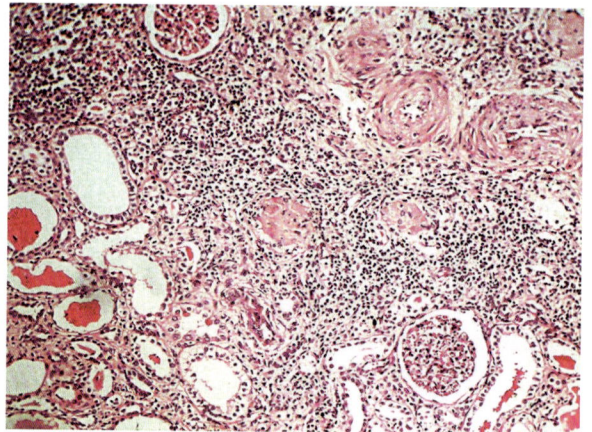

图 10-6 慢性硬化性肾小球肾炎

肾小球纤维化，其所属肾小管萎缩、消失，残存肾小管扩张，管腔内有蛋白管型。间质结缔组织增生，有淋巴细胞浸润

2. 临床病理联系 慢性硬化性肾小球肾炎的临床表现主要为慢性肾炎综合征，即尿的变化（多尿、夜尿、低比重尿）、高血压、贫血、氮质血症甚至尿毒症等。

（1）尿液的变化 大量肾单位被破坏，功能丧失。残存肾单位的肾小球内血流代偿性增加，肾小球滤过率增加，肾小管内原尿流速加快，而肾小管来不及充分重吸收，再加上氮质血症引起的渗透性利尿作用和肾脏对尿液的浓缩功能障碍，出现多尿。夜尿的机制不明。慢性硬化性肾小球肾炎患者尿液的比重常维持在1.008～1.012，低比重尿的出现与多尿和肾脏对原尿的浓缩和稀释功能障碍有关。因残存的肾单位功能相对正常，蛋白尿、血尿和管型尿较轻。

（2）高血压 在慢性硬化性肾小球肾炎时，肾脏的小动脉和微动脉硬化，肾脏缺血，肾素-血管紧张素系统被激活，使血压升高。长期的高血压导致左心室肥大，严重者可出现心力衰竭，甚至出现脑出血等并发症。

（3）贫血 由于肾组织被破坏，肾脏产生促红细胞生成素减少，再加上氮质血症与尿毒症时毒物抑制骨髓造血，使骨髓生成红细胞减少，又可以使红细胞的寿命缩短，故而临床上常出现贫血。

（4）氮质血症与尿毒症 随着病变的进展，残存的肾单位逐渐减少，肾小球滤过率进行性下降，使血液中非蛋白含氮物质（non-protein nitrogen，NPN）（如尿素、肌酐、肌酸等）的含量显著升高，称为氮质血症（azotemia）。晚期，由于出现肾功能衰竭，代谢废物和内源性毒物在体内潴留，患者出现水、电解质和酸碱平衡紊乱，以及某些内分泌功能失调，引起一系列的自身中毒表现，称为尿毒症（uremia）。

3. 结局 慢性硬化性肾小球肾炎的病变呈慢性进行性，病变发展极不稳定，病程可长达数年到数十年。若早期能给予积极合理的治疗，可控制其病变的进展。晚期常发展为慢性肾功能衰竭，最终死于尿毒症，也可死于心力衰竭、脑出血或继发感染等。目前，临床上治疗该型肾炎的最有效方法是血液透析和肾脏移植。

第二节 肾盂肾炎

肾盂肾炎（pyelonephritis）是一种由细菌感染引起的化脓性炎症，病变主要累及肾盂、肾间质和肾小管，是肾脏最常见的疾病之一。肾盂肾炎可发生于任何年龄，女性患者多见，发病率约为男性的 10 倍，孕妇的发病率较高。根据临床表现和病变特点，将肾盂肾炎分为急性肾盂肾炎（acute pyelonephritis）和慢性肾盂肾炎（chronic pyelonephritis）两种类型。

一、病因与发病机制

能够引起肾盂肾炎的细菌种类很多，其中以大肠杆菌最为常见，占总病例的 60%～80%，其次为副大肠杆菌、变形杆菌、肠球菌、葡萄球菌等，偶见其他细菌感染。急性肾盂肾炎多为单一的大肠杆菌感染，而慢性肾盂肾炎则多为两种或多种细菌的混合感染。

（一）肾盂肾炎的感染途径

肾盂肾炎的感染途径主要有以下两种。

1. 上行性感染 又称为逆行性感染，为本病最主要的感染途径，感染的细菌多为大肠杆菌，多继发于尿道炎或膀胱炎之后。病原体自尿道或膀胱经输尿管或输尿管周围的淋巴管上行至肾盂和肾间质，引起一侧或双侧肾组织的化脓性炎。

2. 血源性感染 又称为下行性感染，比较少见，感染的病原体多为金黄色葡萄球菌。病原体由肾外感染灶侵入血液，引起脓毒血症，细菌随血液循环到达肾脏而罹患此病。两肾常同时发生病变，一般肾皮质先发生化脓性炎，而后经肾髓质蔓延到肾盂，引起肾盂肾炎。

（二）肾盂肾炎的诱发因素

在正常人体的泌尿系统中，仅在尿道口附近有少量细菌，其他部位和尿液呈无菌状态。尿液具有冲刷尿路的作用，膀胱黏膜有分泌型 IgA，膀胱壁内有白细胞等，这些防御机制具有预防泌尿系统感染的作用。只有当这些防御机制被削弱时，病原体才能乘虚而入，引起肾盂肾炎。常见的诱发因素如下。

1. 尿路阻塞 是引起肾盂肾炎最常见的诱因。尿路阻塞常引起尿液潴留于泌尿道内，为细菌的生长繁殖提供了良好的培养基；尿路的阻塞影响了尿液对尿路的冲刷作用，还降低了尿路的防御机能，引起泌尿道的感染。引起尿路阻塞的常见原因有泌尿道结石、瘢痕收缩造成的尿路狭窄、前列腺增生、妊娠子宫和肿瘤压迫、泌尿道先天性畸形等。

2.医源性因素 泌尿道手术、导尿术、扩尿道术和膀胱镜检查等可引起尿道黏膜的损伤或带入病原菌，导致泌尿道感染。

3.尿液反流 膀胱三角区畸形、下尿道梗阻、膀胱功能紊乱等可引起尿液的膀胱输尿管反流，有利于细菌自膀胱进入肾组织引起感染。

此外，女性的尿道短，细菌上行性感染的机会较多。糖尿病等慢性消耗性疾病时，机体的免疫力较低，易并发肾盂肾炎。

二、类型

（一）急性肾盂肾炎

急性肾盂肾炎是发生于肾盂、肾间质和肾小管的急性化脓性炎症。

1.病理变化 急性肾盂肾炎时，两侧肾脏的病变常不对称，上行性感染者病变可为单侧性，也可为双侧性；血源性感染者的病变则多为双侧性。

肉眼观，病变肾脏体积增大，表面充血，有散在的大小不等、稍隆起的黄白色脓肿，脓肿周围有充血出血带。病灶可弥散分布，也可局限于某一区域，多个病灶可相互融合，形成较大脓肿。切面常见由肾髓质向肾皮质延伸的黄色条纹及其融合形成的大小不等的脓肿。肾盂黏膜充血、水肿，表面有脓性渗出物覆盖，有时出现小出血点。

光镜下，急性肾盂肾炎的特征性病变为灶性的间质性化脓性炎或脓肿形成，以及肾小管上皮细胞坏死、崩解（图10-7）。上行性感染引起的病变始于肾盂，导致肾盂黏膜充血、水肿、大量中性粒细胞浸润。病变逐渐经肾髓质向肾皮质蔓延。早期肾间质出现化脓性炎伴有脓肿形成。脓肿破入肾小管，使肾小管内充满中性粒细胞，可形成中性粒细胞管型。

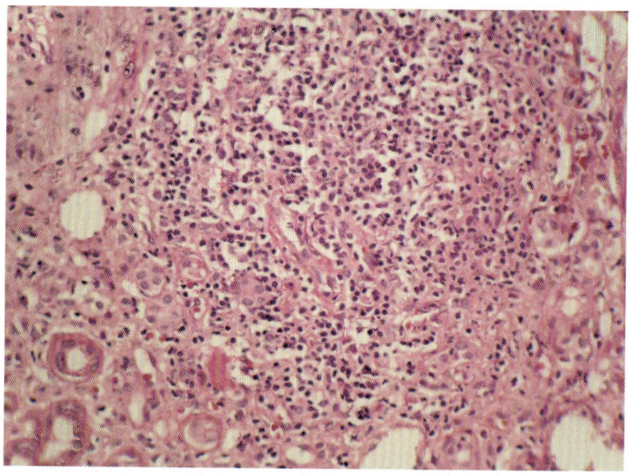

在病变早期，肾小体不受累；但病变严重时，肾小体也可遭到破坏。血源性感染时，化脓性病变首先累及肾皮质，尤其是肾小体及其周围的肾间质，继而逐渐向邻近肾组织扩展，在肾组织内形成多数散在的小脓肿，病变进而向肾盂蔓延。

图10-7 急性肾盂肾炎
肾间质化脓，肾小管坏死崩解

2.临床病理联系

（1）全身表现 由于泌尿系统的急性化脓性炎症，患者在临床上出现畏寒、寒战、发热、血中白细胞升高等全身中毒的表现。

（2）腰痛 急性肾盂肾炎时，肾脏肿大、被膜紧张、炎症波及肾脏周围的肾组织，引起腰痛和肾区叩击痛。

（3）膀胱-尿道刺激征 急性炎症刺激膀胱和尿道，使患者出现尿频、尿急和尿痛等症状，

称之为膀胱 - 尿道刺激征。

（4）尿液变化　由于肾盂和肾组织的化脓性炎，脓性渗出物随尿液排出体外，患者出现脓尿、菌尿、蛋白尿和管型尿，也可出现血尿。尿中检出白细胞管型对本病具有诊断意义。

3. 并发症　伴有尿路梗阻、糖尿病或免疫低下的患者，病情常较重，临床上易出现并发症。

（1）肾盂积脓　本病患者若伴有严重高位尿路梗阻，脓性渗出物不能排出而积聚于肾盂和肾盏。严重者，肾组织因受压迫而变薄，整个肾脏成为充满脓液的囊。

（2）肾周围脓肿　病变较严重时，肾组织内的化脓性炎症穿过肾包膜，使肾脏周围组织形成化脓性病变。

（3）急性坏死性肾乳头炎　又称为肾乳头坏死，常见于糖尿病或严重尿路梗阻的患者。肾乳头因缺血和化脓而发生凝固性坏死，坏死灶与正常组织交界处有大量中性粒细胞浸润。

4. 结局　急性肾盂肾炎具有一定的自限性，如能给予及时正确的治疗，大多数患者可痊愈。若治疗不彻底或病因持续存在，常反复发作或迁延不愈，发展为慢性肾盂肾炎。

（二）慢性肾盂肾炎

慢性肾盂肾炎多由急性肾盂肾炎演变而来，也可发生于无急性肾盂肾炎病史者。病变特点为肾脏的慢性间质性炎症、纤维化和瘢痕形成，常伴有肾盂和肾盏的纤维化与变形。

1. 病理变化　肉眼观，双侧肾脏病变不对称，肾脏体积缩小，质地变硬，表面为大小不等、不规则的凹陷性瘢痕。切面，肾脏的被膜与肾组织因粘连而不易被剥离，皮质与髓质分界不清，肾乳头萎缩，肾盂和肾盏变形、黏膜粗糙。

光镜下，病变呈不规则的灶状分布，为慢性非特异性炎。间质纤维结缔组织增生，有明显的淋巴细胞、浆细胞和巨噬细胞浸润（图 10-8），可见硬化的小动脉和细动脉。部分肾小管萎缩，进而坏死消失；部分区域的肾小管扩张，上皮可受压呈扁平状，管腔内出现红染的均质状的胶样管型，似甲状腺的滤泡，称之为甲状腺样变（thyroid-like appearance）。早期肾小体很少受累，但肾小囊周围常发生纤维化。晚期，部分肾小体可发生纤维化与玻璃样变。肾盂黏膜纤维结缔组织增生，有明显的淋巴细胞和浆细胞浸润，黏膜增厚，上皮可有坏死脱落。慢性肾

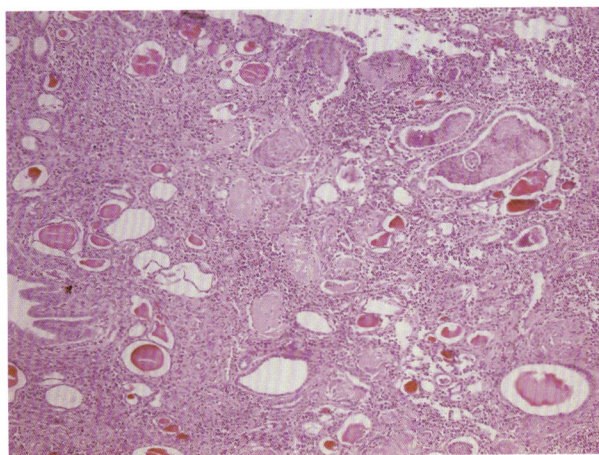

图 10-8　慢性肾盂肾炎
肾间质有淋巴细胞浸润，部分肾小管扩张，管腔内有蛋白管型

盂肾炎急性发作时，肾间质可出现大量中性粒细胞浸润，并可有小脓肿形成。

2. 临床病理联系　临床上，慢性肾盂肾炎患者出现肾小管的功能障碍与肾小球的功能障碍不一致。本病肾小管受累较早而且病变较重，肾小管的功能障碍出现较早；而肾小体受累较晚，肾小体的功能障碍出现也较晚。

（1）尿液变化　因肾小管受损较重，临床上常出现多尿、夜尿和低比重尿。急性发作时，可出现脓尿、蛋白尿和管型尿等。

（2）水、电解质代谢紊乱和酸碱平衡紊乱　因肾小管上皮细胞严重受损，肾小管上皮细胞出现明显的功能障碍，对 ADH 和醛固酮的敏感性降低及排酸保碱功能障碍等，使患者出现低钠、

低钾和代谢性酸中毒等。

（3）高血压　因肾组织的破坏和肾血管硬化，导致肾缺血，使肾素－血管紧张素系统的活性增强，引起高血压。

（4）氮质血症与尿毒症　慢性肾盂肾炎晚期，肾单位被大量破坏，残存的肾单位逐渐减少，肾小球滤过率进行性降低，使代谢废物和内源性毒物排泄障碍，导致氮质血症和尿毒症。

3. 结局　慢性肾盂肾炎的病程较长，常反复发作。如能消除诱发因素并得到及时有效的治疗，病变的进展可被控制，肾功能可以代偿，甚至多年无明显变化。若反复急性发作，肾组织进行性破坏，则预后不佳，最终出现慢性肾功能衰竭，患者常死于尿毒症或其他并发症。

　　肿瘤是一类常见病、多发病，一般分为良性肿瘤和恶性肿瘤两类。近年来，恶性肿瘤的发病率呈上升趋势，已成为危害人类健康最严重的疾病之一。

　　世界卫生组织 / 国际癌症研究署（WHO/IARC）发布的最新全球癌症报告显示：2018 年全球新发癌症 1810 万人、死亡 960 万人，并逐年增加。发达国家恶性肿瘤的死亡率仅次于心血管系统疾病，居于第二位。

　　中国癌症中心报告：中国是癌症高发国家，2018 年全国恶性肿瘤新发病例约 380 万例，全国恶性肿瘤死亡病例数 229 万例，平均每天超过 1 万人被确诊为癌症，新增病例和死亡人数居全球首位，我国癌症病情控制形势依然十分严峻。我国前十大恶性肿瘤依次为肺癌、胃癌、结直肠癌、肝癌、女性乳腺癌、食管癌、甲状腺癌、子宫颈癌、脑瘤和胰腺癌，约占全部新发病例的 77%。肺癌位居首位，占全部癌症的 20%。男性发病首位是肺癌，女性为乳腺癌。

第一节　肿瘤的概念和一般形态结构

　　西医学认为，从本质上讲，肿瘤并非人体内的寄生物，而是一种基因病，是机体细胞在内外致瘤因素长期协同作用下，发生基因水平的突变和功能调控异常，从而促使细胞过度增殖并发生转化而形成的，通常在局部形成肿块。癌基因和抑癌基因的发现也为肿瘤病因学和发病学提供了新的认识。但目前人类对肿瘤的认识还只是冰山一角，给肿瘤下一个准确的定义还为时尚早。但肿瘤性疾病的生物学特性已经明确，即增殖失控和分化障碍。早发现、早诊断、早治疗是防治肿瘤的基本原则，大部分恶性肿瘤如能早期发现和诊断，患者的五年存活率可达 80% 以上，良好生活习惯的养成和肿瘤高发人群的定期体检筛查是人类远离恶性肿瘤的基本保障。

一、肿瘤的概念

　　肿瘤（tumor）是机体在各种致瘤因素作用下，局部组织细胞出现过度增生或伴分化障碍而生成的新生物（neoplasm）。肿瘤通常在局部形成肿块，但有些肿瘤并非如此，例如白血病；另一方面，临床上表现为"肿块"者也并非都是真正的肿瘤，如炎性息肉等。

　　根据肿瘤的生物学特性及其对机体危害的不同，可将肿瘤分为良性和恶性两大类。恶性肿瘤主要包括癌（carcinoma）和肉瘤（sarcoma），其中癌比较常见。通常所谓的癌症（cancer）则泛指所有恶性肿瘤。

　　以细胞增生为主要病理改变的疾病可以分为肿瘤性增生和非肿瘤性增生，二者在基本生物学特性方面有着本质上的区别。肿瘤的生物学特性表现为增殖失控和分化障碍，增殖失控是指肿瘤细胞呈现持续性、自主性的异常增生，与机体不协调，即使致瘤因素停止刺激，仍保持自主性生长；分化障碍是指肿瘤组织细胞在不同程度上失去了分化成熟的能力。而炎症、损伤等非肿瘤性增生多为机体对损伤所发生的应答反应，增生的细胞、组织分化成熟，当病因消除后增生停止。此外，增殖失控和分化障碍也是导致恶性肿瘤常浸润周围组织、转移到远隔器官、引起多种并发症，最终导致患者死亡的根本原因。但肿瘤性增生和非肿瘤性增生有时又很难区分，特别是慢性炎症时的反应性增生，有可能转变为肿瘤性增生，在临床上需要特别注意。

二、肿瘤的一般形态

肿瘤的形态多种多样，并可在一定程度上反映肿瘤的良恶性。肿瘤的大体形态可以从以下几个方面观察。

1. 肿瘤的数目和大小　肿瘤的数目不一，多为一个（单发瘤），有时也可为多个（多发瘤）。肿瘤的大小与肿瘤的性质（良恶性）、生长时间和发生部位有关。生长于体表或较大体腔内的肿瘤有时可生长得很大，而生长于密闭的狭小腔道内的肿瘤一般较小。描述肿瘤的大小一般用直接测量法，即肿瘤的长径 × 短径 × 厚度。

2. 肿瘤的形状　肿瘤的形状多种多样，外生性生长的肿瘤常呈息肉状、乳头状、蕈状、菜花状等，膨胀性生长的肿瘤常呈结节状、分叶状、囊状等，浸润性生长的肿瘤常呈包块状、树根状、溃疡状等外形（图 11-1）。肿瘤在形状上的差异与其发生部位、组织来源、生长方式、良恶性等密切相关。

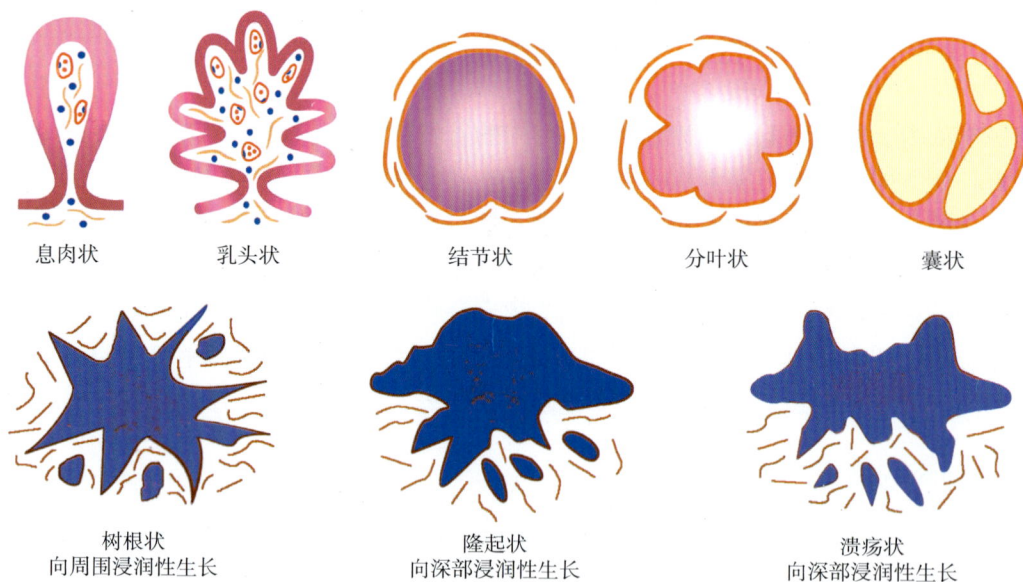

息肉状　　乳头状　　结节状　　分叶状　　囊状

树根状　　　　　　隆起状　　　　　　溃疡状
向周围浸润性生长　向深部浸润性生长　向深部浸润性生长

图 11-1　肿瘤常见形状示意图

3. 肿瘤的颜色和质地　良性肿瘤的颜色和质地一般接近其来源的正常组织，如脂肪瘤质地柔软、呈黄色、切面有油腻感。恶性肿瘤中，癌多呈灰白色、质实而干燥，肉瘤切面多质嫩、湿润、呈鱼肉状。肿瘤的质地与肿瘤的组织类型、肿瘤实质间质比例、有无变性坏死等有关。实质多于间质的肿瘤一般较软，间质多于实质的肿瘤一般较硬；瘤组织发生坏死时较软，发生钙化或骨化时则较硬。临床上，有时可从肿瘤的颜色大致推测为何种肿瘤，如黑色素瘤呈黑色，血管瘤呈红色或暗红色。

4. 肿瘤的包膜 一般良性肿瘤由于多呈膨胀性生长，挤压周围结缔组织，常有完整的包膜，与周围组织分界清楚，因而手术时容易分离和完整切除。恶性肿瘤由于多呈浸润性生长、穿插于周围组织间隙，多无包膜或包膜不完整，手术时应扩大范围切除。但是，生长迅速的恶性肿瘤有时可压迫周围正常组织，形成"假包膜"，临床上要注意与良性肿瘤的包膜鉴别。

三、肿瘤的组织结构

肿瘤的组织结构多种多样，一般分为实质和间质两部分。

1. 肿瘤的实质 即肿瘤细胞，是肿瘤的主要成分。它决定了肿瘤的生物学特性及每种肿瘤的特殊性。通常根据肿瘤实质的形态特征来识别肿瘤的组织来源，并进行肿瘤的分类、命名和组织学诊断，亦根据肿瘤实质细胞的分化成熟程度和异型性大小来确定肿瘤的良恶性及恶性程度。

2. 肿瘤的间质 由结缔组织和血管组成，不具特异性，起着支持和营养肿瘤实质的作用。间质血管丰富而结缔组织较少的肿瘤通常生长速度较快。肿瘤间质内往往伴有淋巴细胞、巨噬细胞等炎细胞浸润，这是机体对肿瘤组织的免疫反应。

四、肿瘤的异型性

（一）异型性的概念

异型性是肿瘤的重要组织学特征。肿瘤在组织结构和细胞形态上，皆与其起源的正常组织有不同程度的差异，这种差异称为异型性（atypia）。异型性是肿瘤异常分化在形态上的表现。观察和判断肿瘤异型性的大小是诊断肿瘤、确定其良恶性的主要组织学依据。良性肿瘤的异型性不明显，一般与其来源组织相似。恶性肿瘤常具有明显的异型性。

（二）肿瘤的异型性表现

肿瘤的异型性表现主要体现在组织结构和细胞形态两个方面。

1. 肿瘤组织结构的异型性 是指肿瘤组织在空间排列方式上（包括极向、器官样结构及其与间质的关系等方面）与其来源的正常组织的差异。良性肿瘤多表现为有一定程度的组织结构的异型性，排列较紊乱，与正常组织不同。恶性肿瘤的组织结构异型性明显，瘤细胞排列更为紊乱，失去正常的排列结构、层次或极向。

2. 肿瘤细胞的异型性 是指肿瘤细胞的多形性和肿瘤细胞核的异常。

（1）肿瘤细胞的多形性 即肿瘤细胞的形态和大小不一致。恶性肿瘤细胞一般比正常细胞大，有时可见瘤巨细胞。但少数分化很差的恶性肿瘤，其肿瘤细胞较小，圆形，大小也比较一致。

（2）肿瘤细胞核的异常 与起源相同的正常组织细胞比较，肿瘤细胞的核可出现如下几种异常：①核增大：表现为核浆比（即胞核与胞质的比值）增大，且核大小不一；②核多形：核膜凹陷或僵硬，核形状不规则，可见三角形、哑铃形等奇异形核，也可见双核、多核、巨核等；③核染色加深：由于核内 DNA 增多且分布不均匀，导致核染色深而不均匀，呈粗颗粒状分布；④核膜增厚：核内染色质常不规则堆积于核膜下，使核膜显得肥厚且呈锯齿状；⑤核仁增大、数目

2. 血道转移 肉瘤和部分癌（如肾癌、甲状腺癌、绒毛膜癌等）易发生血道转移。肿瘤细胞多经毛细血管或小静脉直接入血，并与纤维素及血小板共同黏聚成团，称为瘤栓。瘤栓随血液回流，可阻留于靶器官的小血管内，由此介导内皮细胞发生变性，肿瘤细胞可自内皮损伤处或内皮之间穿出血管，进入组织内增殖，形成转移瘤。肿瘤血道转移的部位受原发肿瘤和血液循环途径的影响，多转移至肺、肝等脏器，也可侵犯至全身各处（如脑、骨、肾等）。转移瘤的形态学特点是边界清楚，常多发散在分布于器官表层，由于瘤结节中央出血、坏死而下陷，可形成"癌脐"。

3. 种植性转移 发生于胸腹腔等体腔内器官的恶性肿瘤，当肿瘤细胞侵及器官表面时，瘤细胞可以脱落，并像播种一样种植在体腔内各器官的表面，形成转移瘤，称为种植性转移。例如胃癌破坏胃壁侵及浆膜后，可在腹腔和盆腔脏器表面形成广泛的种植性转移，其中在卵巢形成的转移瘤称为 Krukenberg 瘤。值得注意的是，手术也可造成医源性种植，虽然可能性较小，但应尽量避免。

三、肿瘤的分级与分期

肿瘤的分级（grading）和分期（staging）仅用于恶性肿瘤。

恶性肿瘤的分级是描述其恶性程度的指标。病理学上，根据恶性肿瘤的分化程度、异型性及核分裂象的多少对恶性肿瘤进行分级。目前，多采用简单易掌握的三级分级法：Ⅰ级为高分化，属低度恶性；Ⅱ级为中分化，属中度恶性；Ⅲ级为低分化，属高度恶性。

恶性肿瘤的分期是描述其扩散程度的指标。目前有不同的肿瘤分期方案，其主要原则是根据原发肿瘤的大小、浸润的深度和范围、局部和远处淋巴结有无转移、有无血道转移或其他远处转移等来确定。现在，国际上广泛使用的是 TNM 分期系统。T 指肿瘤的原发灶，随着肿瘤的增大依次用 $T_1 \sim T_4$ 来表示，Tis 代表原位癌；N 指区域淋巴结受累，淋巴结未受累时用 N_0 表示，随着淋巴结受累程度和范围的扩大，依次用 $N_1 \sim N_3$ 表示；M 指血行转移，无血行转移者用 M_0 表示，有血行转移者用 M_1 或 M_2 表示。一般使用 TNM 三个指标的组合划出某种恶性肿瘤特定的分期。

恶性肿瘤的分级和分期是临床制定治疗方案和估计预后的重要指标。医学上，常使用"五年生存率、十年生存率"等统计学指标来衡量恶性肿瘤的恶性行为和对治疗的反应。

第三节　肿瘤的命名与分类

根据肿瘤的细胞特性及对机体的危害程度，可将肿瘤分为良性肿瘤和恶性肿瘤两大类。肿瘤的命名与分类是临床肿瘤病理诊断的重要内容。

一、肿瘤的命名

肿瘤的命名原则是一般根据其组织来源（分化方向）和生物学行为（良、恶性）来命名。

（一）良性肿瘤的命名

良性肿瘤多在其来源组织名称之后加"瘤"字（英文后缀为 –oma）来命名。如来自脂肪组织的良性肿瘤称为脂肪瘤；来源于腺体和导管上皮的良性肿瘤称为腺瘤，如肠腺瘤；含有腺体和纤维组织两种成分的良性肿瘤则称纤维腺瘤，如乳腺纤维腺瘤。

有时，也结合一些肿瘤形态特点来命名，如来源于皮肤鳞状上皮的良性肿瘤，外观呈乳头状，称为皮肤鳞状上皮乳头状瘤，简称乳头状瘤；腺瘤呈乳头状生长并有囊腔形成，称为乳头状囊腺瘤。

但需要注意的是，某些冠以"瘤"命名的病变并非肿瘤，如错构瘤、迷离瘤、动脉瘤、室壁瘤等。

（二）恶性肿瘤的命名

1. 癌（carcinoma）　来源于上皮组织的恶性肿瘤称为癌，命名时在其来源组织名称之后加"癌"字。如来源于鳞状上皮的恶性肿瘤称为鳞状细胞癌，简称鳞癌；来源于腺体和导管上皮的恶性肿瘤称为腺癌；由腺癌和鳞癌两种成分构成的癌称为腺鳞癌。有些癌还结合其形态特点命名，如乳头状囊腺癌、肾透明细胞癌。

2. 肉瘤（sarcoma）　来源于间叶组织（包括纤维结缔组织、脂肪、肌肉、脉管、骨、软骨组织等）的恶性肿瘤称为肉瘤，其命名方式是在组织来源名称之后加"肉瘤"，如纤维肉瘤、横纹肌肉瘤、骨肉瘤等。呈腺泡状结构的横纹肌肉瘤可称为腺泡型横纹肌肉瘤。

3. 癌肉瘤（carcinosarcoma）　如果一个肿瘤中既有癌的成分又有肉瘤的成分，则称为癌肉瘤。近年研究表明，真正的癌肉瘤很罕见，多数为肉瘤样癌（sarcoid carcinoma）。

（三）肿瘤的特殊命名

有少数肿瘤不按上述原则命名，而采用约定俗成的特殊方式命名。

1. 母细胞瘤　来源于幼稚组织的肿瘤称为母细胞瘤（–blastoma），其中大多数为恶性，如视网膜母细胞瘤、髓母细胞瘤和肾母细胞瘤等；但也有良性者，如骨母细胞瘤、软骨母细胞瘤和脂肪母细胞瘤等。

2. 恶性……瘤　有些恶性肿瘤因成分复杂等原因，直接在肿瘤名称前加"恶性"二字。如恶性神经鞘瘤和恶性脑膜瘤等。

3. 习惯名　有些恶性肿瘤由于习惯沿袭已久，则采用习惯名命名。例如白血病就是少数采用习惯名称的恶性肿瘤。此外淋巴瘤、黑色素瘤，虽省去了恶性二字，但仍代表其为恶性肿瘤。有些恶性肿瘤采用人名命名，如尤文肉瘤和霍奇金淋巴瘤。

4. 瘤病（–omatosis）　常用于多发性良性肿瘤，如神经纤维瘤病、脂肪瘤病和血管瘤病；或用于局部呈弥漫性生长的良性肿瘤，如纤维瘤病。

需要注意的是，癌症与癌是两个不同的概念。癌症是恶性肿瘤的统称，癌是专指来源于上皮组织的恶性肿瘤。

二、肿瘤的分类

通常依据组织来源或分化方向，将肿瘤分为几大类，每一大类又可分为良性与恶性两组。目前，全世界统一的肿瘤分类是由 WHO 制定的肿瘤组织学分类，其分类依据主要以病理学改变为基础，同时结合临床表现、免疫表型和分子遗传学改变。表 11-1 列举了各组织来源的主要肿瘤分类及名称。

表 11-1 常见肿瘤的分类及名称

组织来源	良性肿瘤	恶性肿瘤	好发部位
上皮组织			
鳞状上皮	乳头状瘤	鳞状细胞癌	皮肤、宫颈、食管等
基底细胞		基底细胞癌	面部皮肤
腺上皮	腺瘤	腺癌	肠、甲状腺等
	乳头状瘤	乳头状癌	甲状腺、乳腺等
	囊腺瘤	囊腺癌	卵巢、胰腺等
	多形性腺瘤	恶性多形性腺瘤	涎腺
尿路上皮	尿路上皮乳头状瘤	尿路上皮癌	膀胱、肾盂
间叶组织			
纤维组织	纤维瘤	纤维肉瘤	四肢和躯干的皮下
纤维组织细胞	纤维组织细胞瘤	恶性纤维组织细胞瘤	四肢、腹膜后、腹腔
脂肪组织	脂肪瘤	脂肪肉瘤	皮下、深部软组织
平滑肌组织	平滑肌瘤	平滑肌肉瘤	子宫、胃肠道
横纹肌组织	横纹肌瘤	横纹肌肉瘤	头颈、四肢、腹膜后
血管组织	血管瘤	血管肉瘤	头面部皮肤、肝
淋巴管组织	淋巴管瘤	淋巴管肉瘤	皮肤、皮下组织等
骨组织	骨瘤	骨肉瘤	长骨两端、颅面骨
软骨组织	软骨瘤	软骨肉瘤	手足骨、盆骨、肋骨
滑膜组织	滑膜瘤	滑膜肉瘤	四肢关节附近
间皮	间皮瘤	恶性间皮瘤	胸膜、腹膜等
淋巴造血组织			
淋巴组织		淋巴瘤	颈部、纵隔等处淋巴结
造血组织		白血病	淋巴造血组织
神经组织			
神经鞘细胞	神经鞘瘤	恶性神经鞘瘤	头、颈、四肢等处神经
胶质细胞		弥漫性星形细胞瘤	大脑
原始神经细胞		髓母细胞瘤	小脑
脑膜组织	脑膜瘤	恶性脑膜瘤	脑膜
交感神经节	节细胞神经瘤	神经母细胞瘤	纵隔、肾上腺髓质等
其他肿瘤			
黑色素细胞		恶性黑色素瘤	皮肤、黏膜
胎盘滋养叶细胞	葡萄胎	侵袭性葡萄胎、绒毛膜上皮癌	子宫
生殖细胞		精原细胞瘤	睾丸
		无性细胞瘤	卵巢
		胚胎性癌	睾丸、卵巢
性腺或胚胎剩件中的全能干细胞	成熟性畸胎瘤	未成熟性畸胎瘤	性腺、纵隔、骶尾部等

（一）上皮组织肿瘤

上皮组织包括被覆上皮、腺上皮和导管上皮，由此发生的肿瘤最为常见。人体的恶性肿瘤大部分来源于上皮组织，故癌对人体的危害甚大。

1. 上皮组织良性肿瘤

（1）乳头状瘤（papilloma）　由被覆上皮（如鳞状上皮、尿路上皮）发生的良性肿瘤，肿瘤向表面呈外生性生长，形成乳头状突起，并可呈菜花状或绒毛状外观，故称乳头状瘤。肿瘤根部常有细蒂与正常组织相连。镜下，每一乳头表面覆盖增生的被覆上皮，乳头轴心由具有血管的分支状结缔组织间质构成。鳞状上皮乳头状瘤临床常见于外阴、鼻腔、喉等处。其发生可能与人乳头瘤病毒（HPV）感染有关。外耳道、阴茎等处的乳头状瘤较易发生恶变而形成鳞状细胞癌。尿路上皮乳头状瘤可见于膀胱、输尿管和肾盂。膀胱的尿路上皮乳头状瘤更容易恶变。

（2）腺瘤（adenoma）　由腺体、导管或分泌上皮发生的良性肿瘤称为腺瘤，多见于甲状腺、卵巢、乳腺、涎腺和肠等处。黏膜的腺瘤多呈息肉状，腺器官内的腺瘤则多呈结节状。腺瘤的腺体与其起源的腺体不仅在形态上相似，而且常具有一定的分泌功能，但排列结构不同。根据腺瘤的组成成分和形态特点，可将其分为管状腺瘤、绒毛状腺瘤、囊腺瘤、纤维腺瘤、多形性腺瘤等类型。

临床上，管状腺瘤和绒毛状腺瘤多发生于结肠和直肠，常呈息肉状，曾称腺瘤性息肉，绒毛状腺瘤恶变率较高。结肠家族性腺瘤性息肉病癌变率极高，且发生较早。发生于女性乳腺的纤维腺瘤是乳腺常见的良性肿瘤。腮腺多形性腺瘤生长缓慢，但切除后可复发，少数可发生恶变。

2. 上皮组织恶性肿瘤　即癌，多见于40岁以上人群，是人类最常见的一类恶性肿瘤。癌常以浸润性生长为主，故与周围组织分界不清。发生在皮肤、黏膜表面者外观常呈息肉状、蕈状或菜花状，表面常有坏死及溃疡形成；发生在器官内的癌常为不规则的结节状，并呈树根状或蟹足状向周围组织浸润。切面常为灰白色，质地较硬而干燥。镜下，癌细胞可呈腺状、巢状或条索状排列，常与间质分界清楚。低分化或未分化癌的癌细胞在间质内呈弥漫浸润性生长，与间质分界不清。癌的常见类型有以下几种。

（1）鳞状细胞癌（squamous cell carcinoma）　简称鳞癌，常发生在身体原有鳞状上皮覆盖的部位，如皮肤、口腔、唇、子宫颈、阴道、食管、喉、阴茎等处，也可发生于有鳞状上皮化生的部位，如支气管、胆囊、肾盂等处。肉眼上常呈菜花状，也可因坏死脱落而形成溃疡状，癌组织同时向深层浸润性生长。镜下，癌细胞呈巢状分布，与间质界限清楚。分化好的鳞癌，细胞间可见细胞间桥，在癌巢的中央可出现层状的角化物，称为角化珠或癌珠。分化较差的鳞癌，细胞异型性明显，并见较多的核分裂象。

（2）基底细胞癌（basal cell carcinoma）　由表皮原始上皮芽或基底细胞发生，多见于老年人面部，如眼睑、颊及鼻翼等处。癌巢主要由浓染的基底细胞样癌细胞构成。此癌生长缓慢，表面常形成溃疡，并可浸润破坏深层组织。但几乎不发生转移，对放射治疗很敏感，临床上呈低度恶性的经过。

（3）尿路上皮癌（urothelial carcinoma）　亦称为移行细胞癌，来自膀胱或肾盂等处的尿路上皮，临床上常有无痛性血尿。肿瘤常为多发，呈乳头状或菜花状，可溃破形成溃疡，或广泛浸润深层组织。镜下，癌细胞似尿路上皮，呈多层排列，异型性明显。

（4）腺癌（adenocarcinoma）　是腺体、导管或分泌上皮发生的恶性肿瘤，多见于胃肠道、肺、乳腺、女性生殖系统等。根据其形态结构特征，可分为管状腺癌、乳头状腺癌、囊腺癌、黏液癌、实性癌等。

3.上皮组织恶性肿瘤的早期演进　肿瘤是由一个转化细胞不断增生繁衍形成的，恶性肿瘤在生长过程中变得越来越有侵袭性的现象称为肿瘤的演进，包括生长加快、浸润周围组织和远处转移等。这些生物学现象的出现与肿瘤的异质性有关。肿瘤的异质性是指一个克隆来源的肿瘤细胞在生长过程中形成在侵袭能力、生长速度、对激素的反应、对抗癌药的敏感性等方面有所不同的亚克隆的过程。由于这些不同，肿瘤在生长过程中，那些适应存活、生长、浸润与转移的亚克隆得以保留。

上皮组织肿瘤的发生发展有一定的规律可循，上皮组织恶性肿瘤多经历了癌前病变、非典型增生（异型增生）、原位癌等演进过程。在此过程中，恶性转化细胞的内在特点（如肿瘤的生长分数）和宿主对肿瘤细胞及其产物的反应（如肿瘤血管形成）共同影响肿瘤的生长和演进。具有局部浸润和远处转移是恶性肿瘤最重要的特点，并且是恶性肿瘤致人死亡的主要原因。正确认识癌的早期演进过程和机制是防止肿瘤发生发展、利于肿瘤早期诊断和治疗的重要环节。

（1）癌前病变（precancerous lesion）　指某些具有癌变潜在可能性的良性病变，如长期存在即有可能转变为癌（癌变率一般小于1%）。早期发现与及时治愈癌前病变对肿瘤的预防具有重要的实际意义。临床上常见的癌前病变或疾病有以下几种：①黏膜白斑，伴上皮非典型增生；②慢性子宫颈炎，伴上皮非典型增生；③乳腺纤维囊性变，伴导管上皮非典型增生；④结肠、直肠腺瘤；⑤慢性萎缩性胃炎及胃溃疡，伴肠上皮化生及非典型增生；⑥慢性溃疡性结肠炎；⑦皮肤慢性溃疡，伴上皮非典型增生。

（2）非典型增生（atypical hyperplasia）　是癌前病变的形态学改变。指增生的上皮细胞形态和结构出现一定程度的异型性，但还不足以诊断为癌。表现为增生的细胞大小不一、核大深染、核浆比例增大、核分裂象增多，但一般不见病理性核分裂象；细胞层次增多、排列较乱、极性消失。非典型增生多发生于被覆上皮，也可发生于腺上皮。由于在修复和炎症等情况下也可出现非典型增生（称为反应性非典型增生），近年来，学术界倾向于使用异型增生（dysplasia）来描述与肿瘤形成相关的非典型增生。鳞状上皮的非典型增生，根据其异型性程度和范围，可分为轻、中、重度三级。轻、中度非典型增生（分别累及上皮层下部的 1/3 和 2/3）在病因消除后可恢复正常。而重度非典型增生（累及上皮层下部超过 2/3，尚未达全层）则很难逆转，常转变为癌。

（3）原位癌（carcinoma in situ）　指异型增生的细胞已累及上皮全层，但尚未侵破基底膜而向下浸润生长者，例如子宫颈、食管及皮肤的原位癌。鳞状上皮原位癌有时可累及黏膜腺体，尚未侵破腺体基底膜，仍是原位癌，称为原位癌累及腺体。此外，当乳腺小叶腺泡发生癌变而尚未侵破基底膜时，可称为小叶原位癌。原位癌是具有侵袭能力前的一种状态，即浸润前癌，并不一定发展成为浸润癌。如能及时发现和治疗原位癌，可防止其发展为浸润癌，因此，研究早期发现原位癌的技术方法是肿瘤防治的重要工作。

近年来，较多使用上皮内瘤变（intraepithelial neoplasia）这一概念来描述上皮从非典型增生到原位癌的连续发展过程，将轻、中、重度非典型性增生分别称为上皮内瘤变Ⅰ、Ⅱ、Ⅲ级，并将原位癌也列入上皮内瘤变Ⅲ级（图 11-4）。

模式图

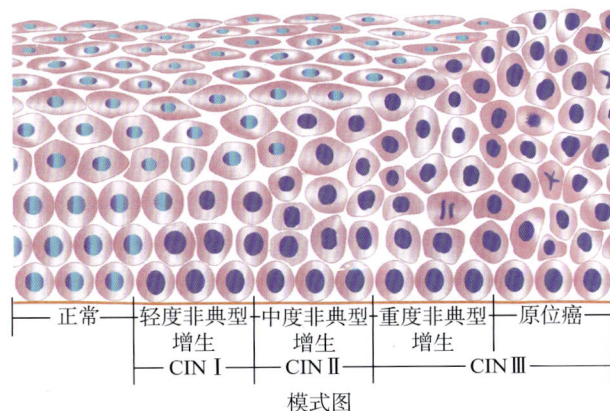

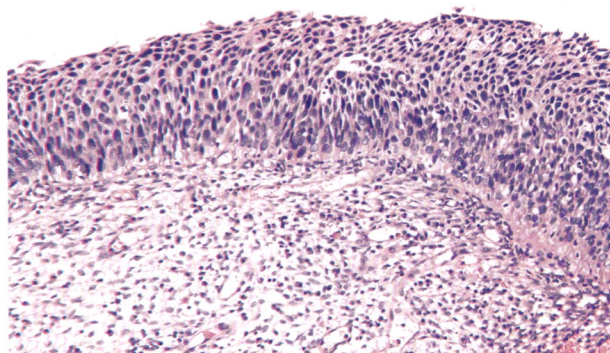

镜下图：CIN Ⅲ

图 11-4 宫颈上皮内瘤变（CIN）

（二）间叶组织肿瘤

1. 间叶组织良性肿瘤 这类肿瘤分化程度高，其组织结构、细胞形态、质地和颜色等均与其来源的正常组织相似。肿瘤多呈膨胀性生长，生长缓慢且有包膜。常见类型如下。

（1）脂肪瘤（lipoma） 常见于背、肩、颈及四肢近端的皮下组织。外观为扁圆形或分叶状，有包膜，质地柔软，切面淡黄色，有油腻感。肿瘤大小不一，常单发，多发时称脂肪瘤病。镜下与正常脂肪组织的主要区别在于有包膜和纤维间隔。脂肪瘤一般无症状，极少恶变，手术易切除。

（2）脉管瘤 分为血管瘤（hemangioma）及淋巴管瘤（lymphangioma）两类。其中血管瘤最常见，多为先天性，常见于儿童的头面部皮肤。内脏血管瘤以肝脏最多见。血管瘤有毛细血管瘤、海绵状血管瘤、静脉性血管瘤等类型。肉眼观无包膜，呈浸润性生长，在皮肤或黏膜可呈突起的鲜红斑块，或呈暗红、紫红色，内脏血管瘤多呈结节状。血管瘤一般随身体发育而长大，成年后即停止发展，较小者可自然消退。淋巴管瘤由增生的淋巴管构成，内含淋巴液。淋巴管可呈囊性扩大并互相融合，内含大量淋巴液，称为囊状水瘤，多见于小儿颈部。

（3）平滑肌瘤（leiomyoma） 最多见于子宫，其次为胃肠道。瘤组织由形态比较一致的梭形平滑肌细胞构成。瘤细胞互相编织呈束状或呈栅状排列，核呈长杆状，两端钝圆，核分裂象少见。

（4）骨瘤（osteoma） 好发于头面骨，也可累及四肢骨，表现为局部隆起。镜下见肿瘤由成熟骨质组成，但失去正常骨质的结构和排列方向。

（5）软骨瘤（chondroma） 自骨膜发生并向外突起者，称外生性软骨瘤；发生于手足短骨和四肢长骨等骨干的骨髓腔内者，称内生性软骨瘤。切面呈淡蓝色或银白色，半透明，可有钙化或囊性变。镜下见瘤组织由成熟透明软骨组成，呈不规则分叶状。位于盆骨、胸骨、肋骨、四肢长骨或椎骨的软骨瘤易恶变，发生在指（趾）骨的软骨瘤极少恶变。

2. 间叶组织恶性肿瘤 间叶组织恶性肿瘤统称为肉瘤。肉瘤比癌少见，多发于青少年。肉眼呈结节状或分叶状。由于其生长较快，除浸润性生长外，也可挤压周围组织形成假包膜。肉瘤体积常较大，质软，切面多呈灰红色或灰白色，质地细腻而湿润，呈鱼肉状，故称肉瘤。肉瘤易发生出血、坏死、囊性变等继发改变。镜下，肉瘤细胞大多弥漫分布，不形成细胞巢，与间质分界不清，肉瘤细胞间有纤细的网状纤维。间质结缔组织少，但血管丰富，故肉瘤易发生血道转移。癌和肉瘤是最常见的恶性肿瘤类型，需要注意鉴别（表 11-2）。

表 11-2 癌与肉瘤的区别

	癌	肉瘤
组织来源	上皮组织	间叶组织
发病率	较常见，多见于 40 岁以上成年人	较少见，多见于青少年
大体特点	质较硬，色灰白，较干燥	质软，色灰红，湿润，呈鱼肉状
镜下特点	多形成癌巢，实质与间质分界清楚，纤维组织常有增生	多弥漫分布，实质与间质分界不清，间质内血管丰富，纤维组织少
网状纤维	癌细胞间多无网状纤维	肉瘤细胞间多有网状纤维
免疫组化	表达上皮标记，如 CK、EMA	表达间叶组织标记，如 vimentin
转移	多经淋巴道转移	多经血道转移

常见的肉瘤有以下几种。

（1）纤维肉瘤（fibrosarcoma） 来自纤维结缔组织的肉瘤，不多见，好发于四肢皮下组织。分化好的纤维肉瘤，细胞多呈梭形，异型性小，与纤维瘤有些相似；分化差者有明显异型性。纤维肉瘤分化好者生长缓慢，转移及复发少见；分化差者生长快，易发生转移，切除后易复发。

（2）脂肪肉瘤（liposarcoma） 是肉瘤中较常见的一种。多见于 40 岁以上的成年人，常发生在大腿及腹膜后等深部软组织。肉眼观多呈结节状或分叶状，表面常有一层假包膜，黄红色、有油腻感，有时可呈鱼肉状或黏液样外观。镜下，肿瘤细胞大小形态各异，以出现脂肪母细胞为特点，胞质内含有大小不等的脂肪空泡。病理类型包括高分化脂肪肉瘤、黏液样脂肪肉瘤、圆形细胞脂肪肉瘤、多形性脂肪肉瘤及去分化脂肪肉瘤等。

（3）横纹肌肉瘤（rhabdomyosarcoma） 在儿童中比较常见，主要见于 10 岁以下婴幼儿和儿童，成人少见。儿童好发于鼻腔、眼眶、泌尿生殖道等腔道器官，成年人多见于头颈部及腹膜后，偶见于四肢。肿瘤由不同分化阶段的横纹肌母细胞组成。免疫组化显示结蛋白和肌红蛋白阳性。分化较高者胞质内可见纵纹和横纹。病理类型包括胚胎性横纹肌肉瘤、腺泡状横纹肌肉瘤和多形性横纹肌肉瘤等。横纹肌肉瘤恶性程度均很高，生长迅速，易早期发生血道转移，如不及时治疗，预后极差。

（4）平滑肌肉瘤（leiomyosarcoma） 多见于子宫及胃肠道，中老年人多发。肉瘤细胞多呈梭形，呈轻重不等的异型性。核分裂象的多少对判定其恶性程度有重要意义。每 10 个高倍视野下核分裂象超过 10 个者，通常表明恶性，其他恶性特点还有肿瘤凝固性坏死、浸润邻近组织器官、高核浆比等。恶性程度高者手术后易复发，可经血道转移至肺、肝等器官。

（5）血管肉瘤（hemangiosarcoma） 起源于血管内皮细胞，有时又称恶性血管内皮瘤，可发生在各器官和软组织。发生在软组织者多见于皮肤，尤以头面部多见。肿瘤多隆起于皮肤，呈结节状或丘疹状，暗红或灰白色。肿瘤极易坏死、出血。镜下，分化好者，瘤组织形成大小不一、形状不规则的管腔，肿瘤性血管内皮细胞有不同程度的异型性，可见核分裂象；分化差者，瘤细胞常呈团片状增生，血管腔可不明显，瘤细胞异型性明显，核分裂象多见。恶性程度较高，常在局部淋巴结、肝、肺和骨等处形成转移。

（6）骨肉瘤（osteosarcoma） 起源于骨母细胞，是最常见的骨恶性肿瘤。常见于青少年，好发于四肢长骨，尤其是股骨下端和胫骨上端。肿瘤位于长骨干骺端，呈梭形膨大，切面灰白色、鱼肉状，常见出血、坏死，侵犯破坏骨皮质，并可侵犯周围组织。骨外膜常被瘤组织掀起，骨皮质和掀起的骨外膜之间形成三角形隆起，其间的新生骨小梁呈放射状排列，在X线上称为Codman三角和日光放射状阴影，是骨肉瘤的影像学特征。镜下，由明显异型性的梭形或多边形肉瘤细胞组成，瘤细胞可直接形成肿瘤性骨样组织或骨组织，是病理诊断骨肉瘤的重要依据。骨肉瘤呈高度恶性，生长迅速，常在发现时已血行转移至肺。

第四节 肿瘤对机体的影响及良恶性肿瘤的区别

肿瘤因其良恶性、大小及发生部位不同，对机体的影响也有所不同。早期或微小肿瘤常无明显临床表现，有时在尸体解剖时才被发现，如子宫微小平滑肌瘤和甲状腺微小癌。

一、良性肿瘤对机体的影响

良性肿瘤由于分化较成熟，生长缓慢，一般无浸润，不转移，往往对机体影响较小。但因其发生部位或有相应的继发改变，有时也可引起较为严重的后果。主要表现如下。

1.局部压迫和阻塞 这是良性肿瘤对机体的主要影响，例如突入肠腔的平滑肌瘤可引起肠梗阻或肠套叠，支气管壁的平滑肌瘤可引起严重的呼吸困难，颅内良性肿瘤（如脑膜瘤）可压迫脑组织引起相应的神经系统症状。

2.继发性改变 良性肿瘤也可发生继发性改变，并对机体造成不同程度的影响。例如肠的腺瘤、膀胱的乳头状瘤和子宫黏膜下肌瘤等肿瘤，表面可发生溃疡而引起出血和感染；支气管壁的良性肿瘤阻塞气道后，引起分泌物潴留，可导致肺部感染。

3.激素增多症状 内分泌腺的良性肿瘤因能引起某种激素分泌过多而对全身产生影响，例如垂体生长激素细胞腺瘤可分泌大量的生长激素，而引起巨人症或肢端肥大症；胰岛细胞瘤可分泌过多的胰岛素，而引起阵发性低血糖；甲状旁腺腺瘤可产生过多的甲状旁腺激素，导致纤维囊性骨炎等。

二、恶性肿瘤对机体的影响

恶性肿瘤由于分化不成熟，生长快，浸润破坏器官结构，引起功能障碍，还可发生转移，因而对机体影响严重。恶性肿瘤除可引起与上述良性肿瘤相似的局部压迫和阻塞等症状外，还可引起溃疡、出血、穿孔、顽固性疼痛等继发改变，甚至导致恶病质、死亡等严重后果。

1.继发性改变 肿瘤可因浸润、坏死而并发出血、穿孔、病理性骨折及感染。出血是引起医生或患者警觉的信号。例如，鼻咽癌的涕血，肺癌的咯血，胃癌的大便潜血，大肠癌的便血，子宫颈癌的阴道流血，肾癌和膀胱癌的无痛性血尿等。坏死可导致自然管道之间的瘘管形成（如食管癌的食管气管瘘）。胃肠道癌的穿孔可导致急性腹膜炎。肿瘤可压迫、浸润局部神经而引起顽固性疼痛。恶性肿瘤晚期患者因机体免疫力低下，常并发严重肺部感染而致死。

2. 恶病质　恶性肿瘤晚期，机体严重消瘦、无力、贫血和全身衰竭的状态称为恶病质（cachexia），可导致患者死亡。恶病质的发生可能主要是肿瘤组织本身或机体反应产生的细胞因子等作用的结果，如一些内源性细胞因子（如 TNF-α、IFN-γ、IL-1、IL-6 等）及肿瘤源性代谢因子（如蛋白分解诱导因子及脂肪动员因子等），可促进分解代谢和降低食欲等。

3. 异位内分泌综合征和副肿瘤综合征　有些非内分泌腺发生的肿瘤也能产生或分泌激素或激素类物质，引起内分泌紊乱而出现相应的临床症状，称为异位内分泌综合征（ectopic endocrine syndrome）。此类肿瘤称为异位内分泌肿瘤，多为恶性肿瘤，其中以癌为多。这类肿瘤可产生促肾上腺皮质激素、甲状旁腺激素、胰岛素等十多种激素，并引起相应激素过多的临床症状。由于肿瘤的产物或异常免疫反应所引起内分泌、神经等系统发生病变，出现相应临床表现，称为副肿瘤综合征（paraneoplastic syndrome）。这些表现不是由原发肿瘤或转移瘤直接引起，而是通过产生某种物质间接引起的。

三、良恶性肿瘤的区别

良性肿瘤和恶性肿瘤在生物学特性和对机体的影响上有明显不同。良性肿瘤一般对机体影响小，易于治疗，疗效好；恶性肿瘤危害较大，治疗措施复杂，疗效也不够理想。若将恶性肿瘤误诊为良性肿瘤，可能延误治疗或治疗不彻底；相反，如把良性肿瘤误诊为恶性肿瘤，可能导致过度治疗。因此，鉴别肿瘤的良、恶性具有重要意义。良性肿瘤与恶性肿瘤的区别见表 11-3。

表 11-3　良性肿瘤与恶性肿瘤的区别

	良性肿瘤	恶性肿瘤
分化程度	分化好，异型性小	分化差，异型性大
核分裂象	无或少见，不见病理性核分裂象	多见，并可见病理性核分裂象
生长速度	缓慢	较快
生长方式	膨胀性或外生性生长，常有包膜，与周围组织分界清楚，通常可推动	浸润性或外生性生长，多无包膜，与周围组织分界不清，通常不能推动
继发改变	很少发生出血、坏死	常发生出血、坏死、溃疡等
转移	不转移	常有转移
复发	手术切除后很少复发	手术切除等治疗后较多复发
对机体影响	较小，主要为局部压迫或阻塞作用。如发生在重要器官或特殊部位，也可引起严重后果	较大，除压迫、阻塞外，还可破坏器官组织，引起坏死、出血、合并感染，甚至造成恶病质、死亡

良性肿瘤与恶性肿瘤之间有时亦无绝对界限，我们将组织形态和生物学行为介于上述良、恶性之间的某些肿瘤称为交界性肿瘤（borderline tumor）。它们可表现为局部复发，但常不发生转移，如卵巢交界性浆液性囊腺瘤等，此类肿瘤多次复发后可逐渐向恶性发展。

恶性肿瘤的恶性程度也各不相同，有的较早发生转移，如鼻咽癌；有的转移较晚，如子宫内膜腺癌；有的几乎不发生转移，如皮肤的基底细胞癌。

此外，肿瘤的良恶性也并非一成不变。如上所述，某些良性肿瘤如不及时治疗，可转变为恶性肿瘤，称为恶变，如结肠腺瘤可恶变为腺癌。而极个别的恶性肿瘤（如黑色素瘤），有时由于机体免疫力增强等原因，可以停止生长甚至完全自然消退。儿童的神经母细胞瘤，有时能发育为成熟的神经细胞，甚至转移灶的瘤细胞也能继续分化成熟，使肿瘤停止生长而自愈。但这种情况毕竟是极少数，绝大多数恶性肿瘤不能自然逆转为良性。

第五节　肿瘤的病因学和发病学

肿瘤的病因包括外因和内因两方面。外因指来自周围环境中的各种可能致瘤因素；内因则泛指机体抗肿瘤能力的降低，或各种有利于外界致瘤因素发挥作用的机体内在因素。人类肿瘤的外因是引起肿瘤的重要条件，但能否引起肿瘤，则往往又取决于机体的内在因素。肿瘤从本质上来说是基因病，环境和遗传性致瘤因素是引起基因改变的始动环节。

一、肿瘤发生的分子生物学基础

恶性肿瘤的发生是一个长期的多因素参与的分阶段的过程。要使得细胞完全恶性转化，需要多个基因的改变。环境和遗传性致癌因素可能以协同或序贯的方式引起细胞非致死性的 DNA 损伤，从而引起几个原癌基因激活，两个以上肿瘤抑制基因功能丧失，凋亡调节基因功能紊乱，DNA 修复基因功能障碍，端粒酶激活，表观遗传和非编码 RNA 异常，使细胞出现多克隆性增殖；在进一步基因损伤基础上，发展为克隆性增殖；通过演进，形成具有不同生物学特性的亚克隆，获得浸润和转移的能力。

（一）原癌基因激活

最初在研究病毒与肿瘤的关系中发现，一些逆转录病毒（RNA 病毒）能导致动物发生恶性肿瘤，这些导致恶性肿瘤的基因组称为病毒癌基因（viral oncogene，v-onc）。正常细胞基因组中，有着与病毒癌基因十分相似的 DNA 序列，称为原癌基因（protooncogene），其编码的蛋白质对促进细胞生长增殖十分重要，主要包括细胞生长因子、生长因子受体、信号转导蛋白和转录因子等。原癌基因正常时不导致肿瘤发生。当原癌基因被激活后，能引起细胞发生恶性转化，此时称为癌基因（oncogene），如 c-MYC、c-RAS。此时，癌基因编码的蛋白质失去正常产物的生长调节作用，并且能够诱导细胞异常增殖和肿瘤产生。

原癌基因转化为细胞癌基因的过程，称为原癌基因激活。激活的方式主要有以下几种。

1. 点突变　例如促进细胞生长的信号转导蛋白的 RAS 基因 12 号密码子 GGC 发生单个碱基置换，突变为 GTC，导致 RAS 蛋白分子中的 12 号甘氨酸被缬氨酸取代，使该基因产物持续处于活性状态，导致细胞增生过度。

2. 染色体重排　包括染色体转位和倒转。原癌基因所在的染色体发生重排可以导致原癌基因的表达异常或结构与功能异常。例如，染色体转位使原癌基因处于强启动子控制之下，转录增强，过度表达。例如人 Burkitt 淋巴瘤的发生是因为位于 8 号染色体上的 c-MYC 转位到 14 号染色体编码免疫球蛋白重链（IgH）的基因位点上，造成 c-MYC 过度表达。或者原癌基因重组产生融合基因，导致细胞恶性转化。例如慢性粒细胞白血病中 9 号染色体上的原癌基因 abl 转位到 22 号染色体的 BCR 位点，导致 BCR 蛋白序列取代 ABL 蛋白的氨基端，形成一个具有异常酪氨酸激酶活性的 BCR / ABL 融合蛋白，导致细胞转化。

3. 基因扩增　是指基因过度复制，拷贝数增加，导致肿瘤细胞生长更快且侵袭性更强，如小细胞肺癌中 N-MYC 的扩增，乳腺癌中 HER2 的扩增。

（二）肿瘤抑制基因功能丧失

正常细胞内存在着另一类基因，与原癌基因编码的蛋白功能相反，能抑制细胞的生长，称为肿瘤抑制基因（tumor suppressor genes），又称抑癌基因（cancer suppressor genes）。其功能的丧失可能促进细胞的转化，导致肿瘤的发生。肿瘤抑制基因的灭活多数是通过等位基因的两次突变或缺失的方式实现的，也可能是由于基因的启动子过甲基化导致其表达障碍。目前研究最多的肿瘤抑制基因是 TP53 基因和 RB 基因，它们在调节细胞周期中起到重要作用。超过 50% 的人类肿瘤有 TP53 基因突变，突变的 TP53 基因丧失了控制细胞周期和凋亡的功能，使遗传信息受损的细胞进入增殖阶段，最终发展为恶性肿瘤。RB 基因与视网膜母细胞瘤和骨肉瘤等肿瘤相关。如果 RB 基因失活，RB 蛋白表达异常，受累的细胞就无障碍地进入 S 期，从而可能发生恶变。

（三）凋亡调节基因功能紊乱

近年来发现，调节细胞凋亡的基因在某些肿瘤的发生上也起重要的作用。细胞凋亡受复杂的分子机制调控，通过促凋亡分子（如 Bcl-2 家族中的 BAX、死亡受体家族成员、caspase 家族蛋白酶等）和抗凋亡分子（如凋亡抑制蛋白 IAP 家族成员 survivin、XIAP、c-IAP 等）之间的相互作用来实现。例如，B 细胞性淋巴瘤/白血病家族中的 BCL-2 蛋白可以抑制凋亡，BAX 蛋白则可以促进细胞凋亡，正常情况下两种蛋白在细胞内保持平衡，如 BCL-2 基因过多表达，使 B 细胞免于凋亡而长期存活，加之其他基因突变，则发展为淋巴瘤。

（四）DNA 修复基因功能障碍

电离辐射、化学物质等致癌物可引起 DNA 损伤如果超过了细胞耐受的范围，细胞就发生凋亡；如果只是引起轻微的 DNA 损害，可通过正常细胞内的 DNA 修复机制予以修复。这对维持机体遗传基因的稳定至关重要。在一些遗传性 DNA 修复调节基因突变或缺失的人群中，恶性肿瘤的发病率极高。例如，遗传性非息肉病性结直肠癌综合征患者，由于 DNA 错配修复基因缺陷，不能修复单链 DNA 在复制时发生的碱基错配，导致结直肠癌。

二、环境致瘤因素及其作用机制

环境致瘤因素包括化学性、物理性及生物性致瘤因素等，它们通过影响上述分子途径导致肿瘤发生。可引起恶性肿瘤的致瘤因子称为致癌物（carcinogen）。致癌物起启动（initiation）作用（或称激发作用），引起癌症发生过程中的始发变化。某些本身无致癌性的物质，可以增加致癌物的致癌性，这些物质称为促癌物（promoter）。

（一）化学因素

目前已知对动物有致瘤作用的化学物质有 1000 多种，其中有些可引起人类肿瘤。

1. 间接化学致癌物　大多数化学致癌物本身不活跃，进入体内代谢后转化为能与 DNA 起作用的致癌物，称间接化学致癌物（indirect-acting chemical carcinogens）。

（1）多环芳烃　包括苯并芘、甲基胆蒽等，存在于石油、煤焦油、煤烟、汽车排出的废气、烟草燃后的烟雾及熏烤肉等食品中。这类物质与肺癌、胃癌等的高发病率有关。

（2）**芳香胺类**　橡胶工人和印染厂工人的膀胱癌发病率高与乙苯胺、联苯胺有关。过去食品工业中使用的氨基偶氮染料（奶油黄、猩红）可引起肝癌。

（3）**亚硝胺类**　亚硝酸盐常见于肉类食品的保鲜剂与着色剂中，又可由细菌分解硝酸盐而产生，具有广泛的致癌谱，能引起各种肿瘤，如肝、肾、肺、食管、胃、肠等的肿瘤。我国河南林县食管癌发病率高与食物中亚硝胺含量高有关。

（4）**黄曲霉毒素**　黄曲霉菌广泛存在于霉变的食物中，其中黄曲霉毒素 B_1 的致癌性最强，这种毒素主要诱发肝细胞性肝癌。

2. 直接化学致癌物　少数化学致癌物能直接与细胞 DNA 作用引起体细胞突变，称直接化学致癌物（direct-acting chemical carcinogens）。这类致癌物为弱致癌剂，主要有烷化剂和某些微量元素，如环磷酰胺可诱发白血病，镉与前列腺癌、肾癌有关，砷和镍分别可诱发人类皮肤癌、鼻咽癌等。

（二）物理因素

电离辐射是主要的物理性致癌因素。此外，紫外线、热辐射和异物亦可能与促癌有关。

1. 电离辐射　X 射线、γ 射线和亚原子微粒等辐射可引起肿瘤。如日本广岛、长崎原子弹爆炸后，幸存者中肿瘤发病率增高，特别是白血病。辐射能使 DNA 断裂、易位和点突变，导致癌基因激活和抑癌基因失活。

2. 紫外线　长期照射可引起皮肤鳞状细胞癌、基底细胞癌和恶性黑色素瘤。紫外线可使 DNA 中相邻的两个嘧啶连接形成二聚体，造成 DNA 分子复制错误。

3. 石棉纤维　可引起肺癌和胸膜间皮瘤，主要与石棉纤维中铁离子产生的氧自由基导致 DNA 损伤有关。

（三）生物因素

生物性致癌因素主要是病毒。能引起人或动物发生肿瘤的病毒称为肿瘤病毒。已知肿瘤病毒有数百种，其中一些与人类肿瘤有关，包括 DNA 肿瘤病毒和 RNA 肿瘤病毒。此外，细菌与寄生虫也与一些肿瘤的发生关系密切。

1. DNA 肿瘤病毒　与人类肿瘤密切相关的 DNA 病毒有：①人乳头瘤病毒（HPV）：与子宫颈癌、皮肤癌、肺癌等关系密切。近来实验研究发现，90% 的宫颈癌标本中可检出 HPV-DNA，以 16 和 18 亚型较为常见；②EB 病毒（EBV）：与 Burkitt 淋巴瘤和鼻咽癌发生有关；③乙型肝炎病毒（HBV）：HBV 感染者发展为肝细胞性肝癌的概率是未感染者的 200 倍。

2. RNA 肿瘤病毒　RNA 肿瘤病毒是逆转录病毒，可分为急性转化病毒和慢性转化病毒。急性转化病毒含有病毒癌基因，如 v-src、v-abl、v-myb 等，当其感染细胞后，在逆转录酶的作用下，病毒 RNA 逆转录成互补 DNA，然后整合到宿主 DNA 中并表达，导致细胞恶性转化；慢性转化病毒本身不含癌基因，但含有促进基因转录的启动子或增强子，可激活原癌基因并使其高度表达。RNA 肿瘤病毒可诱发白血病、肉瘤、淋巴瘤和乳腺癌等，如人类 T 细胞白血病/淋巴瘤病毒 I 型（HTLV-1）与成人 T 细胞白血病/淋巴瘤有关。

3. 细菌与寄生虫　幽门螺杆菌感染与胃黏膜相关淋巴组织结外边缘区淋巴瘤（MALT 淋巴瘤）及胃癌的发生有密切关系，血吸虫感染可能引起膀胱癌和结肠癌。

三、肿瘤发生的内因及其作用机制

肿瘤发生和发展除了受外界致瘤因素的作用外，机体的内在因素也起着重要作用，包括遗传因素、机体的免疫状态、内分泌因素等。

（一）遗传因素

遗传因素在一些肿瘤的发生中起重要作用。由于染色体或基因异常，导致此类人群患肿瘤的机会明显增加。

1. 常染色体显性遗传性肿瘤综合征　包括家族性腺瘤性息肉病、神经纤维瘤病、视网膜母细胞瘤、肾母细胞瘤、神经母细胞瘤等，有明显家族史，以常染色体显性遗传形式出现。现已知发生遗传性基因突变或缺失的都是肿瘤抑制基因，如 RB、TP53、APC 等，这类肿瘤的发生需要二次突变。

2. 常染色体隐性遗传性肿瘤综合征　如毛细血管扩张性共济失调症患者易发生急性白血病和淋巴瘤，Bloom 综合征（先天性毛细血管扩张性红斑及生长发育障碍）患者易发生白血病及其他肿瘤，着色性干皮病患者易患皮肤癌、恶性黑色素瘤等。这些疾病的特点是 DNA 修复基因异常。

3. 肿瘤的遗传易感性　一些肿瘤具有明显的家族聚集现象，如乳腺癌、肝癌、鼻咽癌、胃肠癌、食管癌等，可能与多因素遗传有关。

（二）免疫因素

正常机体存在免疫监视功能，可以发现并清除恶性转化细胞，起到抗肿瘤的作用。机体的抗肿瘤免疫反应主要是细胞免疫。参加细胞免疫的效应细胞主要有细胞毒性 T 淋巴细胞（cytotoxic T lymphocyte，CTL）、自然杀伤（NK）细胞和巨噬细胞等。激活的 CTL 通过细胞表面 T 细胞受体识别与 MHC 分子组成复合物的肿瘤特异性抗原，释放酶以杀伤肿瘤细胞；NK 细胞激活后可溶解多种肿瘤细胞；巨噬细胞激活后可产生肿瘤坏死因子，参与杀伤肿瘤细胞。免疫系统功能低下者，肿瘤发生概率增加，如 AIDS 患者常发生 Kaposi 肉瘤和非霍奇金淋巴瘤。因此在肿瘤的治疗中，提高机体的免疫功能可抑制肿瘤的发生发展，免疫治疗已成为肿瘤综合治疗的重要组成部分。

（三）其他因素

1. 内分泌因素　内分泌功能的紊乱与一些肿瘤的发生有一定关系，例如雌激素水平过高可诱发乳腺癌、子宫内膜癌等，雄激素与前列腺癌的关系密切。激素致癌的可能机制是：调节与细胞分裂有关的基因表达，促进 DNA 合成；调节与细胞周期有关的调节蛋白，影响细胞的增生；刺激生长因子表达，促进肿瘤发生。这些肿瘤可结合内分泌治疗。

2. 性别和年龄　肺癌、肝癌、胃癌、食管癌、鼻咽癌多见于男性，生殖系统、乳腺、甲状腺的肿瘤多见于女性。癌多见于 40 岁以上的人群，肉瘤多见于青少年，肾母细胞瘤、视网膜母细胞瘤、神经母细胞瘤多见于婴幼儿。

3. 种族与地理因素　一些肿瘤在不同种族发病率有明显差异。如日本胃癌发病率高，欧美国家乳腺癌发病率高，我国广东、广西鼻咽癌发病率高。说明肿瘤与种族有一定关系，且地理和生活习惯也可能起到一定作用。

第六节 常见恶性肿瘤举例

一、肺癌

肺癌（carcinoma of the lungs）是最常见的恶性肿瘤之一，其发病率和死亡率呈上升趋势，在多数发达国家居癌症死因的首位。40 岁以上男性好发，近年来女性发病率逐渐增高。肺癌早期常无明显的临床症状，肿瘤进展过程中出现咳嗽、咳痰、痰中带血、胸痛、发热和气促等非特异性症状，易被忽视。

（一）病因

1. 吸烟 国际上公认吸烟是肺癌最危险的致病因素之一。大量研究证明，严重吸烟者比不吸烟者肺癌发病率高 20 倍。烟草燃烧产生的烟雾中含有化学物质超过一千种，其中已确定的致癌物有氰化物、3,4- 苯并芘、尼古丁、焦油等。烟草中还有不少的微量元素，如砷、镉、镍、铬等，也是明显的致癌原。

2. 大气与空气的污染 工业废气、汽车尾气、燃料燃烧和烹饪过程中排放含有较高浓度的苯并芘、二乙基亚硝胺及砷等致癌物，与肺癌发生关系密切。此外，家居装饰材料散发的甲醛、氡和氡子体正日渐成为肺癌发生的新危险因素。

3. 职业因素 长期接触铀、锡等放射性物质或吸入含石棉、人造矿物纤维、煤焦油、砷、镉、镍等的化学致癌粉尘均可诱发肺癌。

（二）病理变化

1. 肉眼类型

（1）中央型（肺门型） 最为常见，占肺癌的 60%～70%。肿瘤发生于主支气管或叶支气管，位于肺门部。早期，病变支气管壁弥漫增厚或长出息肉状、乳头状物突出于管腔内，使管腔狭窄或闭塞。肿瘤继续生长，破坏支气管壁向周围肺组织浸润、扩展，可在肺门部形成包绕支气管的巨大肿块。

（2）周围型 占肺癌的 30%～40%，肿瘤发生于肺段或其远端支气管，在靠近胸膜的肺周边部形成结节状或球形肿物（图 11-5），直径多在 2～8cm。可侵犯胸膜，引起胸痛、血性胸腔积液。

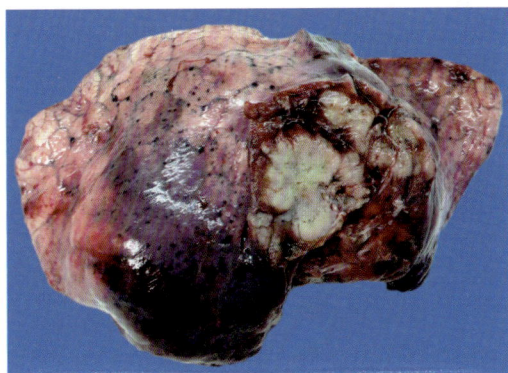

图 11-5 周围型肺癌
肿块呈结节状，灰白色，位于肺的周边部

（3）弥漫型 较少见，仅占肺癌的 2%～5%，起源于末梢的肺组织，沿肺泡管、肺泡弥漫性浸润生长，散布于整个或部分肺叶，呈粟粒大小的结节，易与肺转移癌混淆。

2. 组织学类型 肺癌组织学类型复杂多样，根据 WHO 肺肿瘤组织学分类，将肺癌分为腺癌、鳞状细胞癌、神经内分泌肿瘤、大细胞癌、腺鳞癌、肉瘤样癌、涎腺型肿瘤及其他不能分类的癌等。简单介绍如下几种临床常见类型。

（1）腺癌 常见类型，近年来其发病率有明显升高趋势，中青年女性多见，且多为非吸烟者。通常发生于较小支气管上皮，以周围型肺癌常见，易发生血道转移。组织学亚型较多，包括附壁状腺癌、腺泡状腺癌、乳头状腺癌、微乳头状腺癌、实性腺癌、黏液腺癌、胶样腺癌、胎儿性腺癌及肠型腺癌等。

（2）鳞状细胞癌　常见类型，所占比例因近年肺腺癌增多而下降。多见于中老年男性，与吸烟关系非常密切。以中央型肺癌多见。根据分化程度可分为高分化、中分化和低分化三种类型。

（3）神经内分泌肿瘤　包括小细胞癌、大细胞神经内分泌癌、典型类癌及非典型类癌等。小细胞癌常见，高度恶性，常见于中老年男性，多有吸烟史。多发于肺门附近的大支气管，倾向于黏膜下层生长，常侵犯管外肺实质，易与肺门、纵隔淋巴结融合成团块。癌细胞生长迅速，侵袭力强，远处转移早，存活期大多不超过一年。手术切除效果差，但对放疗和化疗比较敏感。光镜下，癌细胞呈弥漫分布或呈片状、条索状排列，癌细胞小，多为圆形、卵圆形或短梭形，胞质少，类似淋巴细胞或燕麦样，故有燕麦细胞癌之称。

（三）扩散途径

1. 直接蔓延　肿瘤生长可造成支气管腔阻塞，也可直接蔓延侵入邻近肺组织，还可以侵及胸腔内其他器官及胸壁。

2. 转移　肺癌的淋巴道转移常见，常转移至肺门、纵隔、锁骨上、腋窝等处淋巴结。血道转移是常转移至脑、骨骼、肾上腺等部位。小细胞癌和腺癌的血道转移较鳞状细胞癌更常见。

二、食管癌

食管癌（carcinoma of the esophagus）是食管黏膜上皮或腺体发生的恶性肿瘤。40岁以上男性患者多见，我国华北地区高发，河南林县为主要高发区。食管癌早期，尚无明显症状，随病情进展出现进行性吞咽困难。食管癌属中医学"噎膈"的范畴。

（一）病因

关于食管癌的病因尚无确切的定论，目前认为主要与以下因素有关：

1. 生活习惯　长期食用过热、过硬、粗糙的食物，或是长期吸烟、喝酒，以及营养缺乏等，都可刺激和损伤食管黏膜，诱发食管癌。长期食用腌制食品，如酸菜，也易诱发食管癌，因此类食物中含有的亚硝胺化合物具有很强的致癌作用。

2. 微量元素　环境中铜、钼、锌、镍等微量元素含量低的地区是我国食管癌高发区。如钼是硝酸盐还原酶的成分，可降低植物中硝酸盐的含量，缺钼可使农作物中硝酸盐的含量增高。

3. 遗传易感性　我国食管癌的高发地区有着明显的家族性聚集现象。

（二）病理变化

食管癌好发于食管的三个生理性狭窄处，以食管中段最常见，下段次之，上段最少，分为早期和中晚期两类。

1. 早期食管癌　指癌组织局限于食管黏膜下层以内，未侵及肌层，无淋巴结转移，术后五年存活率可达90%。肉眼观，病变处黏膜轻度糜烂或表面呈颗粒状、微小乳头状。光镜下，绝大部分为鳞状细胞癌。

2. 中晚期食管癌　指癌组织侵及食管肌层或已至外膜或管壁外。根据肉眼形态可分为四型：①髓质型：最常见，癌组织在食管壁内浸润性生长，管壁增厚，切面灰白，质地较软，表面见深浅不等的溃疡，多累及食管大部分或全周；②蕈伞型：癌组织呈卵圆形肿块，蘑菇样突入食管腔内，表面多有浅溃疡，常累及食管周的一部分或大部分（图11-6）；③溃疡型：癌组织表面呈大而深的溃疡，常深达肌层，边缘隆起，底部凹凸不平。多浸润食管管周的一部分；④缩窄型：癌组织在食管壁内浸润性生长，多累及食管全周，同时伴明显纤维组织增生致食管局部环形狭窄，质地较硬。光镜下，可分为鳞状细胞癌、腺癌、腺棘癌和腺鳞癌、小细胞癌等，其中以鳞状细胞癌最常见，约占90%。

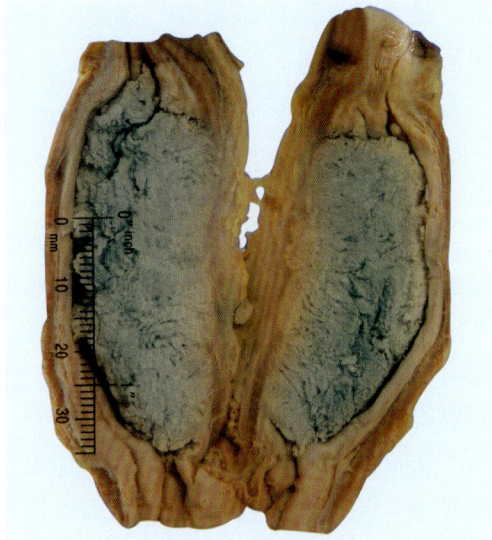

图11-6 食管癌
食管中段卵圆形灰白色肿块突入管腔并浸润管壁

（三）扩散途径

1. 直接蔓延 食管上段癌可侵及喉、气管及甲状腺组织，中段癌可侵及支气管、胸导管及肺等，下段癌可侵及贲门及心包等处。

2. 转移

（1）淋巴道转移 是最常见的扩散途径。根据食管淋巴引流途径，上段癌常转移到颈部及上纵隔淋巴结；中段癌常转移到食管旁及肺门淋巴结；下段癌常转移到食管旁、贲门及腹腔淋巴结。

（2）血道转移 多发生于晚期病例，转移部位以肝及肺较常见。

三、原发性肝癌

原发性肝癌（primary carcinoma of the liver）是肝细胞或肝内胆管上皮细胞发生的恶性肿瘤，简称肝癌，为我国常见的恶性肿瘤之一。发病年龄多在中年以上，男多于女。早期肝癌无临床症状，故临床发现时往往已经是晚期。近年来广泛应用血清甲胎蛋白（AFP）检测及影像学检查，明显提高了早期肝癌的检出率。晚期肝癌患者的常见症状有肝大、肝区疼痛、黄疸、腹水、进行性消瘦等。

（一）病因

肝癌的病因尚不清楚，但与肝癌有关的危险因素有乙型肝炎病毒与丙型肝炎病毒感染、肝硬化、酒精、黄曲霉毒素 B_1 和亚硝胺类化合物、华支睾吸虫感染等。

（二）病理变化

1. 肉眼类型

（1）早期肝癌 亦称小肝癌，是指单个癌结节最大直径或两个癌结节合计最大直径小于3cm的原发性肝癌。癌结节多呈球形或分叶状，与周围组织分界较清楚，切面灰白色，无出血、坏死。

（2）晚期肝癌 肝脏明显肿大，重量增加，可达2000～3000g甚至以上。肉眼形态可分为：①巨块型：肿瘤多位于肝右叶，体积巨大，直径常超过10cm，质地较软，切面中心常有出血、坏死，瘤体周边常有多少不等的卫星状癌结节，不合并肝硬化或仅合并轻度肝硬化；②多结节型：最常见，癌结节散在、多个，呈圆形、椭圆形，大小不等，通常合并肝硬化（图11-7）；③弥漫型：癌组织在肝内弥漫分布，无明显结节形成，通常在肝硬化的基础上发生，易与肝硬化相混淆。

2. 组织学类型 肝癌有三种组织学类型：①肝细胞癌：最多见，来源于肝细胞。高分化者的癌细胞类似于肝细胞，可分泌胆汁，癌细胞可排列成梁索状、腺管状、巢状。低分化者的癌细胞异型性明显，细胞大小不等，形态不

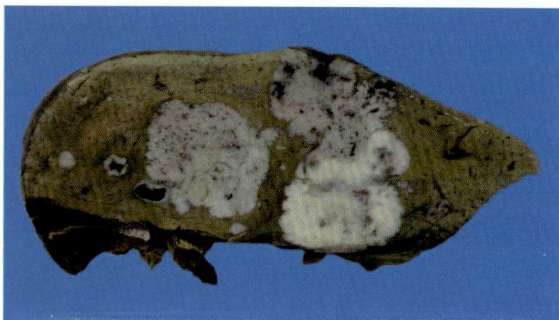

图 11-7 巨块型肝癌
肝切面见 3 个较大灰白色癌结节和多个小癌结节

一；②胆管细胞癌：较少见，来源于肝内胆管上皮细胞，癌细胞呈腺管状结构，分泌黏液，腺管间有较丰富的纤维性间质；③混合细胞型肝癌：最少见，具有肝细胞癌和胆管细胞癌两种成分。

（三）扩散途径

肝细胞癌首先在肝内蔓延和转移，癌细胞常沿门静脉播散，在肝内形成转移癌结节，还可逆行蔓延至肝外门静脉主干，形成较大的癌栓，有时可阻塞管腔引起门静脉高压。肝外转移主要通过淋巴道转移至肝门淋巴结、上腹部淋巴结和腹膜后淋巴结。晚期可通过肝静脉转移至肺、肾上腺、脑及骨等处。癌细胞也可从肝表面脱离，种植至腹膜、膈等处。

四、乳腺癌

乳腺癌（breast carcinoma）是来源于乳腺导管和小叶上皮的恶性肿瘤，为女性最常见的恶性肿瘤，多发生于40～60岁，近年来发病趋于年轻化。

（一）病因

乳腺癌的病因是多方面的，包括遗传、雌激素的持续刺激、进食富于动物脂肪和蛋白质的高热量饮食、缺乏体力活动、未生育、生育晚或生育次数少、未哺乳等。

（二）病理变化

乳腺癌最常发生在乳腺的外上象限，其次为乳腺中央区。肉眼观，肿瘤大小不一，质地较硬，与周围组织分界不清，切面灰白色或灰黄色，移动度差。常有乳头下陷和橘皮样外观。

乳腺癌组织学形态复杂，类型较多，主要分为非浸润性癌和浸润性癌两大类。

1. 非浸润性癌（原位癌） 可分为导管原位癌和小叶原位癌。导管原位癌发生于乳腺小叶的终末导管，导管不同程度扩张，癌细胞局限于扩张的导管内，呈筛状、微乳头状或实性排列，导管基底膜完整。部分导管原位癌可见淡黄色坏死灶，挤压时似皮肤的粉刺而被称为粉刺癌（图11-8）。小叶原位癌发生于乳腺小叶的末梢导管和腺泡。扩张的乳

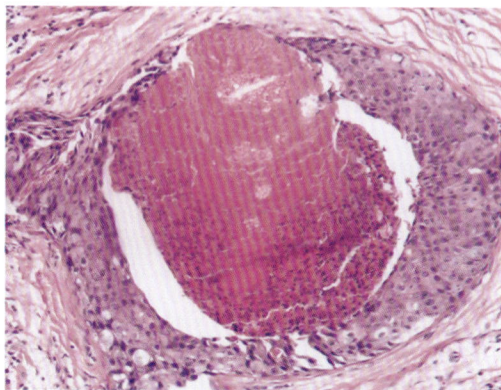

图 11-8 乳腺导管原位癌
癌细胞位于扩张的导管内；实性排列，中央有大片坏死

腺小叶末梢导管和腺泡内充满黏附性差的实性排列的癌细胞，大小形态较一致，核圆形或卵圆形，核分裂象罕见。增生的癌细胞未突破基底膜。一般无坏死。

2. 浸润性癌　包括：①浸润性导管癌，最多见，癌细胞破坏乳腺导管基底膜，向周围间质呈浸润性生长，排列呈条索状、巢状和小梁状，癌细胞异型性明显，核分裂象多见，局部可见肿瘤细胞坏死（图11-9）。②浸润性小叶癌：由小叶原位癌穿透基底膜向间质浸润所致。③特殊类型的浸润性癌：包括髓样癌、小管癌、黏液癌、分泌性癌、实性乳头状癌等；患者预后较差的类型包括浸润性微乳头状癌、大汗腺癌、化生性癌、真性乳癌、富脂细胞癌等。

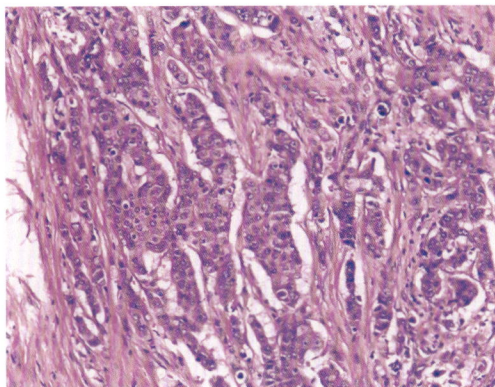

图 11-9　乳腺浸润性导管癌
癌细胞排列成条索状，异型性明显，在间质内浸润性生长

（三）扩散途径

1. 直接蔓延　癌细胞可沿导管周围组织间隙侵犯脂肪组织、筋膜、胸大肌、胸小肌，甚至胸壁等。

2. 淋巴道转移　是乳腺癌最常见的转移方式。首先转移到同侧腋窝淋巴结，晚期可相继转移至锁骨下、锁骨上淋巴结。位于内上象限的乳腺癌可转移至纵隔淋巴结，少部分病例可转移至对侧腋窝淋巴结。

3. 血道转移　晚期癌细胞可经胸导管或直接侵入乳腺内小静脉转移到肺、骨、肝、脑等组织或器官。

五、子宫颈癌

子宫颈癌（cervical carcinoma）是子宫颈上皮发生的恶性肿瘤，是女性生殖系统最常见的恶性肿瘤，好发于40～60岁女性。早期子宫颈癌可无症状，随病情进展，患者出现阴道不规则流血及接触性出血。近年来，由于宫颈脱落细胞学检查的推广普及，许多癌前病变和早期浸润癌被及时诊断和治疗，患者生存率明显提高。

（一）病因

子宫颈癌的主要病因是人乳头瘤病毒（HPV）的感染。此外，还有一些因素能增加HPV持续感染及发展为宫颈肿瘤的可能性，如多产、长期口服避孕药、多个性伴侣、某些性传播疾病、包皮垢刺激等。

（二）病理变化

子宫颈癌多发生于宫颈鳞状上皮和柱状上皮交界处。其演变过程经历了上皮异型增生－原位癌－浸润癌。

1. 肉眼类型　分为四型：①糜烂型：病变处黏膜潮红，呈颗粒状，质脆，触之易出血，多属原位癌和早期浸润癌；②内生浸润型：癌组织向宫颈深部浸润性生长，宫颈前后唇增厚变硬，表面常光滑，妇检时常漏诊；③外生菜花型：癌组织在宫颈表面生长，形成菜花状或乳头状肿物，表面常有坏死和浅表溃疡形成（图 11-10）；④溃疡型：癌组织表面形成大的火山口状溃疡。

2. 组织学类型　主要为鳞状细胞癌和腺癌两型。最常见的为鳞状细胞癌，依据其进展过程，分为早期浸润癌和浸润癌。早期浸润癌是指癌细胞浸润间质的深度不超过基底膜下 5mm，无血管浸润，无淋巴道转移，需与 CIN Ⅲ 鉴别。浸润癌指癌组织明显浸润间质，超过基底膜下 5mm 者。

（三）扩散途径

1. 直接蔓延　肿瘤向上可破坏整个子宫颈，但少见子宫体受累；向下可累及阴道穹隆部及阴道壁；向两侧可侵犯双侧阔韧带及盆腔组织；向前侵犯膀胱，向后侵犯直肠，常可形成子宫膀胱瘘或子宫直肠瘘。

2. 淋巴道转移　最为多见。首先转移至子宫旁淋巴结，然后依次至闭孔、髂内、髂外、髂总、腹股沟及骶前淋巴结，晚期可转移至锁骨上淋巴结。

3. 血道转移　较少见，晚期可经血道转移至肺、骨及肝等。

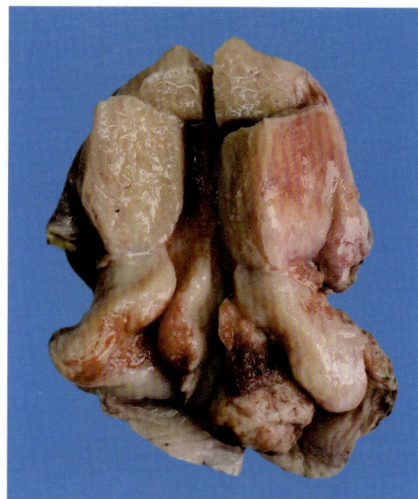

图 11-10　外生菜花型子宫颈癌
宫颈表面形成菜花状肿物，伴有糜烂、出血

第十二章
脏器功能衰竭

第一节　心力衰竭

在各种致病因素作用下，心脏收缩和（或）舒张功能障碍，使心输出量绝对或相对减少，以致不能满足组织代谢需要的病理生理过程，称为心力衰竭（heart failure, HF），又称泵衰竭（pump failure）。心力衰竭各种临床表现的病理生理基础是心输出量不足所致的缺血及静脉回流障碍所致的淤血。

一、心力衰竭的病因和分类

（一）心力衰竭的病因

心力衰竭是多种心血管疾病发展到终末阶段的共同结果，心肌舒缩功能障碍或心脏负荷过重是其始动环节。

1. 心肌舒缩功能障碍

（1）心肌病变　如心肌炎、心肌梗死、心肌病和心肌纤维化等。

（2）心肌能量代谢障碍　如冠状动脉粥样硬化、严重贫血、低血压和严重维生素 B_1 缺乏等。

2. 心脏负荷过重

（1）压力负荷过重　亦称后负荷过重，是指心脏收缩时所承受的负荷增加，使收缩期心腔压力过高。左心室压力负荷过重主要见于高血压、主动脉瓣狭窄等，右心室压力负荷过重主要见于肺动脉高压、肺动脉瓣狭窄等。

（2）容量负荷过重　亦称前负荷过重，是指心脏舒张末期心室容积增加，使心肌室壁张力过高。左心室容量负荷过重主要见于二尖瓣和（或）主动脉瓣关闭不全，右心室容量负荷过重主要见于三尖瓣和（或）肺动脉瓣关闭不全、室间隔缺损。高动力循环状态时，左、右心室容量负荷都增加。

（二）心力衰竭的诱因

凡是能使心肌耗氧量增加和（或）供氧减少的因素皆可能成为心力衰竭的诱因。常见诱因有：①感染：各种感染，特别是呼吸道感染是心力衰竭最常见的诱因。其机制为：发热使心肌耗氧量增加；心率加快使舒张期缩短，既减少冠状动脉供血，又引起心室充盈不足；病原微生物及其产物直接损伤心肌；呼吸道感染也可因肺通、换气障碍而使肺血管阻力增加，从而加重右心室后负荷等。②心律失常：尤其是快速型心律失常时，心肌耗氧量增加，心室充盈障碍，冠状动脉血液灌流不足，可诱发心力衰竭。③其他诱因：酸碱平衡及电解质代谢紊乱、妊娠与分娩、过度劳累、情绪激动、输液过多过快、甲状腺功能亢进、洋地黄中毒、创伤及手术等也可诱发心力衰竭。

（三）心力衰竭的分类

1. 按发生部位分类

（1）左心衰竭　左心室病变发生率较高，故左心衰竭最为常见，肺淤血、肺水肿、呼吸困难为其临床病理特征，常见于高血压病、冠心病、风湿性心脏病等。

（2）右心衰竭　体循环淤血、静脉压上升、下肢甚至全身水肿等为右心衰竭的主要临床表现，常见于肺动脉高压、大面积肺栓塞、慢性阻塞性肺疾病、某些先天性心脏病和二尖瓣狭窄等病变。

（3）全心衰竭　指左、右心功能都衰竭，临床上有左右两侧心力衰竭的表现，见于心肌炎或长期左心衰竭使右心室负荷过重并发右心衰竭。

2. 按左室射血分数分类

（1）射血分数降低性心衰（HF with reduced EF，HFrEF）　左室射血分数（left ventricular ejection fraction, LVEF）指搏出量占左室舒张末期容积的比例，健康成年人为 55%～65%，是临床上评价大多数心衰患者左心室收缩能力的首选指标。LVEF＜40% 者为 HFrEF，即传统概念的收缩性心力衰竭，常见于冠心病和心肌病。

（2）射血分数保留性心衰（HF with preserved EF，HEpEF）　特点是 LVEF≥50%，常常存在左室肥厚或左房扩大，充盈压增高导致静脉淤血，心室舒张功能降低，以前称为舒张性心力衰竭，常见于高血压伴左室肥厚、肥厚性心肌病、缩窄性心包炎等。

（3）中间范围射血分数心衰（HF with mid-range EF，HFmrEF）　LVEF 处于 40%～49% 之间，这些患者通常以轻度收缩障碍为主，同时伴有舒张功能障碍。

3. 按心输出量的高低分类

（1）低输出量性心力衰竭　最常见。发生心力衰竭时心输出量低于正常水平，多见于心瓣膜病、冠心病、心肌炎和高血压性心脏病等引起的心力衰竭。

（2）高输出量性心力衰竭　患者的心输出量较发病前有所下降，但其绝对值仍接近或高于正常水平，尽管如此，仍不能满足患者异常增高的代谢需要，因此称为高输出量性心力衰竭。此型多继发于"高动力循环状态"，如甲亢、严重贫血、维生素 B_1 缺乏和动-静脉瘘等。

心力衰竭还可按发生速度分为急性心力衰竭和慢性心力衰竭。当心力衰竭呈慢性经过，并伴有血容量和组织间液增多及静脉系统严重淤血时，又称充血性心力衰竭。

二、心力衰竭时机体的代偿反应

心肌舒缩功能受损或心脏负荷过重时，机体可首先引起神经-体液机制激活，在其介导下使心脏本身及心外组织器官发生一系列代偿性活动。其中，心脏本身的代偿意义在于保证心输出量，心外组织器官的代偿则是为了适应心输出量的降低。

（一）神经-体液调节机制激活

神经-体液调节机制激活是心功能减退时调节心内外代偿与适应的基本机制，但其长期慢性激活通过促进心室重构、加重心肌损伤而成为导致心力衰竭发生与发展的关键途径。在神经－体液调节机制中，最为重要的是交感－肾上腺髓质系统和肾素－血管紧张素－醛固酮系统的激活。

1. 交感－肾上腺髓质系统兴奋　心功能受损时，心输出量减少可使交感－肾上腺髓质系统兴奋，儿茶酚胺分泌增多，既可使心率加快、心肌收缩性增强，提高心脏自身的泵血功能，又可通过外周血流重新分配，保障心脑等重要器官血供。但长期过度激活，增加外周血管阻力，加重心脏后负荷，内脏器官供血不足引起其代谢、功能和结构改变，成为导致心力衰竭恶化的重要因素。

2. 肾素－血管紧张素－醛固酮系统的激活　心输出量的减少也可激活肾素－血管紧张素－醛固酮系统，其中，血管紧张素Ⅱ（Ang Ⅱ）既可增强交感－肾上腺髓质系统的心血管效应，又可刺激内皮素的合成和释放，后者具有强烈的缩血管和正性肌力作用；Ang Ⅱ还是致心室重构的主要因子，促进心肌和非心肌细胞肥大或增殖。另外，醛固酮除可加强对钠和水的重吸收外，还可作用于心脏成纤维细胞，促进胶原合成和心室重构。

（二）心脏的代偿反应

1. 心率加快　这是一种快速型代偿反应。心率加快在一定范围内可以提高心输出量，但超过一定限度（成人 >180 次 / 分）时，则失去代偿作用，其原因是：心率加快，心肌耗氧量增加；舒张期明显缩短，影响冠脉血供和心室充盈。

2. 心脏紧张源性扩张　这是心脏病尤其是伴有前负荷增大时，机体增加心搏出量的一种重要代偿方式（异长自身调节）。在一定范围内（肌节长度为 1.7～2.2μm），随肌节长度增加，收缩力逐渐加大，这种心室扩张、容量加大并伴有收缩力增强的心脏扩张，称为紧张源性扩张。心肌收缩力增强与有效横桥数目逐渐增多有关，有利于将心室内过多的血液及时泵出。当肌节长度为 2.2μm 时，有效横桥数目最多。

当心室扩张肌节长度超过 2.2μm 时，其收缩力随着心脏扩张反而下降，这种伴有心肌收缩力下降的心脏扩张称为肌源性扩张，是一种代偿失调后出现的扩张。

3. 心肌收缩性增强　心功能受损时，交感－肾上腺髓质系统兴奋，儿茶酚胺分泌增多，激活 β－肾上腺素受体，导致心肌胞质 Ca^{2+} 升高，使心肌收缩性增强（等长调节）。但慢性心力衰竭时，心肌细胞 β－肾上腺素受体减敏，对儿茶酚胺反应性降低，使正性肌力作用减弱。

4. 心室重构（ventricular remodeling）　是指由于一系列复杂的分子和细胞机制导致的心肌结构、功能和表型的改变。心室重构既是病变修复和心室的整体代偿，又是继发的病理生理过程和心力衰竭发生发展的基本机制。

（1）心肌细胞重构　包括心肌肥大和心肌细胞表型的改变。

心肌肥大（myocardial hypertrophy）是指心肌细胞体积增大、心脏重量增加和心室壁增厚，又称心室肥厚。心肌肥大可分为向心性肥大和离心性肥大两种。不伴有心腔扩大的心肌肥大称向心性肥大，多在后负荷过重的基础上发生；伴有心腔扩大的心肌肥大称离心性肥大，多在前负荷过重的基础上发生。心肌肥大，室壁增厚，可通过降低室壁张力而减少心肌耗氧量，通过增加心脏总重量而增加心肌收缩力。但过度肥大的心肌细胞，其体积的增长超过交感神经末梢、毛细血管和线粒体的生长，使心肌细胞出现不同程度的缺血缺氧、能量代谢障碍及舒缩能力减弱。一旦心脏负荷和心肌损害进一步加重，心肌收缩力就会很快下降，从而出现一系列失代偿的表现。

心肌肥大时，心肌细胞表型也发生变化，即由于合成蛋白质的种类变化致心肌细胞"质"的改变，合成胎儿型蛋白质增加；或某些功能基因的表达受到抑制，发生同工蛋白质之间的转换，进一步影响细胞的生长、增殖及凋亡，参与心力衰竭的进展。

（2）非心肌细胞及细胞外基质的变化　去甲肾上腺素、Ang Ⅱ、醛固酮等都会促进非心肌细胞尤其是成纤维细胞的活化和增殖，分泌大量不同类型的胶原及细胞外基质，同时又合成降解胶原的酶，通过对胶原的合成与降解的调控，改变胶原网络的生化组成和空间结构，发生心肌间质的增生与重构。一般而言，重构早期，Ⅲ型胶原增多较明显，有利于肥大心肌肌束重新排列及心室的结构性扩张。重构后期以Ⅰ型胶原增加为主，有利于提高心肌的抗张强度，防止在室壁应力过高情况下心肌细胞侧向滑动和心腔扩大。但是，不当的非心肌细胞增生和基质重构也会降低室壁的顺应性，影响冠脉供血量及心肌细胞间的信息传递和舒缩运动的协调性等。

（三）心外的代偿反应

1. 血容量增加　心输出量减少引起交感神经兴奋、肾素 – 血管紧张素 – 醛固酮系统激活、抗利尿激素释放增多而 PGE、心房钠尿肽减少，使肾血流量减少，导致肾小球滤过率下降，肾小管重吸收水、钠增多。血容量增加在一定范围内可提高心输出量和组织的血液灌流量，具有代偿意义。但水、钠潴留过多，不仅会出现水肿，而且会加重心脏前负荷，从而失去代偿作用。

2. 血流重新分布　心输出量减少和动脉充盈不足，可引起交感 – 肾上腺髓质系统兴奋，导致外周血管阻力增加和血液重新分布，主要表现为皮肤、骨骼肌和内脏器官的血供减少，而心脑等重要器官血供不变或略有增加，具有代偿意义。但外周血管长期收缩，外周阻力增高，加之水、钠潴留，可使心脏前后负荷都增加；外周血管长期收缩，外周器官缺血，可致器官功能减退。

3. 红细胞增多　心力衰竭造成低动力性缺氧，刺激肾脏促红细胞生成素（EPO）释放增加，促进骨髓造血，使血红蛋白和红细胞增多，有利于携带氧。但红细胞过多，又会造成血黏度增加，加重心脏后负荷。

4. 组织利用氧的能力增强　心力衰竭时，细胞内线粒体数目增加和生物氧化酶活性增强，提高组织利用氧的能力。

三、心力衰竭的发病机制

目前认为，心室重构是心力衰竭的病理生理基础，心肌的舒缩功能障碍是心力衰竭的基本发病机制。

（一）心肌的收缩性减弱

心肌收缩性减弱是造成心脏泵血功能降低的主要原因。决定心肌收缩性的基本因素为心肌收缩蛋白、正常的能量代谢和兴奋 – 收缩耦联。当以上任何一个因素发生明显改变时，都可导致心力衰竭。

1. 心肌收缩相关蛋白的改变　心肌梗死和心室重构等各种原因都可引起心肌收缩相关蛋白改变，造成心肌的收缩性减弱。

（1）心肌细胞数量减少　多种心肌损害可导致心肌细胞死亡，使有效收缩的心肌细胞数量减少。心肌细胞死亡主要包含坏死和凋亡两种形式：①心肌细胞坏死：严重缺血缺氧、感染、中毒等导致心肌细胞坏死，与收缩相关的蛋白质也在此过程中被破坏，心肌收缩力下降。②心肌细胞凋亡：负荷过重、某些细胞因子（如 TNF）、缺血缺氧及神经内分泌失调都可诱导心肌细胞凋亡。凋亡通过调节细胞数量、心室重构等成为心功能不全由代偿向失代偿转化的重要推手。因此，干预心肌细胞凋亡已成为防治心力衰竭的重要策略之一。

（2）心肌结构改变 ①在分子水平上，肥大心肌胎儿期基因过度表达，而参与细胞代谢和离子转运的蛋白质减少，ATP酶活性降低。②在细胞水平上，过度肥大的心肌其肌原纤维排列紊乱，细胞骨架中微管密度增加，肌丝滑行阻力增大。心肌结构改变还可表现为细胞外基质过度纤维化，间质与心肌比值增大，心肌收缩能力减弱。③在器官水平上，心腔扩大、室壁变薄，心脏由正常的椭圆形变成球形，造成功能性瓣膜反流，心泵功能降低，而血流动力学的改变进一步加重心室重构的进展。

2. 心肌能量代谢障碍 心肌收缩是一个主动耗能过程，Ca^{2+}的转运和肌丝的滑动都需要ATP的参与。因此，能量生成、贮存和利用的任何一个环节发生障碍都会影响到心肌的收缩性。

（1）能量生成障碍 缺血性心脏病、严重贫血、休克等造成心肌缺血缺氧；过度肥大的心脏，心肌组织毛细血管数量和心肌细胞线粒体含量相对不足，线粒体氧化磷酸化水平降低，均可导致肥大心肌产能减少。维生素B_1缺乏造成乙酰辅酶A生成减少，这些都使心肌有氧代谢发生障碍，ATP生成不足。

（2）能量储备减少 心肌能量以ATP和磷酸肌酸的形式储存。肌酸在磷酸肌酸激酶的催化下，与ATP之间发生高能磷酸键转移而生成磷酸肌酸，迅速将线粒体中产生的高能磷酸键以贮存形式转移至胞质。随着心肌肥大的发展，细胞磷酸肌酸激酶同工型发生转换，导致磷酸肌酸激酶活性降低，使储能形式的磷酸肌酸含量减少。

（3）能量利用障碍 心肌细胞内ATP经肌球蛋白头部ATP酶作用水解，为心肌收缩提供能量。临床上，由于能量利用障碍而发生心力衰竭最常见的原因是心肌过度肥大。过度肥大的心肌，其肌球蛋白头部ATP酶的活性降低，无法正常利用ATP，使心肌收缩性减弱。

3. 心肌兴奋–收缩耦联障碍 心肌的兴奋是电活动，而收缩是机械活动，Ca^{2+}在将心肌兴奋的电信号转化为收缩的机械活动中发挥了极为重要的中介作用。任何影响Ca^{2+}转运、分布的因素都会导致心肌兴奋–收缩耦联异常，进而影响心肌的收缩性。

（1）细胞外Ca^{2+}内流受阻 心肌兴奋时，胞质中部分Ca^{2+}来自细胞外，这部分Ca^{2+}不但直接使胞质内Ca^{2+}浓度升高，更重要的是可触发肌浆网释放Ca^{2+}。当去甲肾上腺素与β受体结合时，可激活腺苷酸环化酶使ATP转化为cAMP，cAMP使胞膜上的钙通道开放，Ca^{2+}进入细胞内。当出现各种病因，如重度心肌肥大时，细胞内内源性去甲肾上腺素明显减少，膜上β受体密度和腺苷酸环化酶活性降低，使Ca^{2+}内流受阻，从而影响心肌兴奋–收缩耦联过程。另外，细胞外液的K^+与Ca^{2+}在心肌细胞膜上有竞争作用，因此，在高钾血症时，K^+可阻止Ca^{2+}的内流，导致胞质内Ca^{2+}浓度降低。

（2）肌浆网Ca^{2+}转运功能障碍 肌浆网Ca^{2+}转运过程包括摄取、储存和释放三个环节。心力衰竭时，Ca^{2+}–ATP酶活性降低，肌浆网摄取和储存Ca^{2+}不足，使下一次收缩前可释放的Ca^{2+}减少；Ry受体是肌浆网上重要的Ca^{2+}释放通道，心力衰竭时Ry受体蛋白表达量和活性都降低且高度磷酸化，使肌浆网释放Ca^{2+}量下降；细胞内酸中毒时，肌浆网内钙结合蛋白与Ca^{2+}亲和力增大，使肌浆网释放Ca^{2+}减少，造成心肌兴奋–收缩耦联障碍。

（3）肌钙蛋白与Ca^{2+}结合障碍 心力衰竭造成心肌缺血缺氧，糖酵解加强，发生酸中毒，心肌细胞内H^+浓度增高，H^+与肌钙蛋白的亲和力远高于Ca^{2+}，可竞争性抑制Ca^{2+}与肌钙蛋白结合，从而妨碍兴奋–收缩耦联过程。

（二）心肌舒张功能障碍

心脏的射血功能不但取决于心肌的收缩性，还取决于心室的正常舒张功能。通过舒张过程实现心室血液充盈是实现心脏射血的前提。临床上有 20%～40% 的心力衰竭是由于心室舒张功能异常引起的。

1. 钙离子复位延缓　心肌收缩完毕后，产生舒张的首要因素是胞质内 Ca^{2+} 要迅速降至"舒张阈值"（$10^{-7}mol/L$），这样 Ca^{2+} 才能与肌钙蛋白脱离，使肌钙蛋白恢复原来的构型，心室舒张。当心肌缺血缺氧时，ATP 供应不足或肌浆网和心肌细胞膜的钙泵活性降低，不能迅速将胞质 Ca^{2+} 摄取入肌浆网内或排出细胞外，Ca^{2+} 不能迅速降至与肌钙蛋白分离的水平，影响心脏的舒张过程。

2. 肌球 – 肌动蛋白复合体解离障碍　心肌的舒张过程实际上是肌球 – 肌动蛋白复合体解离、分开的过程。它不但需要 Ca^{2+} 从肌钙蛋白解离，而且需要 ATP 的参与。当缺血缺氧等导致 ATP 缺乏时，肌球 – 肌动蛋白复合体不能分离，心肌处于持续收缩状态，严重影响心脏的舒张过程。

3. 心室舒张势能减少　心室收缩末期，由于心室几何结构的改变，可产生一种促使心室复位的舒张势能。心室收缩越好，舒张势能越大，对心室的舒张也越有利。因此，所有造成心肌收缩性减弱的因素都会减少心室的舒张势能，从而影响心室舒张。此外，心室舒张期冠状动脉充盈也是促使心脏舒张的一个重要因素，当各种原因造成冠脉灌流不足时，心室舒张势能降低，影响心室的舒张过程。

4. 心室顺应性降低　心室顺应性（ventricular compliance）是指心室在单位压力变化下所引起的容积改变（dv/dp），其倒数（dp/dv）即为心室僵硬度。心肌肥大、心肌炎、心肌纤维化时，室壁僵硬度增加，致使心室顺应性降低，妨碍心室的充盈。

（三）心脏各部分舒缩活动不协调

心输出量正常主要与心肌舒缩功能有关，还与心房和心室有规律、协调地进行舒缩活动有关。各种致心力衰竭病因可使心脏各部分病变轻重不一致，心肌梗死、心肌炎等病变诱发各种类型的心律失常等，均可使心脏房室活动不协调及两侧心室不同步舒缩，破坏心脏舒缩在时间和空间上的协调性，使心输出量明显下降，这也是心力衰竭的发病机制之一。

四、心力衰竭时机体主要的功能代谢变化

心力衰竭时机体发生一系列功能代谢变化的根本原因在于心脏泵功能降低，心功能检查可表现为心输出量减少及心指数（cardiac index，CI）降低、射血分数（ejection fraction，EF）降低、心室舒张末压升高，其临床表现从血流动力学角度来看，大致可归为两大类，即低排出量综合征和静脉淤血综合征。

（一）低排出量综合征

心力衰竭最根本的血流动力学变化是心输出量绝对或相对减少，出现一系列外周血液灌注不足的症状与体征，严重时会发生心源性休克。

1. 皮肤苍白或发绀　由于心输出量不足，加上交感神经兴奋，使皮肤血管收缩、血流减少，致患者皮肤苍白、皮温降低；严重时，由于血中脱氧血红蛋白超过 5g/dL，则会出现发绀。

2. 疲乏无力、失眠、嗜睡　心力衰竭时，身体各部肌肉的血供减少，能量代谢水平降低，不能为肌肉的活动提供充足的能量，因此患者常感疲乏无力。轻度心力衰竭时由于代偿反应，脑血流可保持在正常水平；当心力衰竭失代偿后，脑血流量开始下降，中枢神经系统对缺氧十分敏感，供氧不足会导致脑功能紊乱，患者出现头痛、失眠等症状，严重时则会出现嗜睡，甚至昏迷。

3. 尿量减少 心力衰竭时，由于心输出量下降，加上交感神经兴奋使肾动脉收缩，造成肾脏血液灌流减少，肾小球滤过率下降。同时，肾小管重吸收功能增强，造成尿量减少。

4. 心源性休克 轻度心力衰竭时，由于代偿作用，心输出量虽有所下降，但动脉血压仍可维持相对正常。急性或严重心力衰竭时，由于心输出量急剧减少，动脉血压也随之下降，组织微循环的灌流量急剧减少，机体就会陷入休克状态。心源性休克多见于急性左心衰竭。

（二）静脉淤血综合征

慢性心力衰竭常以水、钠潴留及血容量增多、静脉淤血、组织水肿为突出表现。静脉淤血可根据淤血的主要部位分为肺循环淤血和体循环淤血。

1. 肺循环淤血 肺循环淤血主要表现为心排出量减少、各种形式的呼吸困难和肺水肿。根据肺淤血和水肿的严重程度，呼吸困难可有不同的表现形式。

（1）劳力性呼吸困难 轻度心力衰竭患者仅在体力活动时发生呼吸困难，休息后症状可减轻或消失，称为劳力性呼吸困难（dyspnea on exertion）。其机制为：体力活动时机体需氧增加，但衰竭的左心不能提供与之相适应的心输出量，机体缺氧加剧，CO_2 潴留，刺激呼吸中枢产生 "气急" 症状；体力活动时心率加快，舒张期缩短，一方面冠脉灌注不足加剧心肌缺氧，另一方面左心室充盈减少加重肺淤血；体力活动时，回心血量增多，肺淤血加重，肺顺应性降低，通气做功增大。

（2）夜间阵发性呼吸困难 患者在熟睡后突然感到胸闷气塞而坐起，伴有咳嗽、喘息及哮鸣音，称为夜间阵发性呼吸困难（paroxysmal nocturnal dyspnea），又称心源性哮喘（cardiac asthma），是左心衰竭的典型表现。其发生机制为：患者平卧后，胸腔容积减少，不利于通气；入睡后，迷走神经相对兴奋，使支气管收缩，气道阻力增大；睡眠时，中枢神经系统处于相对抑制状态，神经反射的敏感性降低，故只有在缺氧严重时，才能刺激呼吸中枢，使患者突感呼吸困难而惊醒。

（3）端坐呼吸 心力衰竭患者平卧可加重呼吸困难而被迫采取端坐或半卧位，以减轻呼吸困难的状态，称为端坐呼吸（orthopnea）。其机制是：端坐时，部分血液因重力关系转移到身体下部，减轻肺部淤血；端坐时，膈肌位置相对下移，增加胸腔容积和肺活量，可改善通气；端坐位可减少下肢水肿液的吸收，从而缓解肺淤血。

（4）急性肺水肿 是重度急性左心衰竭时肺脏发生的病理改变。此时，患者可出现发绀、气促、端坐呼吸、咳嗽、咳粉红色或无色泡沫痰等临床表现。

2. 体循环淤血 是全心衰竭或右心衰竭的结果，主要表现为体循环静脉系统过度充盈，压力增高，内脏器官充血、水肿等。

（1）静脉淤血和静脉压升高 由于右心衰竭，静脉回流障碍，加之水、钠潴留，体循环静脉系统有大量血液淤积。临床主要表现为颈静脉怒张、臂肺循环时间延长、肝颈静脉反流征阳性等。

（2）水肿 是全心衰竭特别是右心衰竭的主要表现之一。水、钠潴留和毛细血管压的升高是心性水肿最主要的发病因素，可表现为皮下水肿、腹水和胸腔积液。

（3）肝肿大和肝功能损害 95%以上的右心衰竭患者伴有肝大，主要是因为右心房压升高和静脉系统淤血，使肝静脉压上升，导致肝脏淤血、水肿，肝脏肿大使被膜紧张，引起疼痛和压痛。长时间肝淤血水肿，肝细胞可发生萎缩、变性及坏死而成槟榔肝，进而出现淤血性肝硬化和肝功能异常。

（4）胃肠功能改变　慢性心力衰竭时，由于胃肠道淤血和动脉血液灌流不足，可出现消化系统功能障碍，表现为消化不良、食欲不振、恶心、呕吐、腹泻等。

第二节　呼吸衰竭

呼吸衰竭（respiratory failure）是指由于外呼吸功能严重障碍，导致动脉血氧分压（PaO_2）降低，伴有或不伴有动脉血二氧化碳分压（$PaCO_2$）升高的病理过程。一般将 PaO_2 低于 60mmHg，伴有或不伴有 $PaCO_2$ 高于 50mmHg 作为判断呼吸衰竭的血气标准。

PaO_2 降低是呼吸衰竭的必备指征。根据 $PaCO_2$ 是否升高，可将呼吸衰竭分为低氧血症型（Ⅰ型）和高碳酸血症型（Ⅱ型）；根据主要发病机制的不同，可分为通气性呼吸衰竭和换气性呼吸衰竭；按照原发病变部位的不同，可分为中枢性呼吸衰竭和外周性呼吸衰竭；按起病缓急，可分为急性呼吸衰竭和慢性呼吸衰竭。

一、病因和发病机制

外呼吸包括肺通气和肺换气两个基本过程。呼吸衰竭是由肺通气功能障碍和（或）肺换气功能障碍所致。

（一）肺通气功能障碍

肺通气功能是否正常取决于肺通气动力和阻力的大小。肺通气的原动力来自呼吸肌的舒缩引起的胸廓容积变化，进而形成的肺泡气与外界大气压之间的气压差。肺通气的阻力包含弹性阻力和非弹性阻力（气道阻力是非弹性阻力的主要成分，主要受气道内径影响）。肺通气功能障碍主要表现为限制性通气不足和阻塞性通气不足。

1. 限制性通气不足（restrictive hypoventilation）　是指吸气时肺泡扩张受限而引起的肺泡通气不足。通常吸气是呼吸肌收缩引起的主动过程，呼气是肺泡弹性回缩、肋骨与胸骨复位的被动过程。吸气作为主动过程更易发生障碍，主要由肺通气动力减弱或弹性阻力增加所致，其原因如下。

（1）呼吸肌活动障碍　中枢或周围神经的器质性病变如脑外伤、脑血管意外、脑炎、脊髓灰质炎、多发性神经炎等，使驱动呼吸肌收缩的神经冲动发放或传导障碍；过量安眠药、镇静药和麻醉药等抑制呼吸中枢；重症肌无力、低血钾、长时间呼吸困难或呼吸运动增强所致的呼吸肌疲劳等，引起呼吸肌自身收缩功能障碍。上述因素均可使呼吸动力减弱而引起限制性通气不足。

（2）胸廓的顺应性降低　胸廓是弹性组织，欲使其容积扩张，需克服组织的弹性阻力。这种由于弹性变化引起组织或囊腔的体积或容积改变的特性谓之顺应性。严重的胸廓畸形、胸膜纤维性增厚等，均可使胸廓的顺应性降低而弹性阻力增加，限制胸廓的扩张。

（3）肺的顺应性降低　严重的肺纤维化或肺泡表面活性物质减少可降低肺的顺应性，使肺泡扩张的弹性阻力增大而导致限制性通气不足。肺泡表面活性物质减少是由于Ⅱ型肺泡上皮细胞受损（成人呼吸窘迫综合征）或发育不全（婴儿呼吸窘迫综合征）所致的表面活性物质合成不足和组成变化，以及肺过度通气或肺水肿等导致的表面活性物质大量消耗、稀释和破坏。

（4）胸腔积液和气胸　胸腔大量积液或张力性气胸压迫肺，使肺泡扩张受限。

2. 阻塞性通气不足（obstructive hypoventilation）　是指由于气道狭窄或阻塞所致的通气障碍。气道阻塞可分为中央性气道阻塞和外周性气道阻塞。

（1）中央性气道阻塞 指气管分叉以上的大气道阻塞。①阻塞位于胸廓外部位：如声带麻痹、炎症、水肿或气道异物等，吸气时病变气道内压力降低，使作用于气道内壁的压力显著低于作用于气道外壁的大气压，导致呼吸道内外壁的压力差（跨壁压）减小，气道狭窄加重；呼气时则因气道内压大于大气压，使气道跨壁压增大，气道呈扩张性改变，阻塞减轻，故患者表现为吸气性呼吸困难。②阻塞位于胸廓内部位：吸气时，由于胸膜腔内压降低，使气道内压大于胸膜腔内压，气道跨壁压增大，阻塞减轻；用力呼气时，胸膜腔内压升高压迫气道，使气道狭窄加重，患者表现为呼气性呼吸困难（图12-1）。

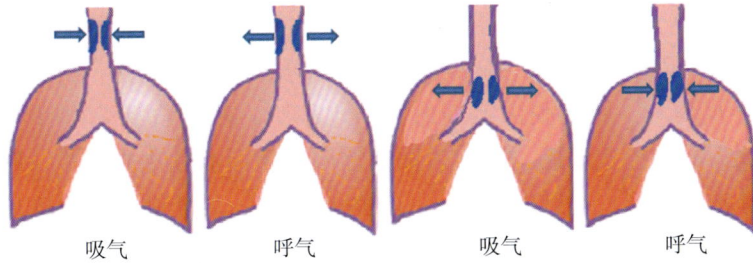

图 12-1 中央性气道阻塞所致呼气与吸气时气道阻力变化模式图
左侧两图表示阻塞位于胸廓外，表现为吸气性呼吸困难。右侧两图表示阻塞位于胸廓内，表现为呼气性呼吸困难

（2）外周性气道阻塞 指内径小于2mm的小气道（小支气管、细支气管）阻塞。小支气管管壁软骨为不规则的块片状，细支气管无软骨支撑，管壁薄，又与管周围的肺泡结构紧密相连。吸气时，肺泡扩张，小气道被牵拉，口径变大；相反，呼气时，小气道则因缺乏牵拉而缩窄。小气道阻塞的常见病因是慢性阻塞性肺疾病，其机制为：①慢性阻塞性肺疾病使小气道管壁增厚、痉挛和顺应性降低；②管腔因分泌物潴留而发生狭窄阻塞；③肺泡隔的损坏降低其对小气道的牵引力，导致管腔狭窄而不规则，小气道阻力显著增加，患者主要表现为呼气性呼吸困难。

外周性气道阻塞的患者用力呼气时，由于胸膜腔内压增高使小气道受压而闭合阻塞，从而导致严重的呼气性呼吸困难。其机制为：用力呼气时胸膜腔内压和气道内压均高于大气压。呼气时，压力从小气道至中央气道逐渐下降，通常将作用于气道内壁的"气道内压"和作用于气道外壁的"胸内压"相等的气道部位称为等压点。从等压点到肺泡的上游端，气道内压大于胸膜腔内压，气道不被压缩；从等压点到鼻、口腔的下游端，气道内压小于胸膜腔内压，气道受压。正常人的等压点位于有软骨支撑的较大气道，其下游因有软骨支撑，即便受压也不致管腔明显狭窄。而慢性支气管炎、肺气肿时，由于细支气管狭窄，气道阻力异常增加，气体流过狭窄的气道时耗能增加，使气道内压迅速下降；或由于肺泡隔弹性回缩力减弱，使胸膜腔内压增高，从而使等压点上移（移向肺泡端）。当等压点移至无软骨支撑的膜性气道时，就可导致小气道受压而闭合（图12-2）。

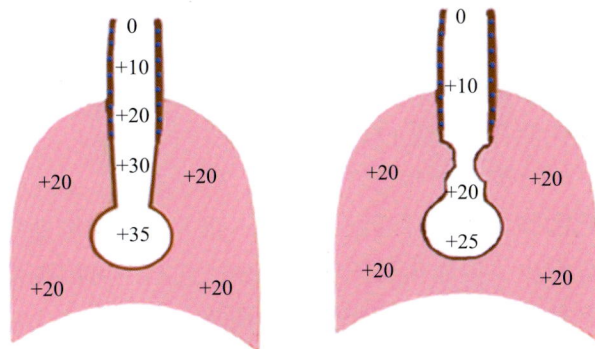

图 12-2 等压点移位与气道闭合模式图
左图是正常状态，右图是外周性气道阻塞

3.肺泡通气不足时的血气变化 限制性或阻塞性通气不足导致总肺泡通气量不足，使肺泡

气氧分压下降和二氧化碳分压升高，流经肺毛细血管的血液不能充分氧合，导致 PaO_2 降低和 $PaCO_2$ 升高而发生高碳酸血症型（Ⅱ型）呼吸衰竭。

（二）肺换气功能障碍

肺换气功能障碍包括弥散障碍、肺泡通气与血流比例失调和解剖分流增加。

1. 弥散障碍（diffusion impairment） 是指由肺泡膜面积减少或肺泡膜异常增厚和弥散时间缩短引起的气体交换障碍，是肺换气功能障碍的表现形式之一。

（1）肺泡膜面积减少　正常成人肺泡膜总面积约为 $80m^2$。静息时参与换气的面积为 $35\sim40m^2$。由于储备量大，只有当肺泡膜面积减少一半以上时，才会发生换气功能障碍。肺泡膜面积减少见于肺叶切除、肺实变、肺不张、肺气肿等。

（2）肺泡膜厚度增加　肺泡膜由毛细血管内皮细胞、基膜、毛细血管与肺泡上皮间网状间隙、肺泡上皮基膜、肺泡上皮细胞、肺泡表面液体层及表面活性物质组成。肺泡膜为气体交换的部位。肺水肿、肺透明膜形成、肺纤维化、间质性肺炎等，可使肺泡膜厚度增加，因而弥散距离增宽，弥散速度减慢，导致气体弥散障碍。

（3）弥散时间缩短　即血液与肺泡接触时间过短。血液流经肺泡毛细血管的时间约 0.75s，而血液与肺泡氧平衡仅需 0.25s 即可完成。因此，静息时，即使肺泡膜面积减少或厚度增加仍可完成气血交换，一般不致出现血气异常。当体力负荷增加等使心输出量增加和肺血流速度加快时，由于弥散时间过短，致弥散障碍，气体交换不充分，才会发生低氧血症。

（4）弥散障碍的血气变化　CO_2 在水中的溶解度比 O_2 大，故弥散速度比 O_2 快，能快速从血液弥散入肺泡。故单纯性弥散障碍的血气变化特点是 PaO_2 降低，而 $PaCO_2$ 并不增高，属低氧血症型（Ⅰ型）呼吸衰竭，甚至可因低氧血症发生代偿性过度通气，使 $PaCO_2$ 低于正常。

2. 肺泡通气－血流比例失调 流经肺泡的血液能否获得足够的氧和充分地排出 CO_2，不仅需要肺泡有足够的通气量和充分的血流量，还取决于肺泡通气量和血流量的比例。如肺的总通气量和总血流量正常，但肺通气和（或）血流不均匀，造成部分肺泡通气－血流比例失调（ventilation-perfusion imbalance），也可引起气体交换障碍，导致呼吸衰竭，这是肺部疾患引起呼吸衰竭最常见、最重要的机制。

正常成人在静息状态下，每分钟肺泡通气量（V）约为 4L，每分钟肺血流量（Q）约为 5L，V/Q 约为 0.8。当发生肺部疾患时，由于肺内病变轻重程度与分布不均匀，对各部分肺泡的通气与血流影响不一，可造成严重的肺泡通气与血流比例失调，导致换气功能障碍。肺泡通气与血流比例失调主要表现为部分肺泡通气不足使通气与血流比值降低，或部分肺泡血流不足使通气与血流比值升高（图 12-3）。

（1）部分肺泡通气不足，V/Q 降低　支气管哮喘、慢性支气管炎、阻塞性肺气肿、肺炎导致的肺实变、肺纤维化和肺不张等，引起肺通气分布严重不均匀，病变严重部位的肺泡通气明显减少，但血流可无相应减少，甚至还可因炎性充血而有所增加，使 V/Q 显著降低，导致流经该处的静脉血未获充分氧合便掺入动脉血内。这种情况类似动－静脉短路，故称为功能性分流（functional shunt），又称静脉血掺杂（venous admixture）。在慢性阻塞性肺疾病严重时，功能性分流可达肺血流量的 30%～50%，从而严重影响换气功能而导致呼吸衰竭。

（2）部分肺泡血流不足，V/Q 升高　肺动脉栓塞、DIC、肺动脉炎、肺毛细血管床减少等，可使部分肺泡血流减少，V/Q 显著高于正常，流经患处的血液 PaO_2 显著升高，但氧离曲线的特性却决定了其氧含量增加很少；而健康区域却因血流量增加而使 V/Q 降低，使这部分血液不能充分动脉化。患部肺泡血流少、通气多，肺泡通气不能被充分利用，称为无效腔样通气（dead space like ventilation）。正常人的生理无效腔约占潮气量的30%；疾病时，功能性无效腔可显著增多，可达潮气量的60%～70%，从而导致呼吸衰竭。

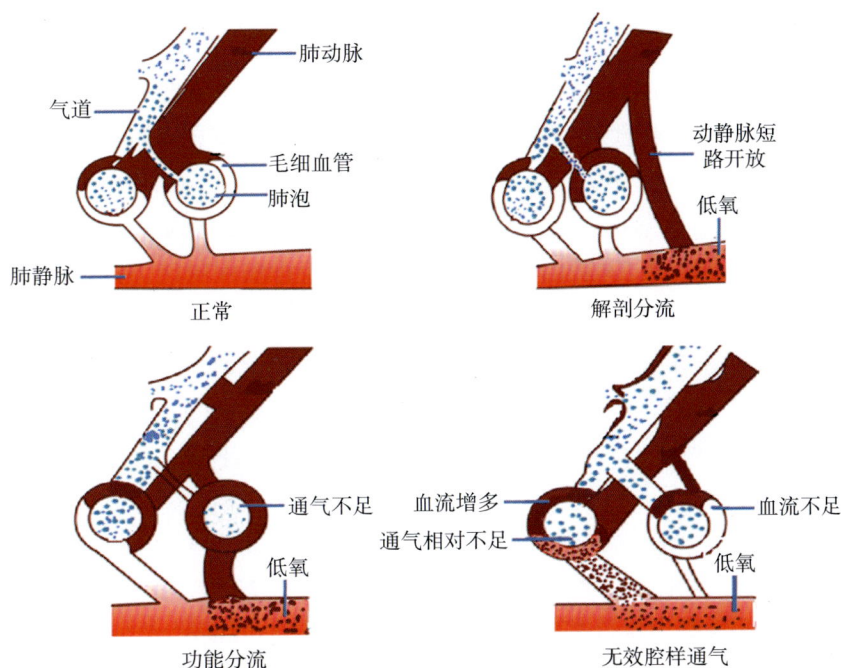

图 12-3　肺泡通气与血流比例失调模式图

（3）解剖分流增加　生理情况下，肺内存在部分静脉血经支气管静脉和极少的肺内动 - 静脉交通支直接流入肺静脉的解剖分流（anatomic shunt）现象，其分流量占心输出量的2%～3%。解剖分流的静脉血未经氧合即掺入到动脉血中，故称真性分流（true shunt）。先天性肺动 - 静脉瘘，肺内动 - 静脉短路开放（如休克），支气管扩张症伴有支气管血管扩张和肺内动 - 静脉短路开放等，都可使静脉血掺杂异常增多而导致呼吸衰竭。另外，肺不张或肺实变时，病变肺泡完全无通气功能，但仍有血流，流经该处的血液完全未进行气体交换而掺入动脉血中，类似解剖分流。

吸入纯氧可以有效提高功能性分流的PaO_2，但对解剖分流无明显作用，以此可以对二者进行鉴别。

（4）肺通气 - 血流比例失调的血气变化　无论是部分肺泡通气不足引起的功能性分流增加，还是部分肺泡血流不足引起的无效腔样通气增加，其造成的通气 - 血流比例失调的血气变化特征都是PaO_2降低，而CO_2的解离曲线的特点决定了通气良好部位可代偿性地排出更多的CO_2，因此，$PaCO_2$的高低取决于代偿性呼吸增强的程度，可升高或正常，甚至降低。

在呼吸衰竭的发病机制中，单纯的通气不足、弥散障碍或V/Q失调的情况较少，往往是几个因素同时存在或相继发生作用。

二、机体主要的代谢功能变化

呼吸衰竭时发生的低氧血症和高碳酸血症是机体发生代谢和功能改变的基础。呼吸衰竭时，一般首先引起一系列代偿适应性反应，以改善组织的供氧，调节酸碱平衡和改变组织器官的功能、代谢以适应新的内环境。呼吸衰竭严重时，如机体代偿失调，则可出现严重的代谢和功能紊乱。

（一）酸碱平衡及电解质紊乱

Ⅰ型和Ⅱ型呼吸衰竭均有低氧血症，因此均可引起代谢性酸中毒；Ⅱ型呼吸衰竭时，低氧血症和高碳酸血症并存，因此存在代谢性酸中毒和呼吸性酸中毒。Ⅰ型呼吸衰竭时代偿性呼吸加深加快，如有过度通气可出现呼吸性碱中毒。因此，一般而言，呼吸衰竭时常发生混合型酸碱平衡紊乱。

1. 代谢性酸中毒 严重缺氧时，无氧酵解加强，乳酸等酸性产物增多，可引起代谢性酸中毒。此外，呼吸衰竭时可能出现功能性肾功能不全，肾小管排酸保碱能力降低，亦可导致代谢性酸中毒。此时血液电解质可发生如下变化：①血钾升高：由细胞内 K^+ 外移增多及肾小管排 K^+ 减少所致。②血氯升高：代谢性酸中毒时，由于 HCO_3^- 降低可使肾排 Cl^- 减少，血 Cl^- 升高。

2. 呼吸性酸中毒 Ⅱ型呼吸衰竭时，大量 CO_2 潴留可引起呼吸性酸中毒。此时血液电解质主要发生以下变化：①高钾血症：急性期，由于酸中毒可使细胞内 K^+ 外移；慢性期，由于肾小管上皮细胞泌 H^+ 增多，$NaHCO_3$ 重吸收增多，致肾排 K^+ 减少。②低氯血症：高碳酸血症使红细胞中 HCO_3^- 生成增多，后者与细胞外 Cl^- 交换，使 Cl^- 转移入细胞，可导致低血氯。同时，肾小管产生 NH_3 增多及 $NaHCO_3$ 重吸收增多，使尿中有更多 Cl^- 以 NH_4Cl 和 $NaCl$ 的形式排出，均使血清 Cl^- 降低。故当代谢性酸中毒合并呼吸性酸中毒时，血 Cl^- 可正常。

3. 呼吸性碱中毒 Ⅰ型呼吸衰竭时，因缺氧引起肺过度通气，血中 $PaCO_2$ 明显降低，可发生呼吸性碱中毒。此时，血 K^+ 降低，血 Cl^- 则可升高。

（二）呼吸系统变化

1. 低氧血症和高碳酸血症对呼吸功能的影响 PaO_2 降低可刺激颈动脉体和主动脉体化学感受器，当 PaO_2 低于 60mmHg 时，反射性引起呼吸加深加快，PaO_2 为 30mmHg 时肺通气量最大。但缺氧对呼吸中枢有直接抑制作用，当 PaO_2 低于 30mmHg 时，其对呼吸中枢的直接抑制作用超过反射性兴奋作用而使呼吸抑制。

$PaCO_2$ 升高主要作用于中枢化学感受器，使呼吸中枢兴奋，引起呼吸运动增强。但当 $PaCO_2$ 高于 80mmHg 时，则抑制呼吸中枢。此时，呼吸运动主要靠动脉血低氧分压对血管化学感受器的刺激得以维持。在这种情况下，氧疗只能吸入低浓度氧（浓度一般不超过 30%），以免缺氧完全纠正后反而呼吸抑制，使高碳酸血症加重，病情进一步恶化。

2. 原发病对呼吸功能的影响 引起呼吸衰竭的呼吸系统疾病本身可引起呼吸运动的变化。阻塞性通气不足时，因气流受阻可表现为呼吸深而慢，并可因阻塞部位不同出现吸气性呼吸困难或呼气性呼吸困难。如阻塞发生在中央气道的胸外部分则可出现吸气性呼吸困难，吸气时可出现胸骨上窝、锁骨上窝、肋间隙向内凹陷的"三凹征"；如阻塞发生在中央气道的胸内部分或外周性气道，则可发生呼气性呼吸困难。肺顺应性降低所致的限制性通气障碍性疾病，因牵张感受器或肺毛细血管旁感受器受刺激而反射性地引起呼吸浅而快。中枢性呼吸衰竭或严重缺氧时，呼吸中枢兴奋性降低，则见呼吸浅而慢，可出现潮式呼吸、间歇呼吸、抽泣样呼吸或叹气样呼吸等呼吸节律紊乱，甚至呼吸停止。

（三）循环系统变化

1. 对心脏和血管的影响 一定程度的 PaO_2 降低和 $PaCO_2$ 升高可兴奋心血管运动中枢，使心率加快、心肌收缩力增强，外周血管收缩，以及呼吸运动增强使静脉回流增加等，使心输出量增加、血压升高。脑血管与冠状血管却因呼吸衰竭时局部代谢产物如腺苷等的直接扩血管作用，不发生收缩反而扩张，这种血流重新分布的改变，有利于保证心、脑的血液供应。但严重缺氧和 CO_2 潴留则可直接抑制和损害心血管运动中枢，抑制心脏活动、扩张血管，导致心肌收缩力减弱、血压下降、心律失常等严重后果。

2. 肺源性心脏病 呼吸衰竭可累及心脏，主要引起右心肥大与衰竭，即肺源性心脏病。其发病机制如下。

（1）肺动脉高压的形成。①肺泡缺氧和 CO_2 潴留所致血液 H^+ 浓度过高，可引起肺小动脉收缩，使肺动脉压升高，增加了右心后负荷，这是右心受累的主要原因；②肺小动脉长期收缩和缺氧的直接作用，可引起肺血管壁增厚和硬化，使管腔狭窄，由此形成持久稳定的慢性肺动脉高压；③肺部炎症或肺气肿等病变，使肺毛细血管床减少，肺小动脉壁增厚或纤维化等，增加了肺循环阻力，也参与了肺动脉高压的形成；④长期缺氧引起的代偿性红细胞增多症使血液黏度增高，也加重了肺血流阻力和右心负荷。

（2）呼吸困难时，用力呼气使胸膜腔内压异常升高，挤压心脏，影响其舒张功能；用力吸气则胸膜腔内压异常降低，即心脏外面的负压增大，可增加右心收缩的负荷，促使右心衰竭。

（3）缺氧、CO_2 潴留、酸中毒和电解质紊乱均可损害心肌，降低心脏的舒缩功能。

（四）中枢神经系统变化

1. 呼吸衰竭对中枢神经系统的影响 中枢神经系统对缺氧最为敏感。当 PaO_2 降至 60mmHg 时，可出现智力和视力轻度减退；当 PaO_2 迅速降至 40～50mmHg 时，则出现欣快感、烦躁，逐渐发展为定向与记忆障碍、精神错乱、嗜睡甚至昏迷等一系列神经精神症状；当 PaO_2 低于 20mmHg 时，几分钟就可造成神经细胞的不可逆性损伤。CO_2 潴留也会损伤中枢神经系统。当 $PaCO_2$ 超过 80mmHg 时，可引起头痛、头晕、烦躁不安、言语不清、扑翼样震颤、精神错乱、嗜睡、昏迷、抽搐、呼吸抑制等，称 CO_2 麻醉（carbon dioxide narcosis）。由呼吸衰竭引起的以中枢神经系统功能障碍为主要表现的综合征，称为肺性脑病（pulmonary encephalopathy）。

2. 发病机制 呼吸衰竭引起肺性脑病与缺氧、高碳酸血症和酸中毒引起的脑水肿、神经细胞功能障碍有关。

（1）脑水肿 $PaCO_2$ 每升高 10mmHg，可使脑血流量增加约 50%。充血导致毛细血管流体静压升高，缺氧和酸中毒损伤血管内皮细胞使其通透性增高，均导致脑间质水肿；缺氧使细胞 ATP 生成减少，影响 Na^+ 泵功能，使细胞内 Na^+、水增多，形成脑细胞水肿。脑充血、水肿使颅内压增高，压迫脑血管，加重脑缺氧，形成恶性循环，严重时可导致脑疝形成。

（2）神经细胞功能障碍 当脑脊液 pH 低于 7.25 时，脑电波变慢；pH 低于 6.8 时，脑电活动完全停止。神经细胞酸中毒时，可增加脑谷氨酸脱羧酶活性，使抑制性神经递质 γ-氨基丁酸生成增多，导致中枢抑制；同时，可增强磷脂酶活性，溶酶体膜破坏，使溶酶体酶释放，引起神经细胞结构损伤，导致神经细胞功能障碍。

（五）肾功能变化

呼吸衰竭可引起肾功能损伤，轻者尿中出现蛋白、红细胞、白细胞及管型等；严重时可发生急性肾损伤，出现少尿、氮质血症和代谢性酸中毒。此时，肾结构可无明显改变，属功能性肾损伤，其发生与缺氧、高碳酸血症反射性地兴奋交感神经，使肾血管收缩，肾血流量严重减少有关。

（六）胃肠变化

严重缺氧可使胃壁血管收缩，胃黏膜的屏障作用降低；CO_2 潴留可增强胃壁细胞碳酸酐酶活性，使胃酸分泌增多。故呼吸衰竭时可出现胃肠黏膜糜烂、坏死、出血与溃疡形成等病变。

第三节　肝功能衰竭

肝脏是人体最大的腺体，由肝实质细胞（肝细胞）和非实质细胞（包括肝星状细胞、肝窦内皮细胞、Kupffer 细胞及肝脏相关淋巴细胞等）构成。肝脏具有分泌、排泄、合成、生物转化及免疫等多种功能，是体内单核 – 巨噬细胞系统的主要器官，具有强大的代偿储备功能和再生能力。各种原因导致肝细胞严重损伤，一方面引起肝细胞变性、坏死、纤维化及肝硬化发生，另一方面导致上述功能严重障碍，机体出现黄疸、出血、继发性感染、肝性脑病、肝肾综合征等一系列临床综合征，此过程称之为肝功能不全（hepatic insufficiency）。肝功能衰竭（hepatic failure）一般是指肝功能不全的晚期阶段。临床上以肝性脑病（hepatic encephalopathy）和肝肾综合征（hepatorenal syndrome）为主要特征。

一、肝功能衰竭的分类及病因

按病情经过，肝功能衰竭可分为急性肝功能衰竭和慢性肝功能衰竭。

（一）急性肝功能衰竭

病情凶险，发病 12～24 小时后发生黄疸，2～4 天后即由嗜睡进入昏迷状态，并有明显的出血倾向。因起病急骤，又称暴发性肝功能衰竭。其原因主要是严重而广泛的肝细胞变性或坏死，常见于急性重型肝炎、药物性或中毒性肝炎（如乙酰氨基酚、氟烷麻醉中毒）、妊娠期急性脂肪肝等。

（二）慢性肝功能衰竭

病情进展缓慢，病程较长，往往在某些诱因如感染、上消化道出血、服用镇静剂、使用麻醉剂、电解质和酸碱平衡紊乱、氮质血症等作用下，病情突然加剧，进而发生昏迷。多见于各种类型肝硬化的失代偿期和部分肝癌的晚期。

二、肝功能衰竭对机体的影响

（一）物质代谢障碍

肝是物质代谢的中心，当肝受到严重损害时，可使糖、脂肪、蛋白质、激素等代谢发生不同程度的障碍。

1. 糖代谢障碍 肝脏通过糖原合成和贮存、糖异生及糖原分解来维持血糖浓度的相对稳定。肝细胞功能障碍也可导致低血糖，其机制与下列因素有关：①肝细胞大量死亡使肝糖原贮备明显减少；②受损肝细胞内质网葡萄糖–6–磷酸酶活性降低，肝糖原转化为葡萄糖过程障碍；③肝细胞灭活胰岛素功能降低，血中胰岛素含量增加，出现低血糖。部分患者出现糖耐量降低，表现为餐后高血糖。

2. 蛋白质代谢障碍 肝是人体合成和分解蛋白质的重要器官，是血浆蛋白质的主要来源，血浆白蛋白、球蛋白、凝血因子、纤维蛋白原、运载蛋白等均在肝内合成，肝功能障碍时引起蛋白质合成障碍，可导致以下病变：血浆白蛋白合成明显减少，血浆胶体渗透压下降，发生低蛋白血症，引起全身水肿和腹水；由于缺少原料，导致贫血；凝血因子合成减少，导致出血倾向；应激时由于急性期蛋白的产生不足，使机体的防御能力下降。

3. 脂类代谢障碍 肝在脂类的合成、转运和利用方面起着重要作用。肝功能障碍时可引起：①脂肪肝：肝脏合成的甘油三酯、磷脂及胆固醇等通过形成极低密度脂蛋白和高密度脂蛋白而分泌入血。当肝功能障碍时，由于磷脂及脂蛋白合成减少，肝内脂肪转运障碍，出现脂肪肝。②血浆胆固醇含量减少：肝脏对胆固醇的形成、酯化及排泄起重要作用，胆固醇在肝脏合成的卵磷脂–胆固醇脂酰转移酶的作用下，生成胆固醇酯，从而提高胆固醇的转运能力。肝功能障碍时，因胆固醇酯化障碍，导致胆固醇酯与胆固醇的比值降低，同时由于肝脏将胆固醇转化为胆汁酸的能力下降，使血浆胆固醇总量升高。

4. 酶活性改变 肝功能障碍时，由于酶的合成、排泄障碍或释放增加，可使血清中酶的含量发生变化。氨基转移酶、乳酸脱氢酶在肝细胞合成并存在于肝细胞内，由于肝细胞变性坏死、细胞膜通透性升高而大量释放入血，导致血清中这些酶含量升高。碱性磷酸酶、γ–谷氨酰转肽酶由胆道排出，因排出障碍或产生增多，可使其在血清中浓度升高。血清胆碱酯酶因肝细胞受损，导致合成减少而降低。

5. 激素代谢障碍 肝是许多激素作用的靶器官，也是激素降解、排泄、转化的主要场所。许多激素降解所需的各种特异酶都由肝产生。肝功能障碍时，灭活功能减弱，激素在体内增多。表现为：①雌激素增多可引起女性卵巢功能紊乱，月经失调；男性乳房发育、睾丸萎缩和不育；皮肤小血管扩张而出现蜘蛛痣、肝掌。②醛固酮增多可导致低钾血症和水、钠潴留，引起水肿和腹水的形成。③胰岛素升高，可使血糖降低，还可引起血浆支链氨基酸分解，造成血浆氨基酸平衡失调。

（二）胆汁分泌和排泄障碍

1. 高胆红素血症 肝脏参与胆红素的摄取、运载、酯化、排泄等过程。肝功能不全时导致其中一个或数个环节发生障碍，可引起高胆红素血症的发生，临床表现为黄疸。

2. 肝细胞内胆汁淤积症 肝细胞对胆酸摄取、转运和排泄功能障碍，以致胆盐和胆红素等胆汁成分在血液中潴留，血清胆盐含量升高。小肠内胆盐水平降低可导致脂肪和脂溶性维生素吸收不良，亦可促进肠源性内毒素的吸收，导致内毒素血症等。

（三）凝血功能障碍

肝是多种凝血因子和抗凝物质生成、灭活或清除的场所，是维持凝血和纤维蛋白溶解过程动态平衡的重要器官。肝功能障碍可引起凝血功能障碍，因此，严重肝功能障碍可诱发 DIC。

（四）免疫功能障碍

肝的 Kupffer 细胞是全身单核 – 吞噬细胞系统的重要组成部分，也是肝脏防御系统的主要成员。生理条件下，Kupffer 细胞不仅能非特异地吞噬和清除血液中的细菌、异物、病毒及毒素等，还具有特异性的免疫应答、抗肿瘤免疫、内毒素解毒、抗感染、调节微循环及物质代谢等作用。当肝功能障碍时，由于 Kupffer 细胞功能障碍及补体水平下降，常伴有免疫功能低下，易发生肠道细菌移位、内毒素血症及感染等。

（五）生物转化功能障碍

肝是机体生物转化的中心。体内产生的各种生物活性物质、代谢终末产物、来自肠道的毒性分解产物及外界进入的各种异物都经肝的生物转化作用，将其转变为低毒性水溶性物质从肾排出或经胆道排出体外。生物转化主要包括氧化、还原、水解及结合等反应方式，以结合反应为主，其中与葡萄糖醛酸结合是最为重要和普遍的结合方式。临床上，常用葡萄糖醛酸类制剂治疗肝病，其原理即增强肝脏的生物转化功能。

肝功能不全时，由于生物转化功能障碍可出现以下病变：①药物代谢障碍：使药物在血中生物半衰期延长；改变药物在体内代谢过程，增加药物的毒性作用，易发生药物中毒。②解毒功能障碍：肝对毒物的解毒能力降低，从肠道吸收的毒性物质不能被生物转化。另外，毒物也可经侧支循环绕过肝脏直接进入体循环。这些物质蓄积在体内，引起中枢神经系统发生严重功能障碍，导致肝性脑病的发生。

三、肝性脑病

肝性脑病（hepatic encephalopathy）是指严重肝脏疾病发生肝功能衰竭时出现的一系列精神、神经综合征。临床主要表现为：①早期以轻微的性格和行为改变为主，有欣快感或沉默少言、表情淡漠、注意力不集中或易激惹、烦躁。②中期以行为失常和精神错乱为主，表现为哭笑无常、睡眠昼夜倒错、定向障碍，并出现运动不协调、两手扑翼样震颤、腱反射亢进等神经体征。③晚期陷入嗜睡、昏迷状态，神志丧失，不能唤醒，临床称为肝昏迷（hepatic coma）。但因昏迷只是其临床表现之一，且有些肝性脑病患者的精神神经症状可持续多年而不发生昏迷，故用肝性脑病一词更确切。

（一）发病机制

肝性脑病的发病机制至今尚未阐明，根据临床与实验研究，提出以下几种主要学说。

1. 氨中毒学说（ammonia intoxication） 此学说认为，肝性脑病的发生与血氨水平升高所致的氨中毒有关。临床上约 80% 肝性脑病患者的血氨及脑脊液氨浓度比正常高 2～3 倍。肝硬化患者进食大量蛋白质或服用含胺药物可诱发肝性脑病。

正常情况下，氨的生成和清除保持动态平衡，使血氨水平相对稳定，一般不超过 59μmol/L。氨在肝中合成尿素是维持此平衡的关键。当血氨的生成增多而清除不足时可使血氨升高。增高的血氨通过血脑屏障进入脑组织，引起脑功能障碍，这是氨中毒学说的基本论点。

（1）血氨升高的原因

①氨的生成增多：血氨主要来自肠道，小部分可由肾、肌肉等产生。肠道内蛋白质被消化分解而成的氨基酸和从血中弥散入肠道的尿素，分别在肠道细菌产生的氨基酸氧化酶及尿素酶的作

用下分解生成氨，然后被吸收入血。肝硬化引起的门脉高压导致消化道淤血、黏膜水肿，故食物消化、吸收和排空障碍，使肠道内未经消化的蛋白质成分增多，若伴有消化道出血，肠道内血液蛋白增多，致氨产生增加；严重肝病合并肾功能不全时，尿素由肾脏排出减少，血中尿素大量堆积，弥散入肠腔，经细菌作用，产氨增多；肝性脑病早期，患者高度不安、躁动、扑翼样震颤等，导致肌肉活动增加，也使产氨增多。

②氨的清除不足：氨的清除主要是在肝内经鸟氨酸循环合成尿素，再由肾脏排出体外。在鸟氨酸循环中，生成 1mol 的尿素能清除 2mol 氨，消耗 3mol 的 ATP。肝功能严重障碍时，肝内 ATP 供给不足，参与鸟氨酸循环的酶系统遭破坏，导致鸟氨酸循环障碍，尿素合成减少，氨清除不足，血氨升高。

③门 – 体侧支循环的建立：肝硬化门脉高压时，门静脉与腔静脉间的吻合支代偿扩张，使部分自肠道吸收的氨绕过肝脏而直接进入体循环，引起血氨升高。

（2）血氨升高对脑的毒性作用

①干扰脑组织的能量代谢：脑能量的产生主要来自葡萄糖的氧化。血氨升高从下列环节影响葡萄糖的生物氧化，干扰脑能量代谢，引起肝性脑病：氨抑制丙酮酸脱氢酶的活性，是乙酰辅酶 A 和还原型辅酶Ⅰ（NADH）生成减少，影响三羧酸循环，ATP 生成减少；氨与脑内 α – 酮戊二酸结合形成谷氨酸，消耗 α – 酮戊二酸，使三羧酸循环的中间产物减少，ATP 生成减少；谷氨酸形成过程中，消耗 NADH，影响细胞呼吸链中氢的传递，导致 ATP 生成不足；氨进一步与谷氨酸结合生成谷氨酰胺的过程又消耗大量的 ATP。

②脑内神经递质发生改变：血氨升高可使脑内乙酰胆碱、谷氨酸等兴奋性神经递质减少，而 γ – 氨基丁酸、谷氨酰胺等抑制性神经递质增多，使神经递质间的平衡失调，导致中枢神经系统功能紊乱。其发生机制是：氨能抑制丙酮酸脱氢酶的活性，使乙酰辅酶 A 生成不足，乙酰胆碱的合成减少；氨与谷氨酸结合成谷氨酰胺，使脑内谷氨酸减少，谷氨酰胺增多；谷氨酸在谷氨酸脱羧酶的催化下脱羧生成 γ – 氨基丁酸。早期，由于 α – 酮戊二酸经转氨基作用生成谷氨酸，使患者出现躁动、精神错乱、抽搐等兴奋症状。晚期因为氨抑制了使 γ – 氨基丁酸转化为琥珀酸的氨基转移酶，因而 γ – 氨基丁酸在脑中蓄积，引起脑功能抑制和昏迷。

③对神经细胞膜的抑制作用：血氨升高可通过以下两个环节影响脑神经细胞膜的功能：NH_4^+ 干扰神经细胞膜上的 Na^+-K^+-ATP 酶的活性，使复极后膜的离子转运障碍，导致膜电位改变和兴奋性异常；NH_4^+ 与 K^+ 竞争进入细胞内，以致影响 Na^+、K^+ 在神经细胞膜上的正常分布，从而干扰神经细胞的兴奋及传导活动。

2. 假性神经递质学说（false neurotransmitter hypothesis）　此学说认为肝性脑病的发生是由于正常神经递质被假性神经递质所取代，使脑干网状结构中神经突触部位冲动的传递发生障碍，从而引起神经系统功能障碍而导致肝性脑病。

（1）正常神经递质的生成及其作用　脑干网状结构的主要功能是保持清醒状态或维持唤醒功能，又称为脑干网状结构上行激动系统。去甲肾上腺素和多巴胺是脑干网状结构中的主要神经递质。在中枢神经系统，酪氨酸先在神经细胞内的酪氨酸羟化酶作用下生成多巴，再经多巴脱羧酶的作用形成多巴胺。多巴胺进入突触囊泡经 β – 羟化酶作用生成去甲肾上腺素。生成的去甲肾上腺素、多巴胺被脑干网状结构中的去甲肾上腺素神经元和中脑黑质中的多巴胺神经元摄取，在突触部位传递神经冲动，维持大脑皮质的兴奋性，保持机体觉醒状态，并参与维持机体的协调运动。

（2）假性神经递质的产生及其毒性　苯乙醇胺和羟苯乙醇胺是脑内假性神经递质。正常情况下，食物中的蛋白质经消化后在肠内分解成多种氨基酸，再经肠内细菌脱羧酶的作用形成胺类。其中苯丙氨酸和酪氨酸可转变为苯乙胺和酪胺，然后被吸收由门静脉入肝，可经单胺氧化酶的作用被氧化解毒。当肝功能严重障碍或伴有门脉高压时，由于胃肠淤血、消化吸收不良，肠内蛋白质腐败分解过程增强，产胺增多，经肠道吸收的苯乙胺和酪胺量增多。由于肝解毒功能降低，或者由于门-体侧支循环形成，部分门静脉血绕过肝脏直接进入腔静脉，使体循环中的苯乙胺和酪胺含量明显增加。血液中过多的苯乙胺和酪胺进入脑内，经脑组织中 β-羟化酶的作用形成苯乙醇胺和羟苯乙醇胺。这两种生物胺的化学结构与去甲肾上腺素和多巴胺结构相似，但其传递信息的生理功能却远较正常神经递质为弱，故称为假性神经递质。假性神经递质能竞争性地取代正常神经递质，使脑干网状结构上行激动系统的唤醒功能不能维持，从而发生昏迷。

3. 血浆氨基酸失衡学说 肝性脑病患者的血中氨基酸含量有明显的改变，表现为支链氨基酸（如亮氨酸、异亮氨酸、缬氨酸）减少，而芳香族氨基酸（苯丙氨酸、酪氨酸、色氨酸）增多。

（1）血浆支链氨基酸与芳香族氨基酸失衡 其原因一般认为与胰岛素与胰高血糖素比例失调有关。当肝功能衰竭时，胰岛素与胰高血糖素在肝内灭活障碍，或门-体分流导致胰岛素与胰高血糖素均升高，而胰高血糖素升高更明显。胰高血糖素升高使蛋白质分解增多，支链氨基酸与芳香族氨基酸大量释放。血中胰岛素水平升高，能促进骨骼肌和脂肪分解利用支链氨基酸，使血中支链氨基酸含量减少。芳香族氨基酸的分解代谢只在肝内进行，当肝功能不全时，肝对芳香族氨基酸的分解减少，引起血浆芳香族氨基酸含量增多。支链氨基酸和芳香族氨基酸在生理 pH 值时呈电中性，由同一载体转运通过血脑屏障进入脑细胞内。当支链氨基酸含量减少时，芳香族氨基酸进入脑内增多。脑内苯丙氨酸和酪氨酸增多时，在芳香族氨基酸脱羧酶作用下，分别生成苯乙醇胺和羟苯乙醇胺，致使假性神经递质增多，导致肝性脑病的发生。

（2）血浆色氨酸代谢异常 肝功能障碍时，色氨酸在肝内分解降低，血中色氨酸含量升高，并通过血脑屏障进入脑内。色氨酸在脑内被羟化为 5-羟色氨酸，再脱羧成 5-羟色胺。5-羟色胺是中枢神经系统上行投射神经元的抑制性递质，可抑制酪氨酸转变为多巴胺，阻碍正常神经递质生成。当脑内 5-羟色胺增多时，可引起中枢抑制，促进肝性脑病的发生。

4. γ-氨基丁酸学说 γ-氨基丁酸是中枢主要抑制性神经递质。血中 γ-氨基丁酸主要由肠道细菌作用于肠内容物而产生的。正常情况下，γ-氨基丁酸被吸收入肝，在肝内进行代谢。当肝功能障碍或门-体分流形成时，γ-氨基丁酸被肝细胞摄取和分解减少，或绕过肝进入体循环，使血中浓度升高。特别当有上消化道出血时，血液是细菌形成 γ-氨基丁酸的良好底物，来自肠道的 γ-氨基丁酸增多。过多的 γ-氨基丁酸通过通透性增强的血脑屏障进入脑内，与神经突触后膜上的相应受体结合，使细胞外 Cl^- 内流，神经元呈超极化状态，造成中枢神经系统功能抑制。

综上所述，肝性脑病的发病机制较复杂，每一种学说都难以完全解释其发病机制。肝性脑病是多种因素综合作用的结果，在不同的病例中可能以某一因素为其主要发病因素。

（二）诱发因素

肝性脑病常有一定的诱发因素。凡能增加毒性产物来源、降低肝的解毒功能、增加脑组织对毒性产物的敏感性、减低脑细胞对毒物的耐受性及增高血脑屏障通透性的各种因素，均可成为肝性脑病的诱因。

1. 消化道出血 是诱发肝性脑病的最常见原因。肝硬化并发食管下段静脉曲张破裂，大量血液进入肠道，血中蛋白质经细菌分解产生的氨增多。同时，大量出血引起循环血量减少和血压下降，损害肝、脑、肾功能，促使肝性脑病的发生。

2. 高蛋白饮食　摄入过量的蛋白质是诱发肝性脑病的常见原因，尤其有门－体静脉分流的患者，对肠道内蛋白代谢产物的毒性作用更为敏感，易引起血氨增高，诱发肝性脑病。

3. 输血　库存血的氨含量逐日增加，据统计，库存 21 天的血液，其氨含量可增加 5 倍以上。患者输血特别是输入库存血，可引起氨中毒，促进肝性脑病的发生。

4. 药物　镇静、麻醉类药物可增加肝负担，加重肝损伤，诱发肝性脑病。利尿药物使血容量降低，钾大量丢失，引起细胞内钾外流，细胞外的钠和氢离子内流，使细胞外液氢离子浓度降低，分子氨增多，诱发肝性脑病。

5. 其他因素　感染、大量放腹水、酗酒等都可诱发肝性脑病。感染时，细菌及其毒素可损伤肝脏，加重肝功能障碍；感染引起的发热和组织坏死可使组织蛋白质分解加强，导致内源性氨生成增多；细菌、毒素及高热还可增加氨的毒性效应。腹腔穿刺放腹水时，如果一次放腹水量过多或速度过快，可使腹腔内压骤然下降，造成有效循环血量减少、缺钾，加重肝、肾、脑功能障碍。酗酒可损伤肝实质细胞，加重肝功能障碍，诱发肝性脑病。

四、肝肾综合征

肝肾综合征（hepatorenal syndrome）是指肝功能衰竭时所发生的肾功能衰竭。

（一）类型

1. 肝性功能性肾衰竭　常见，多见于大多数肝硬化晚期患者和少数暴发型肝炎患者。起病时，肾未发生器质性病变，但肾血流量明显减少，肾小球滤过率降低，而肾小管功能正常。大多数患者有黄疸、肝脾肿大、低蛋白血症及腹水等肝功能衰竭的表现，少尿与氮质血症突然或逐渐发生。若肝病病情改善则肾功能可恢复。疾病末期的特点是深昏迷、严重少尿和血压进行性下降。

2. 肝性器质性肾衰竭　少见，多见于急性肝功能衰竭患者。大多数暴发性肝功能衰竭患者有肾功能衰竭，其主要病理变化是急性肾小管坏死。少数失代偿性肝硬化患者因消化道出血而发生休克时，亦可导致急性肾小管坏死。

（二）发生机制

1. 肾血流动力学异常　肝硬化失代偿期患者合并少尿和氮质血症，原因是肾血流量和肾小球滤过率严重降低，与此同时，肾血管阻力明显增大。因此认为这种肾血流量与肾小球滤过率的降低很可能是肾血管持续收缩的结果。

2. 肾血管收缩　导致肾血管收缩的因素可归纳为两大类：一类是肝功能严重障碍时不能从循环中清除的有毒物质，如内毒素等；另一类是低血容量与门脉高压引起的有效循环血量减少。两者主要是通过交感－肾上腺髓质系统和肾素－血管紧张素系统兴奋性增强及其他血管活性物质的综合作用而使肾血管持续收缩。由于肾血管持续收缩导致血流重新分布，肾皮质缺血与肾小球滤过率下降，进而发展为功能性肾衰竭。

肝功能衰竭时，机体内蓄积的大量代谢产物需通过肾脏排出体外。肾衰竭则导致这些代谢产物在体内潴留，进而引起代谢性酸中毒、氮质血症、高钾血症及水、钠潴留，进一步加重肝功能损害。因此，一旦出现肝肾综合征，两者互为因果，可使肝功能和肾功能两者的损伤进一步加重。

第四节　肾衰竭

一、概述

肾脏是人体重要的排泄和内分泌器官。人体通过泌尿功能，排泄代谢废物和毒物，调节水、电解质和酸碱平衡，以维持机体内环境的稳定；通过内分泌功能，产生和分泌肾素、前列腺素、促红细胞生成素、1,25-二羟维生素 D_3 等生物活性物质，并灭活甲状旁腺激素和胃泌素等，以调节体内的功能代谢。

各种原因引起肾功能严重障碍时，机体出现代谢产物堆积，水、电解质和酸碱平衡紊乱，以及肾内分泌功能障碍等临床综合征，称为肾衰竭（renal failure）。根据其发病缓急和病程长短，可分为急性肾损伤和慢性肾衰竭两种。一般来说，急性肾损伤因机体来不及代偿导致人量代谢废物在体内堆积，预后更差，但大多数急性肾损伤是可逆的，这与慢性肾衰竭的不可逆明显不同。无论是急性还是慢性，肾衰竭进一步发展到最严重阶段即成为尿毒症（uremia），表现为终末期肾病（end-stage renal disease，ESRD）。故尿毒症是肾衰竭的最终表现。

二、急性肾损伤

急性肾损伤（acute kidney injury，AKI）以往称为急性肾衰竭（acute renal failure，ARF），是指各种病因引起肾功能在短期内急剧降低，致使代谢废物在体内堆积，水、电解质和酸碱平衡紊乱，出现氮质血症和代谢性酸中毒，并引起机体内环境严重紊乱的综合征。多数患者的一个重要表现是少尿（成人每日尿量<400mL）或无尿（成人每日尿量<100mL），称为少尿型急性肾损伤；也有部分患者尿量不减少，称为非少尿型急性肾损伤。

（一）病因与分类

许多原因均可引起 AKI，一般分为肾前性、肾性和肾后性因素三类。

1. 肾前性因素　由于肾脏的血液灌流量急剧减少，致使肾小球滤过率显著降低而引起的急性肾衰竭，主要见于失血、失液、烧伤、感染等原因引起的休克、急性心力衰竭等。肾脏未出现器质性改变，一旦灌注量恢复，肾功能可恢复正常，具有可逆性。

2. 肾性因素　各种原因引起肾实质病变而产生的急性肾损伤。肾小体、肾间质和肾血管病变可见于急性肾小球肾炎、恶性高血压病等所致的弥漫性肾小球病变、急性肾盂肾炎所致的肾间质损害、肾动脉血栓形成或栓塞等。

急性肾小管坏死（acute tubular necrosis，ATN）是导到肾性 AKI 最常见的原因，主要由肾缺血和肾中毒引起。①急性肾缺血：见于严重休克、失血、烧伤及心力衰竭等所致肾缺血，如休克引起的持续肾缺血或再灌注损伤，均可导致肾小管坏死。②急性肾中毒：见于汞、砷、铅、锑等重金属，头孢菌素、庆大霉素、卡那霉素、磺胺等药物，蛇毒、蕈毒、生鱼胆等生物性毒物，以及有机磷、甲醇等有机毒物所致肾中毒。上述毒物经肾脏排泄时，均可导致肾小管坏死。

3. 肾后性因素　常由肾以下尿路（从肾盏至尿道口的任何部位）急性梗阻引起，主要见于双侧输尿管结石、前列腺肥大、泌尿道及其周围的肿瘤等。肾后性因素引起 ARF 的早期，肾脏并无器质性损害，如能及时解除梗阻，肾功能可很快恢复。

（二）发病机制

1. 肾小球滤过率降低 是少尿型 AKI 的主要发病机制，系肾血流灌注不足引起肾缺血所致，其主要影响因素如下。

（1）肾灌注压下降 全身动脉血压显著下降时，肾血流量降低，可使肾小球有效滤过压下降而致肾小球滤过率降低。全身血压低于 80mmHg 时，肾血流量和肾小球滤过率开始降低；当其下降到 40mmHg 时，肾小球滤过率几乎等于零。

（2）肾血管收缩 肾血管收缩与以下机制有关：①有效循环血量减少引起交感 - 肾上腺髓质系统兴奋，儿茶酚胺分泌增多，肾入球动脉收缩；②肾血管灌注压降低和儿茶酚胺分泌增多，均可刺激肾近球细胞分泌肾素，使肾素 - 血管紧张素系统激活，导致肾入球小动脉痉挛；③肾缺血、肾中毒可使肾脏生成的前列腺素减少，扩血管作用减弱；④内皮细胞源性收缩及舒张因子的作用，如内皮素、血管加压素等缩血管物质增多，一氧化氮、激肽等扩血管物质减少。

（3）血液流变学改变 AKI 患者血液黏稠度增加，部分患者肾小球毛细血管内有纤维蛋白和血小板沉积，肾血流量减少。肾缺血、肾中毒导致血管内皮细胞肿胀，血管管腔变窄，血流阻力增加，肾血流进一步减少。

2. 肾小管阻塞 肾缺血、肾毒物引起肾小管上皮细胞坏死脱落及其碎片形成的细胞管型、挤压综合征及溶血时形成的肌红蛋白和血红蛋白管型、大量服用磺胺类药的结晶等，均可造成管腔阻塞，近曲小管内压力明显升高，使肾小球有效滤过率降低而致少尿。

3. 原尿漏入肾间质 持续肾缺血或肾毒物质的作用可导致肾小管上皮细胞坏死、脱落及基底膜断裂，原尿经受损肾小管壁漏入周围肾间质，压迫肾小管和肾血管，直接加重肾小管堵塞，进一步降低肾小球滤过率，使肾血流进一步减少。

（三）发病过程及功能代谢变化

1. 少尿型 AKI 其发展过程一般分为少尿期、多尿期和恢复期三个阶段。

（1）少尿期 是病情最危重阶段，内环境严重紊乱。可持续数日至数周，平均 8～16 日。持续时间越久，预后越差。

①尿的变化：尿量减少，出现少尿甚至无尿，其机制已如上述。尿成分改变，导致尿比重降低（＜1.015，常固定于 1.010～1.012）、尿钠升高超过 40mmol/L（正常 20 mmol/L）、尿渗透压低于 350mmol/L、尿肌酐与血肌酐比值降低，这些变化与肾小管损伤有关。因此，肾前性 AKI 和由 ATN 引起的肾性 AKI 虽然都有少尿，但在尿液成分上有本质的差异。

②水中毒：由于尿量减少，机体代谢加强，引起内生水增多，以及治疗不当输入过多液体，可发生体内水潴留；由于钠泵失灵，还可引起稀释性低钠血症，导致组织间水肿和细胞水肿。严重时可发生肺水肿、脑水肿和心力衰竭，是 AKI 的常见死亡原因。

③高钾血症：高钾血症是少尿期最严重的并发症，其发生机制可能与少尿使肾排钾减少，代谢性酸中毒和组织损伤使细胞内的钾离子向细胞外转移，摄入过多含钾食物、药物等，以及输入库存血液等因素有关。高钾血症可引起心律不齐、室颤甚至心跳骤停，是 AKI 少尿期的首位死亡原因。

④代谢性酸中毒：酸中毒可使心肌收缩力减弱、血管扩张，以致心输出量减少、血压降低，促进高钾血症发生。其发生主要系尿量减少使酸性代谢产物在体内蓄积，以及体内分解代谢增强使酸性代谢产物形成增多所致。

⑤氮质血症：血液中尿素、肌酐、尿酸等非蛋白氮含量显著增多，称氮质血症（azotemia）。其发生主要与肾脏排泄功能障碍和体内蛋白质分解增加等因素有关。严重时可引起尿毒症而危及生命。

（2）多尿期　以尿量增加到每日 400mL 以上为标志，说明病情开始好转，以后尿量逐渐增多，甚至可达每日 3000mL 以上。多尿的发生机制是：①肾小球滤过功能逐渐恢复，而受损肾小管的浓缩功能尚未恢复；②肾间质水肿消退，肾小管阻塞解除；③少尿期潴留在体内的尿素等代谢产物排出增多，使原尿渗透压增高，产生渗透性利尿。

在多尿期早期，肾功能尚未完全恢复，其高钾血症、氮质血症、酸中毒等还不能立即改善；而多尿期后期则可因尿量过多而易发生脱水、低钠血症和低钾血症，应注意补充水和电解质。

（3）恢复期　多尿期过后，肾脏功能显著恢复，尿量开始减少并逐渐恢复正常，但两期之间并无明显界限，而肾功能恢复正常需 3 个月到 1 年。一般来说，少尿期越长，肾功能恢复需要的时间也越长。此期部分患者肾功能仍有不同程度的损伤。

2. 非少尿型 AKI　其特点是尿量较多，每日 400～1000mL，尿比重降低，尿钠含量较低，仍可出现氮质血症及代谢性酸中毒等，主要系肾小球滤过功能损害较轻而肾小管浓缩功能障碍所致。患者临床症状较轻，病程较短，并发症较少，预后较好；但如因误诊或治疗不当，非少尿型可转变为少尿型 AKI，致使病情恶化，预后不良。

近年来，非少尿型 AKI 有增加的趋势，主要原因是：①血、尿生化指标异常的检出率升高；②药物中毒性 AKI 的发病率升高，如氨基糖苷类抗生素常引起非少尿型 AKI；③大剂量强效利尿剂和血管扩张剂的使用；④危重患者的有效抢救和适当的支持治疗；⑤诊断标准的改变。

三、慢性肾衰竭

慢性肾衰竭（chronic renal failure，CRF）是指各种病因作用于肾脏，使肾单位进行性破坏，残存肾单位不能充分排出代谢废物和维持内环境稳定，致使体内代谢产物蓄积，水、电解质和酸碱平衡紊乱，以及肾脏内分泌功能障碍的临床综合征。

（一）病因

凡能引起肾单位慢性进行性破坏的疾病，均可导致 CRF，包括原发性肾脏疾病和继发性肾脏疾病。原发性肾脏疾病包括各种急慢性肾小球肾炎、慢性肾盂肾炎、肾结核等。继发性肾脏疾病包括糖尿病肾病、高血压性肾损伤、狼疮性肾炎等。在我国，慢性肾小球肾炎是导致终末期肾病的第一位原因；在发达国家，CRF 最主要的狼疮性肾炎原因是糖尿病、高血压。

（二）发病过程

CRF 是一个缓慢的、进行性加重的发病过程，最新慢性肾脏疾病分期以肾小球滤过率（glomerular filtration rate，GFR）为依据。

1. 肾脏损伤伴 GFR 正常　肾脏可有血或尿成分异常，但由于肾脏强大的代偿能力，GFR ≥ 90mL/min·1.73m^2，故可在相当长时间内维持内环境稳定而不出现肾功能不全的表现。

2. 肾脏损伤伴 GFR 轻度下降　GFR 处于 60～89mL/min·1.73m^2，肾脏仍能保持良好的排泄和调节能力，血或尿成分有异常，无明显临床症状，但肾储备能力下降，一旦发生感染、失血、创伤等导致组织蛋白分解加强而增加肾脏负担，或肾血流量减少，均可使 GFR 降低，出现内环境紊乱。

3. GFR 中度下降 GFR 处于（30～59）mL/min·1.73m²，肾排泄和调节能力进一步降低，患者可出现轻度的氮质血症和代谢性酸中毒。肾浓缩功能减退，可有夜尿和多尿，还可出现轻度贫血、乏力和食欲减退等症状。

4. GFR 严重下降 GFR 处于（15～29）mL/min·1.73m²，患者出现明显的氮质血症、代谢性酸中毒、高磷低钙血症、高氯和低钠血症，也可出现高钾血症，夜尿多，并出现严重贫血及尿毒症部分症状如恶心、呕吐等。

5. 终末期肾病（end-stage renal disease，ESRD） GFR<15mL/min·1.73m²，大量代谢废物在体内积聚，表现尿毒症的各种症状，发生肾毒性脑病和多器官功能障碍。

（三）发病机制

1. 健存肾单位（intact nephron）学说 慢性肾疾患时，肾单位进行性损伤并丧失功能，健存肾单位逐渐减少，肾功能逐渐降低，直至不足以维持内环境稳定即可发生 CRF。健存肾单位的多少是决定 CRF 发展的重要因素。

2. 矫枉失衡（trade-off）学说 该学说认为，某些毒性作用的体液因子增加不是肾清除减少所致，而是肾小球滤过率减少时机体的一种代偿过程，即"矫枉"过程。但此矫枉过程又可以引起新的"失衡"（失代偿），使机体进一步损伤。如 CRF 时，因肾小球滤过率降低，血磷升高、血钙降低，后者引起甲状旁腺激素（parathyroid hormone，PTH）分泌增多而致肾排磷增加，从而纠正高磷血症；但长期 PTH 分泌增多会导致肾单位进行性破坏及其他系统功能失调，如 PTH 增加会动员骨钙入血，使骨质脱钙而发生肾性骨营养不良等。

3. 肾小球高滤过（hyperfiltration）学说 随着肾单位的进行性破坏，健存肾单位因代偿负荷过重，可出现高灌流、高压力、高滤过的血流动力学状态，肾小球显著扩张，进而牵拉系膜细胞，促使细胞外基质合成增加导致肾小球纤维化和硬化；肾小球足细胞是终末分化细胞，当肾小球代偿性肥大时，足细胞无法增殖，导致足突拉长、变薄，形成局部裸露的肾小球基膜，引起大量蛋白尿，使残存肾单位进一步受损。高滤过导致的肾小球纤维化和硬化是 CRF 发展到尿毒症的重要原因之一。

此外，肾小管－肾间质损害在 CRF 的进展过程中也具有重要意义，其机制主要包括慢性炎症、慢性缺氧、肾小管高代谢等。

（四）功能代谢变化

1. 尿的变化

（1）尿量变化 ①夜尿（nocturia）：正常成人夜间尿量和白天尿量分别占每日尿量的 1/3 和 2/3，CRF 早期夜尿增多，可接近甚至超过白天尿量。②多尿（polyuria）：指 24 小时尿量超过 2000mL，其机制与残存肾小球的血流量代偿性增多，原尿形成多、流速快使肾小管来不及重吸收，原尿中的溶质增多产生渗透性利尿，肾髓质高渗环境破坏使尿浓缩功能降低等因素有关。③少尿（oliguria）：指 24 小时尿量少于 400mL，系健存肾单位极度减少，肾小球滤过率显著降低所致。

（2）尿渗透压的变化 临床多用尿比重来判断尿渗透压的变化，正常尿比重为 1.003～1.030。CRF 早期，由于肾小管浓缩功能减退而稀释功能正常，尿比重最高只能达到 1.020，即为低比重尿或低渗尿；CRF 晚期，由于肾小管浓缩、稀释功能均丧失，尿比重固定在 1.008～1.012，尿渗透压为 260～300mmol/L，接近血浆晶体渗透压，故称为等渗尿。

（3）尿成分变化 CRF 时可出现蛋白尿、血尿和管型尿，系部分慢性肾疾患时，肾小球毛细血管通透性增强或基底膜破坏，以及肾小管重吸收减少所致。

2. 氮质血症 CRF 时，由于肾小球滤过率降低，导致含氮的代谢废物如尿素、尿酸、肌酐等非蛋白氮含量显著增多，称为氮质血症。

（1）血清尿素氮（blood urea nitrogen，BUN） BUN 浓度与肾小球滤过率密切相关，但不呈线性关系。肾小球滤过率下降到正常值的 50% 时，BUN 的浓度仍可在正常范围内。BUN 还受外源性（蛋白质摄入）和内源性（感染、胃肠道出血）等尿素负荷因素的影响。

（2）血清肌酐（creatinine） 其浓度取决于肌肉中磷酸肌酸分解产生的肌酐量和肾排泄肌酐的功能，与外源性蛋白质摄入量无关，能较好反映肾小球滤过率。但在 CRF 早期，血清肌酐浓度变化并不明显。

3. 酸碱平衡和电解质代谢紊乱

（1）代谢性酸中毒 主要与下列因素有关：①肾小球滤过率降低，使硫酸、磷酸等酸性代谢产物滤过减少而在体内潴留；② CRF 时肾小管上皮细胞氨生成障碍，与尿中 H^+ 结合减少，尿液酸化障碍；③ PTH 分泌增加，抑制近曲小管上皮细胞碳酸酐酶活性，造成 $NaHCO_3$ 重吸收减少。酸中毒对神经和心血管系统具有抑制作用，并可促进细胞内钾外逸和骨盐溶解。

（2）钠代谢障碍 CRF 时，易致低钠血症。失钠的机制：①可能与渗透性利尿使近曲小管重吸收钠减少有关，同时残存肾单位尿液流速增加也妨碍肾小管对钠的重吸收；②体内甲基胍蓄积，可直接抑制肾小管重吸收钠；③呕吐、腹泻等可使消化道失钠增加。但对 CRF 患者补钠应慎重，以免摄钠过多而致水、钠潴留，引起或加重水肿、高血压、心力衰竭等不良后果。

（3）钾代谢障碍 CRF 患者只要尿量不减少，血钾可长期维持正常。当患者出现少尿、急性感染、严重酸中毒、摄入钾盐过多时，可发生高钾血症。如进食过少并伴有腹泻，则可出现低钾血症。高钾血症和低钾血症均可影响神经肌肉和心脏的活动，严重时可危及生命。

（4）钙、磷代谢失调 CRF 往往伴有高磷血症和低钙血症。CRF 早期，肾小球滤过率降低，尿磷排出减少而致高磷血症。因血磷、血钙浓度之积为一常数，血磷升高则血钙降低。血钙减少可刺激甲状旁腺分泌 PTH，抑制肾对磷的重吸收，使磷排出增多，血磷可恢复正常。CRF 晚期，肾小球滤过率极度下降，血磷显著升高，此时 PTH 增多已不能充分排磷，反而加强溶骨活性，使骨磷释放增多，血磷水平不断升高。

CRF 时血钙降低的机制有：①血浆中钙磷乘积为一常数，血磷增高必致血钙降低。②肾实质损伤导致 1,25- 二羟维生素 D_3 活化障碍，使小肠对钙吸收减少。③血磷增高时，磷自肠道排出增多，与食物中的钙形成不溶性磷酸钙，妨碍肠钙吸收；此外，某些代谢毒物滞留可损伤肠道，影响肠钙吸收。

4. 肾性高血压 因肾脏疾病引起的高血压称为肾性高血压，是继发性高血压中最常见的类型。其发生机制是：①水、钠潴留：CRF 时大量肾单位破坏，钠、水排泄障碍，导致水、钠潴留，体液增加继而引起血容量增加、心输出量增多而使血压升高，称为钠依赖性高血压。②肾素 – 血管紧张素系统活性增强：CRF 时肾血流量减少，激活肾素 – 血管紧张素系统，使血管收缩、外周血管阻力增加，导致血压升高，称为肾素依赖性高血压。③肾分泌扩血管物质减少：CRF 时肾脏分泌前列腺素 E_2 和前列腺素 I_2 等血管舒张物质减少，使扩血管、排钠、降低交感神经活性等降压作用减弱，血压升高。

5. 肾性贫血 大部分 CRF 患者伴有贫血，其贫血程度往往与肾功能损伤程度一致。其发生机制为：①促红细胞生成素减少使骨髓红细胞生成减少；②体内毒性物质蓄积使骨髓造血功能受到抑制；③胃肠功能减退使铁、叶酸和蛋白质等造血原料吸收和利用障碍；④红细胞脆性增加所致溶血，以及血小板功能受抑所致出血，造成的红细胞破坏和丢失过多；⑤CRF 患者常伴有出血倾向和出血，可加重贫血。

主要参考书目

1. 黄玉芳，刘春英．病理学．4 版．北京：中国中医药出版社，2016.

2. 王谦，高维娟．病理学．4 版．北京，科学出版社，2017.

3. 王建枝，钱睿哲．病理生理学．9 版．北京：人民卫生出版社，2018.

4. 步宏，李一雷．病理学．9 版．北京：人民卫生出版社，2018.

5. 葛均波，徐永健，王辰．内科学．北京：人民卫生出版社，2018.

全国中医药行业高等教育"十四五"规划教材

全国高等中医药院校规划教材(第十一版)

教材目录(第一批)

注:凡标☆号者为"核心示范教材"。

(一)中医学类专业

序号	书 名	主 编		主编所在单位	
1	中国医学史	郭宏伟	徐江雁	黑龙江中医药大学	河南中医药大学
2	医古文	王育林	李亚军	北京中医药大学	陕西中医药大学
3	大学语文	黄作阵		北京中医药大学	
4	中医基础理论☆	郑洪新	杨 柱	辽宁中医药大学	贵州中医药大学
5	中医诊断学☆	李灿东	方朝义	福建中医药大学	河北中医学院
6	中药学☆	钟赣生	杨柏灿	北京中医药大学	上海中医药大学
7	方剂学☆	李 冀	左铮云	黑龙江中医药大学	江西中医药大学
8	内经选读☆	翟双庆	黎敬波	北京中医药大学	广州中医药大学
9	伤寒论选读☆	王庆国	周春祥	北京中医药大学	南京中医药大学
10	金匮要略☆	范永升	姜德友	浙江中医药大学	黑龙江中医药大学
11	温病学☆	谷晓红	马 健	北京中医药大学	南京中医药大学
12	中医内科学☆	吴勉华	石 岩	南京中医药大学	辽宁中医药大学
13	中医外科学☆	陈红风		上海中医药大学	
14	中医妇科学☆	冯晓玲	张婷婷	黑龙江中医药大学	上海中医药大学
15	中医儿科学☆	赵 霞	李新民	南京中医药大学	天津中医药大学
16	中医骨伤科学☆	黄桂成	王拥军	南京中医药大学	上海中医药大学
17	中医眼科学	彭清华		湖南中医药大学	
18	中医耳鼻咽喉科学	刘 蓬		广州中医药大学	
19	中医急诊学☆	刘清泉	方邦江	首都医科大学	上海中医药大学
20	中医各家学说☆	尚 力	戴 铭	上海中医药大学	广西中医药大学
21	针灸学☆	梁繁荣	王 华	成都中医药大学	湖北中医药大学
22	推拿学☆	房 敏	王金贵	上海中医药大学	天津中医药大学
23	中医养生学	马烈光	章德林	成都中医药大学	江西中医药大学
24	中医药膳学	谢梦洲	朱天民	湖南中医药大学	成都中医药大学
25	中医食疗学	施洪飞	方 泓	南京中医药大学	上海中医药大学
26	中医气功学	章文春	魏玉龙	江西中医药大学	北京中医药大学
27	细胞生物学	赵宗江	高碧珍	北京中医药大学	福建中医药大学

序号	书 名	主 编		主编所在单位	
28	人体解剖学	邵水金		上海中医药大学	
29	组织学与胚胎学	周忠光	汪 涛	黑龙江中医药大学	天津中医药大学
30	生物化学	唐炳华		北京中医药大学	
31	生理学	赵铁建	朱大诚	广西中医药大学	江西中医药大学
32	病理学	刘春英	高维娟	辽宁中医药大学	河北中医学院
33	免疫学基础与病原生物学	袁嘉丽	刘永琦	云南中医药大学	甘肃中医药大学
34	预防医学	史周华		山东中医药大学	
35	药理学	张硕峰	方晓艳	北京中医药大学	河南中医药大学
36	诊断学	詹华奎		成都中医药大学	
37	医学影像学	侯 键	许茂盛	成都中医药大学	浙江中医药大学
38	内科学	潘 涛	戴爱国	南京中医药大学	湖南中医药大学
39	外科学	谢建兴		广州中医药大学	
40	中西医文献检索	林丹红	孙 玲	福建中医药大学	湖北中医药大学
41	中医疫病学	张伯礼	吕文亮	天津中医药大学	湖北中医药大学
42	中医文化学	张其成	臧守虎	北京中医药大学	山东中医药大学

（二）针灸推拿学专业

序号	书 名	主 编		主编所在单位	
43	局部解剖学	姜国华	李义凯	黑龙江中医药大学	南方医科大学
44	经络腧穴学☆	沈雪勇	刘存志	上海中医药大学	北京中医药大学
45	刺法灸法学☆	王富春	岳增辉	长春中医药大学	湖南中医药大学
46	针灸治疗学☆	高树中	冀来喜	山东中医药大学	山西中医药大学
47	各家针灸学说	高希言	王 威	河南中医药大学	辽宁中医药大学
48	针灸医籍选读	常小荣	张建斌	湖南中医药大学	南京中医药大学
49	实验针灸学	郭 义		天津中医药大学	
50	推拿手法学☆	周运峰		河南中医药大学	
51	推拿功法学☆	吕立江		浙江中医药大学	
52	推拿治疗学☆	井夫杰	杨永刚	山东中医药大学	长春中医药大学
53	小儿推拿学	刘明军	邰先桃	长春中医药大学	云南中医药大学

（三）中西医临床医学专业

序号	书 名	主 编		主编所在单位	
54	中外医学史	王振国	徐建云	山东中医药大学	南京中医药大学
55	中西医结合内科学	陈志强	杨文明	河北中医学院	安徽中医药大学
56	中西医结合外科学	何清湖		湖南中医药大学	
57	中西医结合妇产科学	杜惠兰		河北中医学院	
58	中西医结合儿科学	王雪峰	郑 健	辽宁中医药大学	福建中医药大学
59	中西医结合骨伤科学	詹红生	刘 军	上海中医药大学	广州中医药大学
60	中西医结合眼科学	段俊国	毕宏生	成都中医药大学	山东中医药大学
61	中西医结合耳鼻咽喉科学	张勤修	陈文勇	成都中医药大学	广州中医药大学
62	中西医结合口腔科学	谭 劲		湖南中医药大学	

（四）中药学类专业

序号	书　名	主　编		主编所在单位	
63	中医学基础	陈　晶	程海波	黑龙江中医药大学	南京中医药大学
64	高等数学	李秀昌	邵建华	长春中医药大学	上海中医药大学
65	中医药统计学	何　雁		江西中医药大学	
66	物理学	章新友	侯俊玲	江西中医药大学	北京中医药大学
67	无机化学	杨怀霞	吴培云	河南中医药大学	安徽中医药大学
68	有机化学	林　辉		广州中医药大学	
69	分析化学（上）（化学分析）	张　凌		江西中医药大学	
70	分析化学（下）（仪器分析）	王淑美		广东药科大学	
71	物理化学	刘　雄	王颖莉	甘肃中医药大学	山西中医药大学
72	临床中药学☆	周祯祥	唐德才	湖北中医药大学	南京中医药大学
73	方剂学	贾　波	许二平	成都中医药大学	河南中医药大学
74	中药药剂学☆	杨　明		江西中医药大学	
75	中药鉴定学☆	康廷国	闫永红	辽宁中医药大学	北京中医药大学
76	中药药理学☆	彭　成		成都中医药大学	
77	中药拉丁语	李　峰	马　琳	山东中医药大学	天津中医药大学
78	药用植物学☆	刘春生	谷　巍	北京中医药大学	南京中医药大学
79	中药炮制学☆	钟凌云		江西中医药大学	
80	中药分析学☆	梁生旺	张　彤	广东药科大学	上海中医药大学
81	中药化学☆	匡海学	冯卫生	黑龙江中医药大学	河南中医药大学
82	中药制药工程原理与设备	周长征		山东中医药大学	
83	药事管理学☆	刘红宁		江西中医药大学	
84	本草典籍选读	彭代银	陈仁寿	安徽中医药大学	南京中医药大学
85	中药制药分离工程	朱卫丰		江西中医药大学	
86	中药制药设备与车间设计	李　正		天津中医药大学	
87	药用植物栽培学	张永清		山东中医药大学	
88	中药资源学	马云桐		成都中医药大学	
89	中药产品与开发	孟宪生		辽宁中医药大学	
90	中药加工与炮制学	王秋红		广东药科大学	
91	人体形态学	武煜明	游言文	云南中医药大学	河南中医药大学
92	生理学基础	于远望		陕西中医药大学	
93	病理学基础	王　谦		北京中医药大学	

（五）护理学专业

序号	书　名	主　编		主编所在单位	
94	中医护理学基础	徐桂华	胡　慧	南京中医药大学	湖北中医药大学
95	护理学导论	穆　欣	马小琴	黑龙江中医药大学	浙江中医药大学
96	护理学基础	杨巧菊		河南中医药大学	
97	护理专业英语	刘红霞	刘　娅	北京中医药大学	湖北中医药大学
98	护理美学	余雨枫		成都中医药大学	
99	健康评估	阚丽君	张玉芳	黑龙江中医药大学	山东中医药大学

序号	书 名	主 编		主编所在单位	
100	护理心理学	郝玉芳		北京中医药大学	
101	护理伦理学	崔瑞兰		山东中医药大学	
102	内科护理学	陈 燕	孙志岭	湖南中医药大学	南京中医药大学
103	外科护理学	陆静波	蔡恩丽	上海中医药大学	云南中医药大学
104	妇产科护理学	冯 进	王丽芹	湖南中医药大学	黑龙江中医药大学
105	儿科护理学	肖洪玲	陈偶英	安徽中医药大学	湖南中医药大学
106	五官科护理学	喻京生		湖南中医药大学	
107	老年护理学	王 燕	高 静	天津中医药大学	成都中医药大学
108	急救护理学	吕 静	卢根娣	长春中医药大学	上海中医药大学
109	康复护理学	陈锦秀	汤继芹	福建中医药大学	山东中医药大学
110	社区护理学	沈翠珍	王诗源	浙江中医药大学	山东中医药大学
111	中医临床护理学	裴秀月	刘建军	浙江中医药大学	江西中医药大学
112	护理管理学	全小明	柏亚妹	广州中医药大学	南京中医药大学
113	医学营养学	聂 宏	李艳玲	黑龙江中医药大学	天津中医药大学

（六）公共课

序号	书 名	主 编		主编所在单位	
114	中医学概论	储全根	胡志希	安徽中医药大学	湖南中医药大学
115	传统体育	吴志坤	邵玉萍	上海中医药大学	湖北中医药大学
116	科研思路与方法	刘 涛	商洪才	南京中医药大学	北京中医药大学

（七）中医骨伤科学专业

序号	书 名	主 编		主编所在单位	
117	中医骨伤科学基础	李 楠	李 刚	福建中医药大学	山东中医药大学
118	骨伤解剖学	侯德才	姜国华	辽宁中医药大学	黑龙江中医药大学
119	骨伤影像学	栾金红	郭会利	黑龙江中医药大学	河南中医药大学洛阳平乐正骨学院
120	中医正骨学	冷向阳	马 勇	长春中医药大学	南京中医药大学
121	中医筋伤学	周红海	于 栋	广西中医药大学	北京中医药大学
122	中医骨病学	徐展望	郑福增	山东中医药大学	河南中医药大学
123	创伤急救学	毕荣修	李无阴	山东中医药大学	河南中医药大学洛阳平乐正骨学院
124	骨伤手术学	童培建	曾意荣	浙江中医药大学	广州中医药大学

（八）中医养生学专业

序号	书 名	主 编		主编所在单位	
125	中医养生文献学	蒋力生	王 平	江西中医药大学	湖北中医药大学
126	中医治未病学概论	陈涤平		南京中医药大学	